蜂蜜療癒研究室

草藥學家的草本蜂蜜自療法

90⁺款香草入蜜獨家配方，提振免疫系統、舒緩憂鬱與焦慮、

對抗發炎反應及改善日常生活不適症狀的天然居家保健指南

道恩．庫姆斯（DAWN COMBS）著

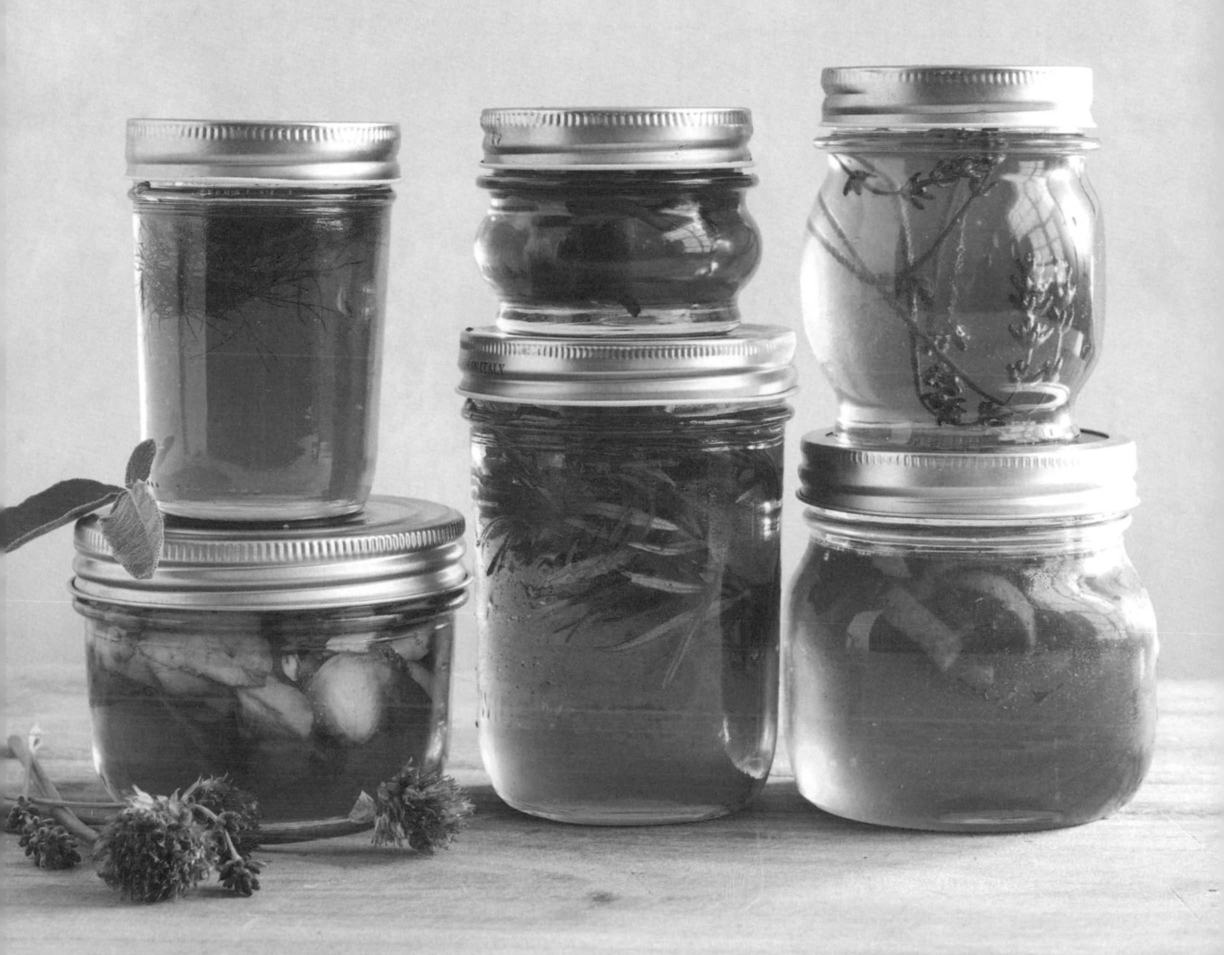

獻給我的先生，卡爾森。

「感謝」不足以表達我的感受。至今，全世界應該都明白，沒有你，

我絕對辦不到這一切。在相識前，你一定無法想像自己會活在

這本書所描述的故事裡。無論如何，還是很感謝你將自己寫入這些篇章。

我愛你、感激你，並感謝你爲我的職涯、我們的事業、

家庭與婚姻之成功，所付出的一切努力。

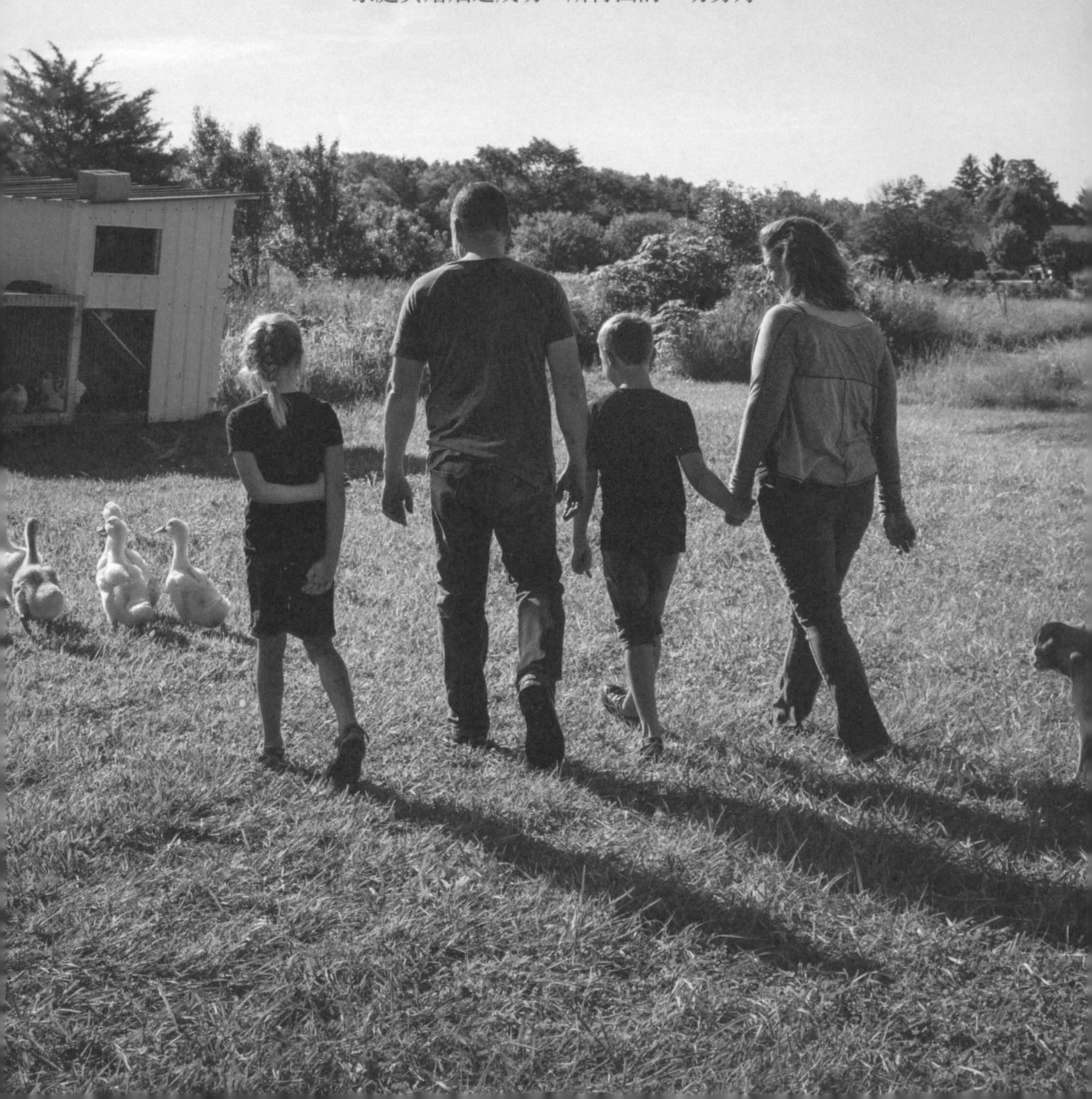

目錄

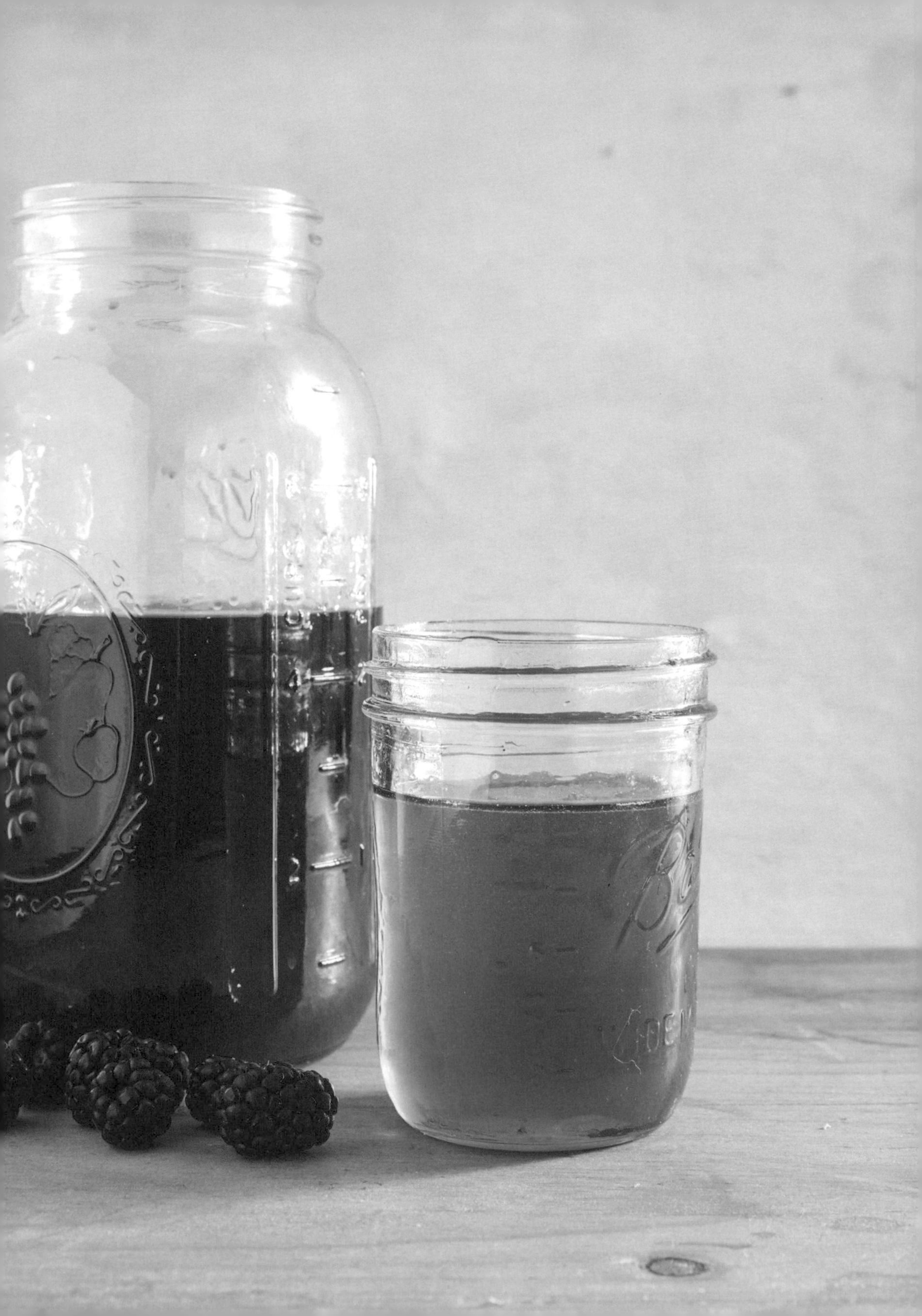

食譜總表

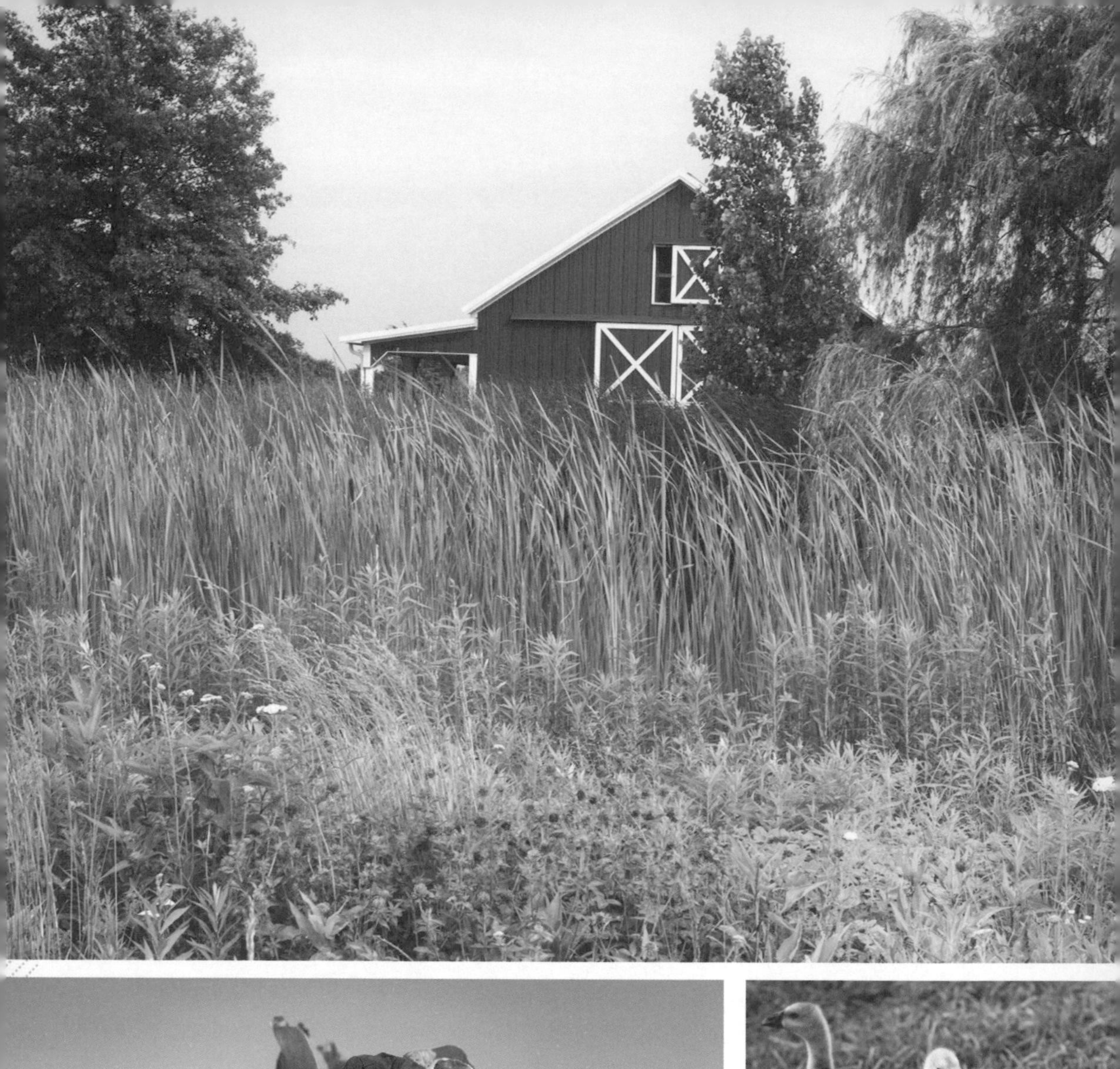
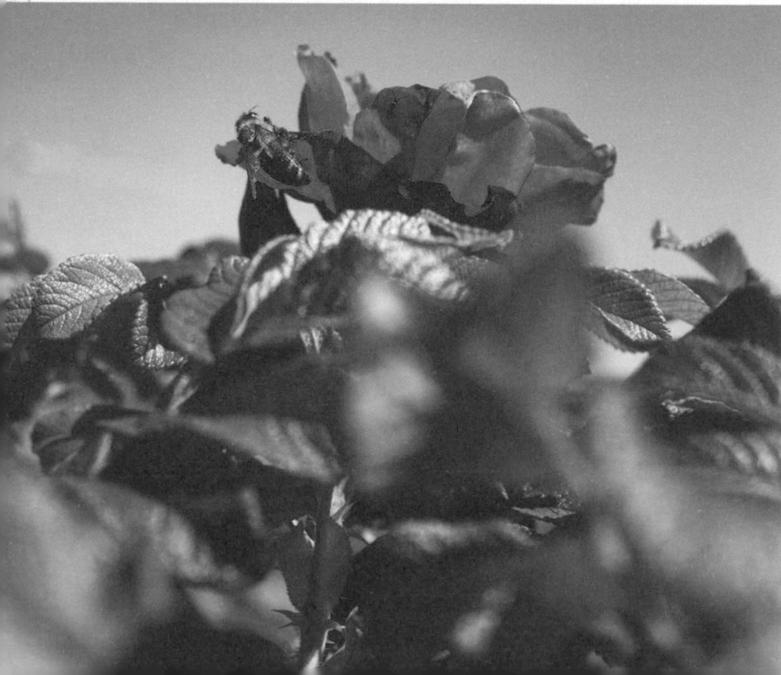
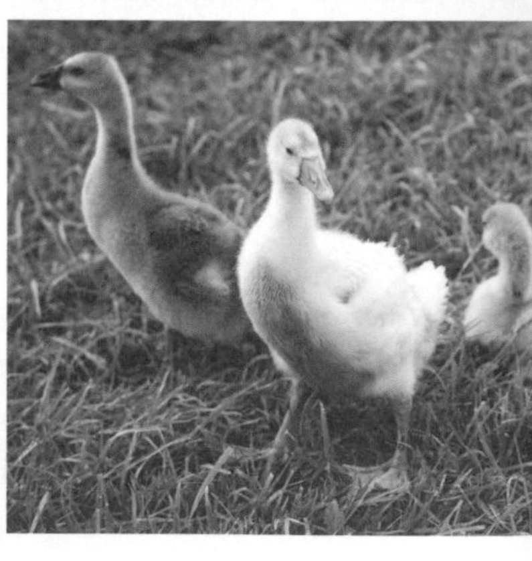

甜蜜之旅

「知更鳥草原」（Mockingbird Meadows）成立於2005年，是一座位於美國俄亥俄州馬里斯維爾（Marysville）的小型養蜂園。我和先生卡爾森（Carson）便是從那時候開始，將我們的房子與普通大型草坪改造成一個能完全正常運作的養蜂園、香草植栽園與教學機構。

我們對農園的想法，在我被診斷出不孕之後，產生了重大改變。當時，我正跟隨知名的「香草教母」蘿絲瑪莉·格拉德斯塔（Rosemary Gladstar）學習，我們的產品亦因自身需求改變而進化。最終，我的身體開始自癒，還成功生了兩個小孩。自此，我們希望調配出來的產物同樣能改善社會大眾的健康。我們所提供的產品，都結合了香草與蜂蜜，但並未作出保證──因為其不具有神奇療效。我們所提倡的是均衡，以及最重要的「食療」（eat your medicine）概念。

在與蘿絲瑪莉取經的日子進入尾聲時，我突然想到可以專門製作用香草浸漬的蜂蜜。這似乎是很自然的組合，畢竟我們的農園裡，同時有養蜂和種植香草。我開始用250毫升的玻璃罐，實驗各式香草與蜂蜜的搭配。這樣的產品，在我們居住地區的市場未曾出現過。每一批浸漬蜂蜜都是由新鮮香草開始，在日月星光下浸泡4-6週。成品的細微差異與深度，相較於常規食譜建議用爐火加熱的蜂蜜，絕對更勝一籌。

我將第一批薰衣草蜂蜜帶到「鼠尾草山莊香草中心」（Sage Mountain herbal center）展示，結果深受大家的喜愛。那年春天，我們開始在「知更鳥草原」販售這項產品。不久，玫瑰花瓣蜂蜜與咖啡蜂蜜也相繼問世。

2008年，我們獲選代表俄亥俄州參加「慢食國度」（Slow Food Nation）市集。這項在舊金山舉辦的活動，宗旨是推廣「全美國最優秀、潔淨與符合公平交易的產品」。我帶著我們的咖啡蜂蜜與其他兩種新口味：一個針對感冒症狀、另一個則具有催情效果，我們稱其為「戀愛蜂蜜」（Honey Love），每一款都大受歡迎。《紐約時報》與《華盛頓郵報》報導了我們，生意開始起飛，接著浸漬蜂蜜如雨後春筍般，開始在全國各地出現。

我開始思考接下來該做什麼樣的產品。於是想到另一種蘿絲瑪莉曾教過我的藥草混合物，名為「舐劑」（electuary）。我查到的資訊，大多建議將其與水果、香草與蜂蜜混合。可惜的是，這種產品必須冷藏保存，不適合帶去農夫市集展售。

此時，我的兩個孩子已經能吃固體食物，偶爾也需要攝取一點草本補品。他們絕口不碰任何花草茶或酊劑（tinctures），我也沒時間與其對抗。看見他們開心吃下我嘗試用療癒香草製成的蜂蜜，我從中獲得開發舐劑配方的靈感，並命名為「蜂蜜抹醬」（honey spread）。

如今，在「知更鳥草原」創立的13年後，我們依然有提供原創蜂蜜抹醬，並持續將傳統技術與新的想法結合，推出糖漿、蘇打水，與一種名為「蜂蜜補充粉」（honey booster）的粉狀配方。與蜂蜜和香草為伍多年後，很高興能將所學到的技巧與食譜與眾人分享。將香草與蜂蜜結合，作為實踐健康的養生方式，是正在興起的革命！為了支持全方位健康，我相信這是每個人都應該做的事，也希望在尋求平衡的健康狀態之時，亦能享受每一口風味。

*——道恩·庫姆斯（**Dawn Combs**）*

蜂蜜，甜蜜的療癒者

希波克拉底曾說：「將食物當作良藥，則良藥即爲食物。」我始終將這番哲理視爲健康的基礎方針，同時認爲食物不必吃起來像藥！我們必能用有創意、美味與簡單的方式，透過植物維持身體自然的健康狀態。

蜂蜜與香草的協同作用（synergy），能促進草本治療與西方醫學的合作。儘管我們有幸獲得現代醫學進步所帶來的巨大益處，卻也時常經歷一些劇烈治療後的副作用。無論是草本治療或西方醫學，最理想的狀態是能支持每個人對於其一或全部療程的選擇，並舒緩建議療程中所涉及的不適症狀。

在知更鳥草原，我們相信徹底了解健康照護的唯一途徑，便是向過去的古老智慧取經，並與現代科學證據比對。對於只遵循民俗或傳統療法的人，若想改善健康，在部分關鍵時刻可能會感到失望。同樣地，單純仰賴西方醫學治療的人，也會發現自己只是在對症下藥，無法解決病根。如同舐劑產生的協同作用，平衡的健康狀態須仰賴民俗療法與西方醫學的合作。我們可以結合蜂蜜與香草、結合民俗療法與醫藥知識，創造均衡的保健方式。

我們致力於創造「修復的風味」（flavors that fix），而所有美味的食譜，都是遵循以下幾個關鍵原則研發而成。

蜂蜜是珍貴的產物，必須被珍惜與保護。
過去數十年來，我們一直被灌輸如何用蜂蜜代替精製糖類的建議。然而，若能瞭解蜜蜂如何製蜜，以及蜂蜜在其它文化中所扮演的藥用角色，便能理解其眞正價值並非單純只是一種甜味劑，而是珍貴的藥材。

絕對不可以加熱蜂蜜。是的，你還是能在咖啡或茶裡加入蜂蜜；若飲品不會燙口，對蜂蜜來說也沒問題。然而，根據了解，幾乎所有主要傳統療癒系統皆指出加熱蜂蜜不益於整體健康。我將用古老智慧與現代科學證據解釋其原因。

養蜂的方式會影響產出的蜂蜜。若負責採蜜的蜜蜂本身不健康，則無法以蜂蜜爲基底做出健康的產品。一百六十年前朗氏蜂箱（Langstroth box hive）的問世，使養殖蜜蜂產業得以發展，替我們的世界帶來巨大的改變。如今，是時候重新檢視與更新我們的養蜂方式。

蜂蜜品質很重要。本書的食譜，應利用永續採收（sustainably harvested）的生蜂蜜製作，以當地蜂蜜尤佳。若無法自己養蜂，應該於附近區域尋找一位有責任感的養蜂人。這些配方的設計，不適用於超市販售、以商業規模生產的蜂蜜。健康的蜜蜂生產健康的蜂蜜，健康的蜂蜜則能創造健康的療法。

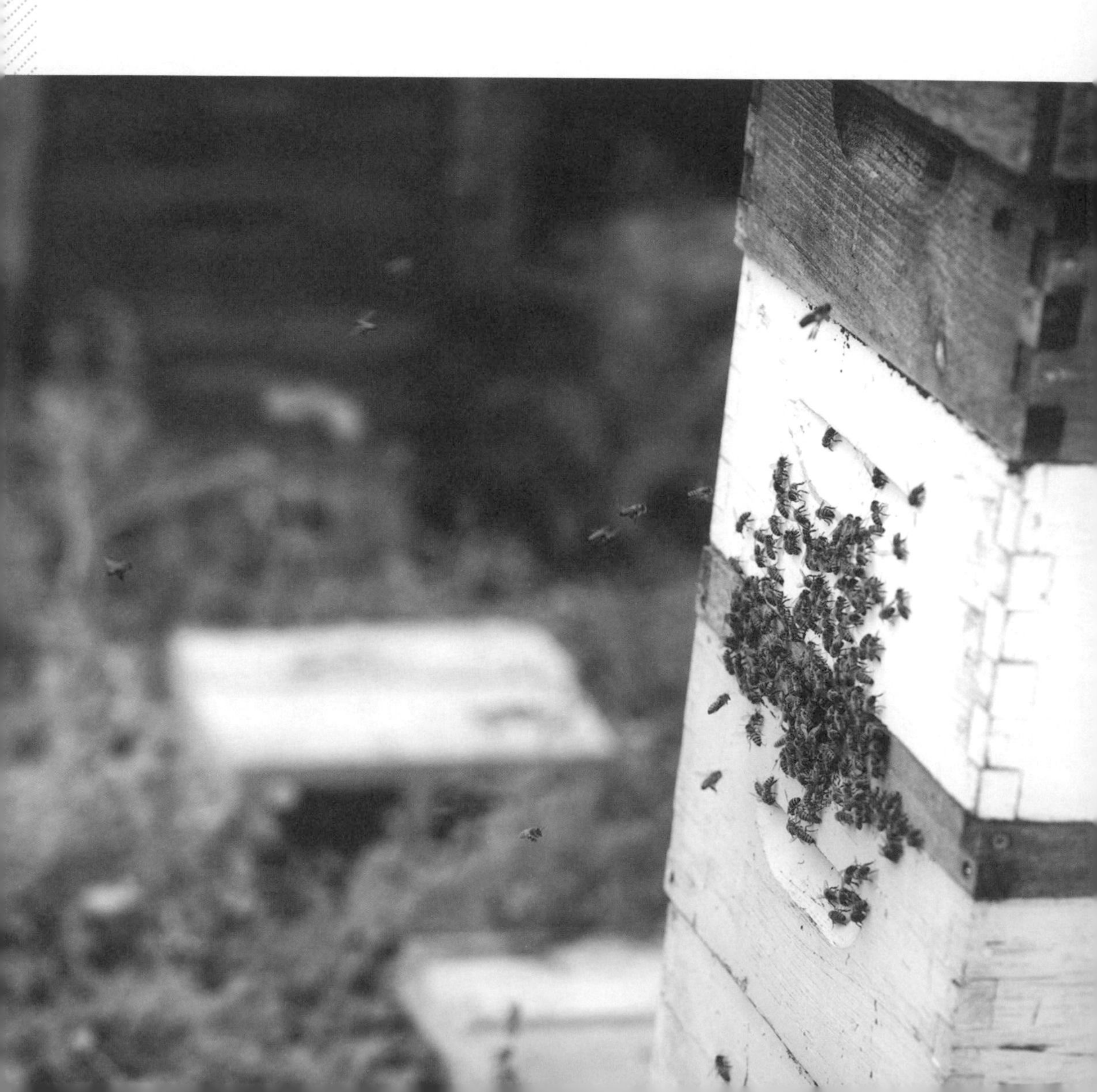

香草的來源很重要。我們都知道，蔬果越新鮮越好。但你知道嗎？維持自然健康所仰賴的植物，也適用相同的道理。必須知道藥材是在何時、何地與用什麼方式採收，才能受惠於其療癒特性。關注採收者的作業方式也很重要，若不在乎環境保護，我們所仰賴的植物，可能有用盡的一天。

協同作用最重要。我們知道「生蜂蜜」對身體好，大家也普遍能接受利用香草以平衡與療癒身體。當這兩種食材結合，卻會發生截然不同的效能。在世界各地的民俗療法中，這是公認的事實。有趣的是，許多現代科學研究亦支持與說明了這種古老醫學對我們而言重要的原因。

蜂蜜具有抗菌、抗發炎與增強免疫力的特性。蜂蜜擁有許多不同的療癒特性，通常是因爲混入了蜂窩裡其它的產物，或是蜜蜂採收了不同種類的花蜜與花粉。換句話說，除了蜂蜜本身的特質，重點在於蜜蜂採收了哪些植物。因此，蜜蜂實際上比我們更早開始混合蜂蜜與香草。

以蜂蜜為基底的療法（Honey-Based Remedy）

有許多不同類型的準備方式，能使蜂蜜與香草混合後產生協同作用。某些香草需要透過特定製程，才能最有效地發揮其療癒特性。

舐劑（Electuary）

舐劑——將生蜂蜜與任何能促進健康或益於身體的物質混合而成。在現代獸醫學，特別是與馬有關的項目，會使用這種療法，但人類在歷史上也行之已久。將生蜂蜜與乾燥或新鮮植物混合作爲舐劑基底，並針對個人需求，添加其它具有療癒特性的原料。舐劑可直接用茶匙呑食。特意保持良好風味，則是爲了讓苦澀或難以下嚥的香草，能更容易在日常生活中被接受。

浸漬蜂蜜（Infused Honey）

簡言之，浸漬蜂蜜是將新鮮香草或香料加入生蜂蜜，使食材浸泡一段時間。書中提到的製程，都不需要加熱。然而，浸漬蜂蜜要經常攪拌，通常置於陽光下2-6週，好讓蜂蜜能吸收植物的風味與益處。完成後，將香草或香料瀝掉。風味被強化的蜂蜜能單吃，或是加入其他食譜。

醋蜜（Oxymel）

醋蜜混合了蜂蜜、醋與一種或多種香草，以增加風味和療癒效果。可直接用杯子飲用，或是加入其他食譜。

蜂蜜酊劑（Tinctured Honey）

酊劑的製作過程和浸漬蜂蜜類似，只是在蜂蜜、香草與香料中，多加入酒或醋，但是不用加熱。讓混合物在4-6週的製程中慢慢浸泡，並經常攪拌。完成時，將香草瀝出丟棄，液態成品則依30-60滴分裝（劑量視香草而異）。

藥丸/藥片（Pills/Pian）

「藥片」源自於中文的「片」，為早期藥丸的形狀。製作這種產品時，將磨成粉狀的香草或香料，與生蜂蜜混合成團後切小塊，再滾成青豆般大小與形狀。成品可新鮮或乾燥食用。

發酵蜂蜜（Fermented Honey）

發酵的過程能透過蜂蜜中的天然酵母，將糖轉化成不同程度的酒精與益生菌。發酵蜂蜜與健康的香草、香料或共生生物（如君茶菌，Jun）結合效果會放大。加入飲品或食物享用，亦能改善消化道健康。

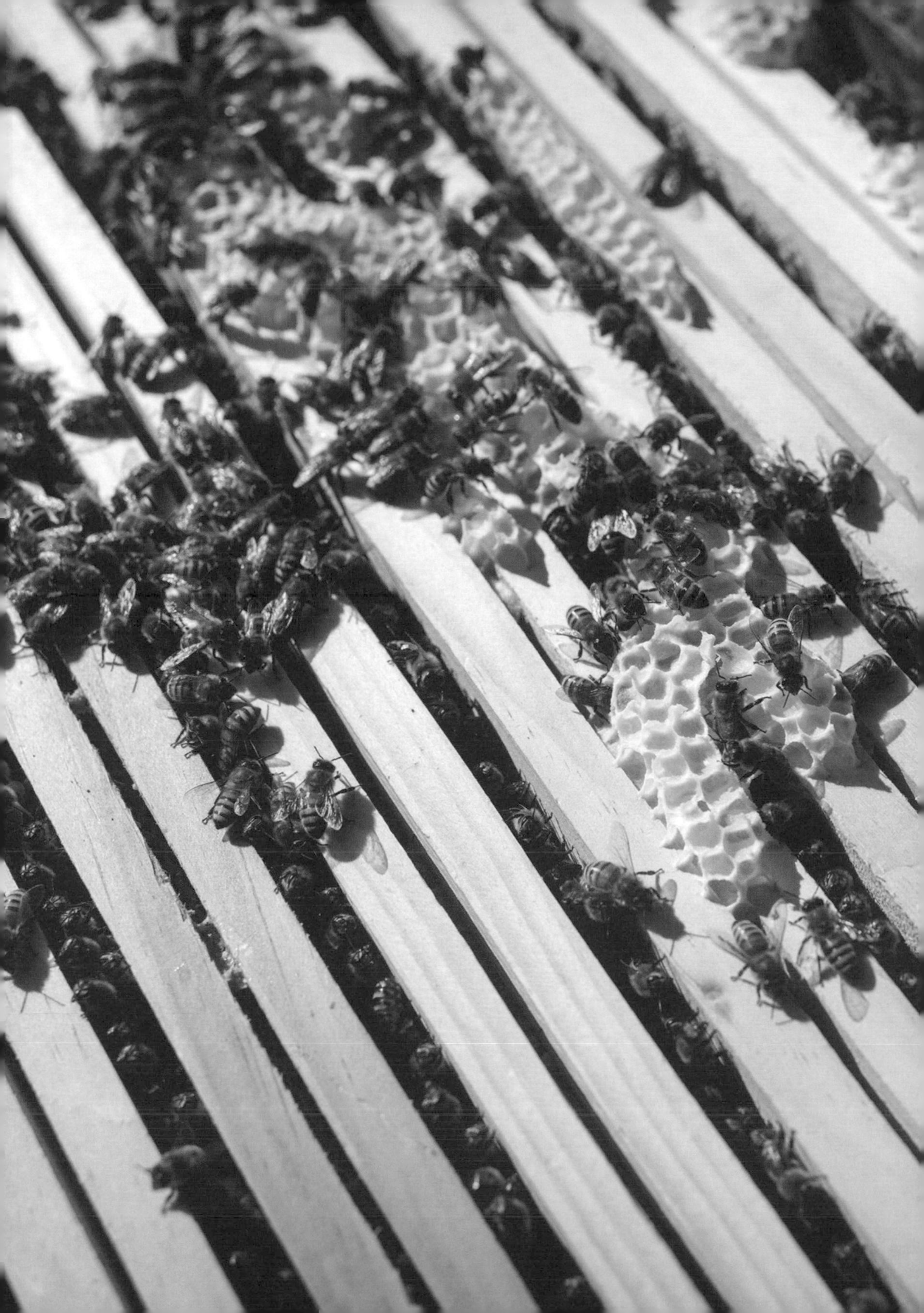

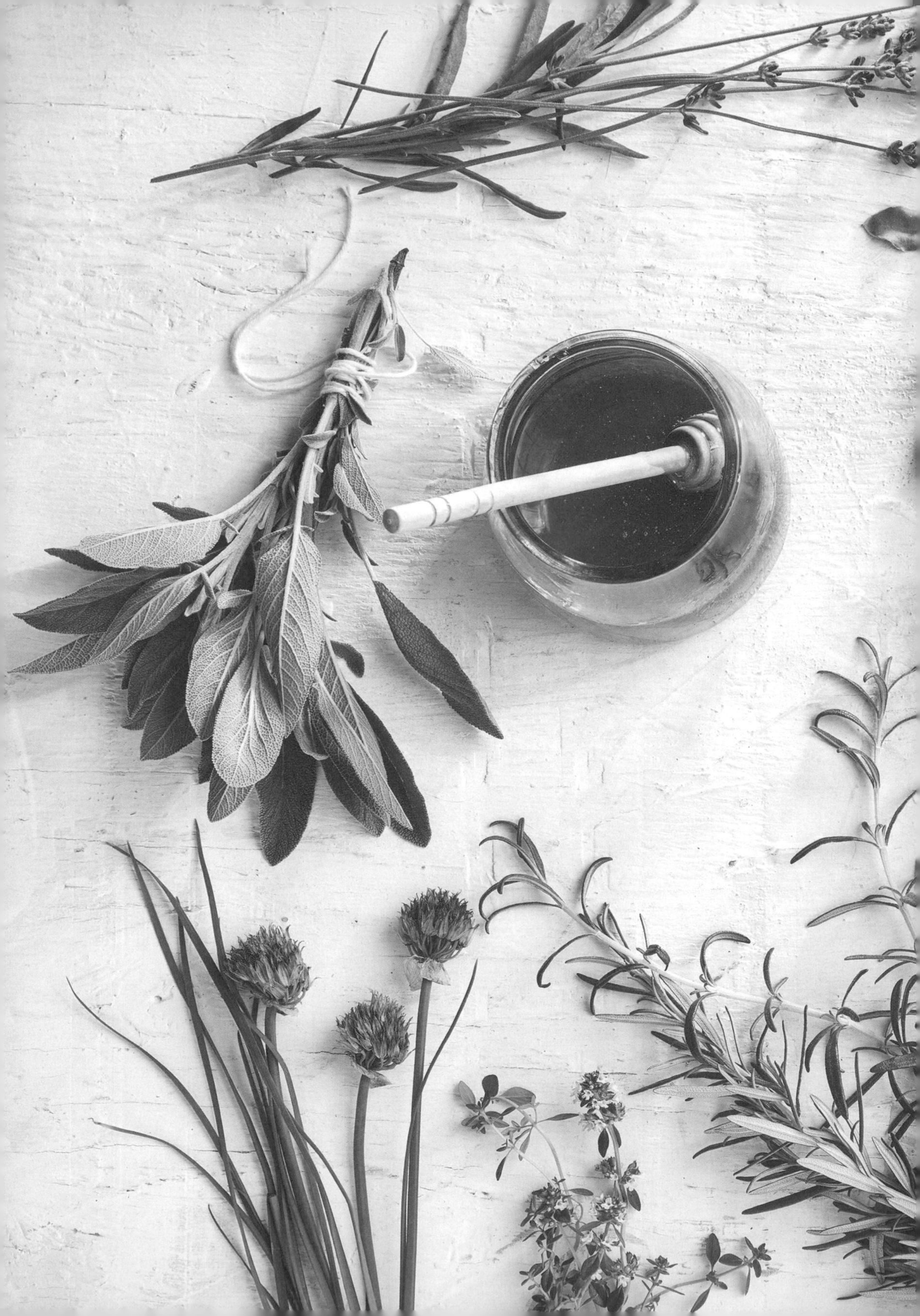

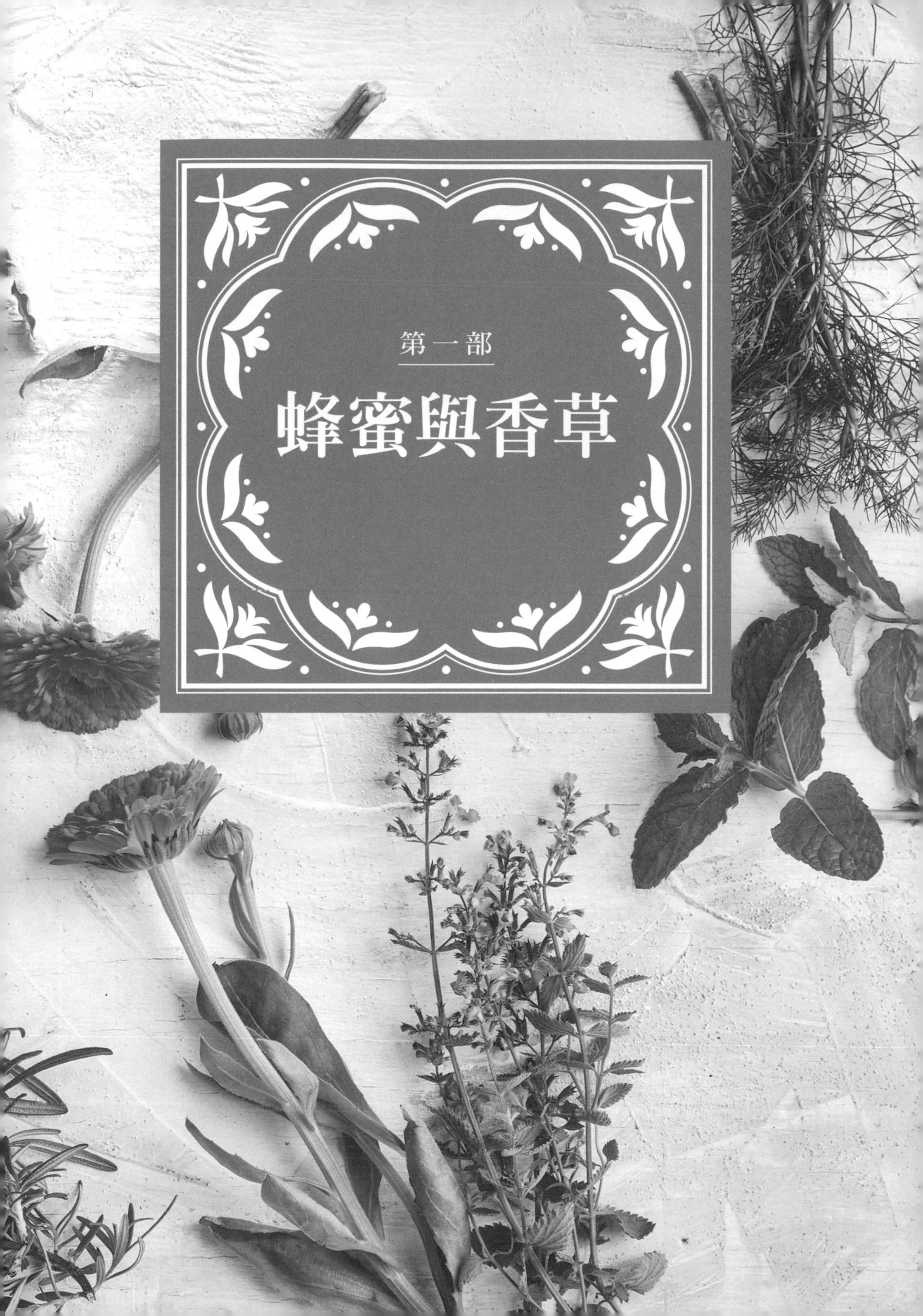

第一部

蜂蜜與香草

從蜂巢到裝罐

第 1 章

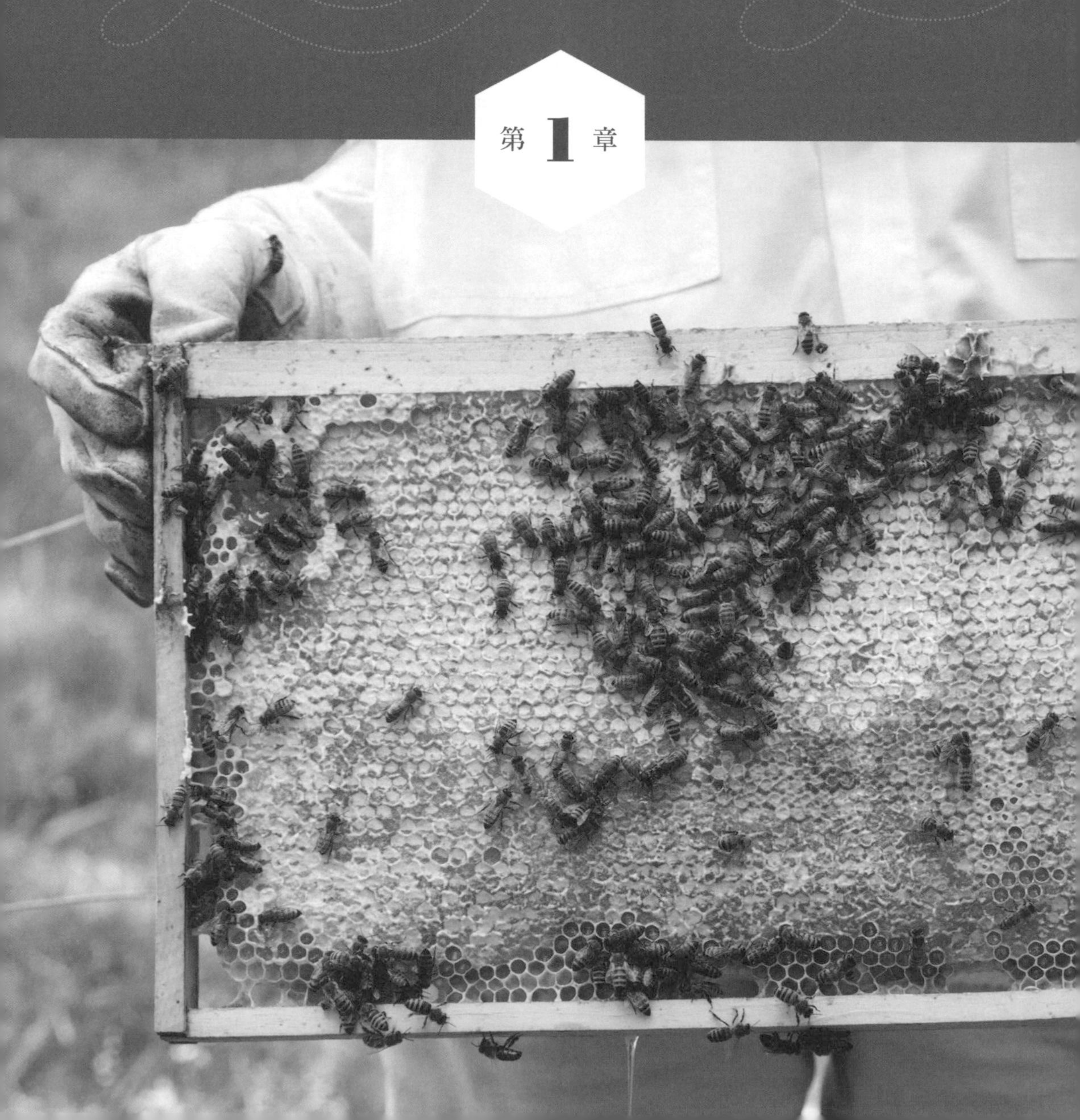

爲了徹底瞭解蜂蜜是多麼神奇的物質，我們必須知道其如何產生。從蜜蜂採蜜開始——不同類型的花，會替蜂蜜帶來相異的特性。蜜蜂的種類與自身健康，亦會影響蜂蜜的整體品質。

如何產生蜂蜜

花蜜是植物爲了特定的演化目的——吸引授粉者（pollinator），而生產的一種高含糖量液體。植物既沒有腳也沒有翅膀，但爲了維持物種生存，必須讓個體的花粉擴散。於是如同大開宴席，用形形色色的花朵，吸引其想要的授粉者。在植物深處，則保留了香甜的花蜜給來訪的朋友們飲用。

蜂巢裡大多數的蜜蜂是雌性工蜂。較年長的雌性工蜂，負責飛出蜂巢採集花粉與花蜜。工蜂會將「蜜囊」（crop），又稱「蜜胃」裝滿，避免花蜜進入消化系統，接著再飛回蜂巢。

蜂巢內，採集的花蜜會轉手交給較年輕的雌性工蜂——內勤蜂（house bee）。這種蜜蜂通常留守蜂巢，負責控管儲藏室，並將蜜囊裡的花蜜運送至空的蜂窩儲存。原先只含有植物化學成分與糖分的花蜜，已在過程中被改變了。當花蜜停留在兩隻蜜蜂的蜜囊時，會和酵素與共生生物混合，開始將蔗糖分解成葡萄糖與果糖。當花蜜被儲存於用蜂蠟封起的蜂窩時，亦會持續進行此化學反應。

接著，由內勤蜂開始替混合物脫水。花蜜的含水量一般介於70-80%，但最後的成品需降至14-18%才能保持穩定（不會發酵或劣化），並儲存於蜂窩。脫水對工蜂而言是非常辛苦的工作，牠們會在開放的蜂窩前，用力拍打翅膀，加速蜂巢內水分的蒸發速度。待蜂蜜完成時，內勤蜂會幫蜂窩製作一個蜂蠟蓋子，再前往下一個工作。

蜜蜂

當我們談到「蜜蜂」（honeybee）的時候，是指什麼蜂呢？通常，指的是西方或歐洲蜜蜂（*Apis mellifera*），但所有蜜蜂屬（Apis）的成員——目前有七個被認可的品種，都會採集花蜜與花粉，且能被稱作蜜蜂。

然而，起初接觸蜂類時，可能很難區分蜜蜂與小黃蜂（yellow jackets）、虎頭蜂（wasps）、大黃蜂（hornets）、熊蜂（bumblebees）、木蜂（carpenter bees），或是世界上其它1.6-2萬種不同的蜂類。除了外觀特色之外，蜜蜂不同於其它會螫人的昆蟲之處，在於其只有需要作出最後反擊的時刻，才會使用螫針，並且同歸於盡。

無針蜂族（Stingless bee）

雖然不屬於蜜蜂屬，實際上也未被包含在「蜜蜂」這個類別，但無針蜂族也會採集花蜜。無針蜂屬於無針蜂屬（meliponines），約有500個品種，多分佈於亞洲、南美洲、澳洲與非洲等熱帶地區。關於無針蜂的研究甚少，但在歷史上與眾多國家的蜂蜜產業，其扮演了重要的角色。牠們的產量不高，每年平均能生產3公斤的蜂蜜；相較之下，西方蜜蜂則能生產30公斤。然而，與無針蜂朝夕相處的人，認爲其蜂蜜更具療癒效果。有研究顯示，和西方蜜蜂相比，許多無針蜂所產的蜂蜜，其過氧化氫（hydrogen peroxide）與葡萄糖酸（gluconic acid）含量較高，這兩種成分普遍被視爲是蜂蜜的抗菌成分。

印度與中國傳統療法皆指出不同品種的無針蜂，其各自的療癒特色。阿育吠陀醫學（ayurveda）列出八種蜂蜜，每一種皆能對應不同病症。傳統中醫則列出四種蜂蜜，各自應用於不同經絡（body systems）與症狀。

神奇的蜜蜂

- 蜜蜂的基因與脊椎動物較像，而非其它昆蟲類。
- 蜜蜂有內建的生理時鐘。
- 蜜蜂會學習，也能展示記憶能力。
- 蜜蜂有味覺受器（**taste receptors**）。

早在現代科學進步至足以證明這些論點以前，許多文化早已發掘蜂蜜的多元面向，並發現影響其品質的因素，除了花蜜的種類，還包含由何種蜂類採集。

蜂蜜的特色

蜂蜜並非均質物質（homogeneous substance），若分析其維生素與礦物質含量，會發現每一批蜂蜜都不同，取決於蜜蜂的品種、採集的植物來源，以及當年的氣候條件。因此很難統一聲明蜂蜜含有什麼維生素與礦物質。蜂蜜有如釀造葡萄酒，都有其專屬年份；亦像時間的快照，很難再次完全複製。然而，市面上的蜂蜜仍有一些共同特性。

蜂蜜有吸濕能力。因為這個特性，蜂蜜能隨時吸收來自植物的水溶性化學物質；也因此是製作香草浸漬蜂蜜的最佳媒介。

在我們位於俄亥俄州的農場裡，有250種以上的玫瑰都仰賴西方蜜蜂授粉。

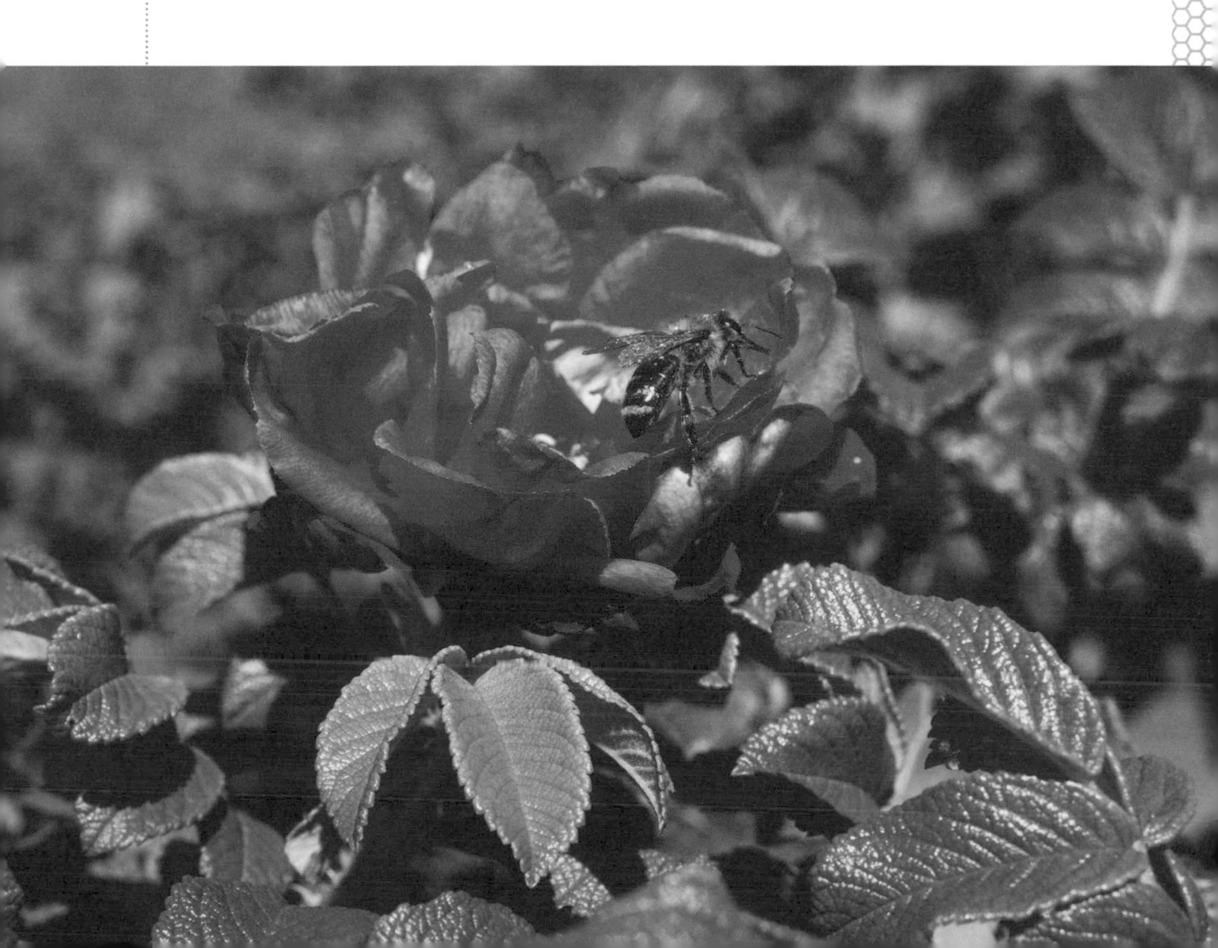

蜂蜜具有抗菌特性。當蜂蜜接觸到細菌，能將細胞中的水分穿透細胞壁吸收，有效使其脫水死亡。即使將蜂蜜大量稀釋後，仍能保有抗菌特性。

蜂蜜是酸性。這是另一個消滅微生物的機制。蜂蜜由35-40%果糖與30-35%葡萄糖所組成。花蜜中的葡萄糖遇水會分解，釋出過氧化氫（hydrogen peroxide）與葡萄糖酸（gluconic acid）。過氧化氫形成蜂蜜的一些抗微生物特性；葡萄糖酸則是一種酸度調節劑，使蜂蜜具有防腐功能。

蜂蜜是良好的抗氧化劑來源。這些分子能保護身體，對抗「自由基」（free radicals）造成的損害。蜂蜜顏色越深，其抗氧化程度越高；抗壞血酸（ascorbic acid，如維生素C）與咖啡酸（caffeic）、桂皮酸鹽（cinnamic）、葡萄糖酸（gluconic）、對羥基苯甲酸（hydroxybenzoic）與蘋果酸（malic）等其他有機酸的數值也越高。值得注意的是，蜂蜜中的抗氧化成分，其形式和結構都與原生植物（水果、蔬菜和香草）中的抗氧化成分一致。

抗氧化成分最高的蜂蜜種類：

- 蕎麥蜂蜜（Buckwheat honey）
- 夏威夷聖誕莓果蜂蜜（Hawaiian Christmas berry honey）
- 向日葵蜂蜜（Sunflower honey）
- 水紫樹蜂蜜（Water tupelo honey）
- 藍莓蜂蜜（Blueberry honey）
- 冷杉蜂蜜（Fir honey）
- 山楂蜂蜜（Hawthorn honey）
- 綜合森林蜂蜜（Mixed forest honey）
- 松木蜂蜜（Pine honey）
- 覆盆子蜂蜜（Raspberry honey）
- 百里香蜂蜜（Thyme honey）

蜜蜂小知識

- 蜜蜂需要飛行**8**萬公里、採集多達**2**百萬朵花，以製作約**453**公克的蜂蜜。
- 蜜蜂單日可以飛行多達**96**公里，但終其一生只能生產半茶匙蜂蜜。

採集蜂蜜

對蜜蜂而言，蜂蜜不只是糖。蜂巢裡的蜂室（cell），存放了各種不同比例的碳水化合物、抗氧化物、蛋白質與有益的植物性化合物。當蜜蜂從花朵採集花蜜時，是為了補足蜂巢所需，以維持飲食均衡。蜂蜜能永續採集，但蜂巢內亦必須保留足夠的蜂蜜，以確保蜜蜂擁有充足的食物。換句話說，採集蜂蜜應以能支持蜂巢內維持飲食均衡的方式進行。

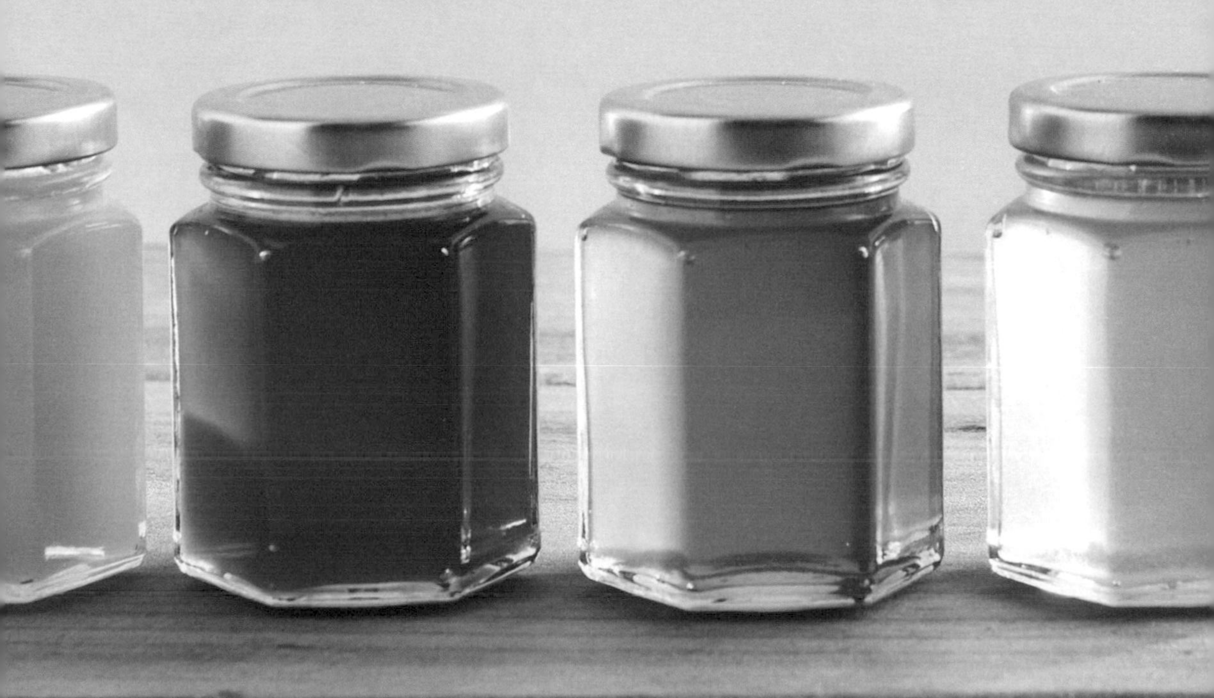

蜂蜜的歷史與療效

第2章

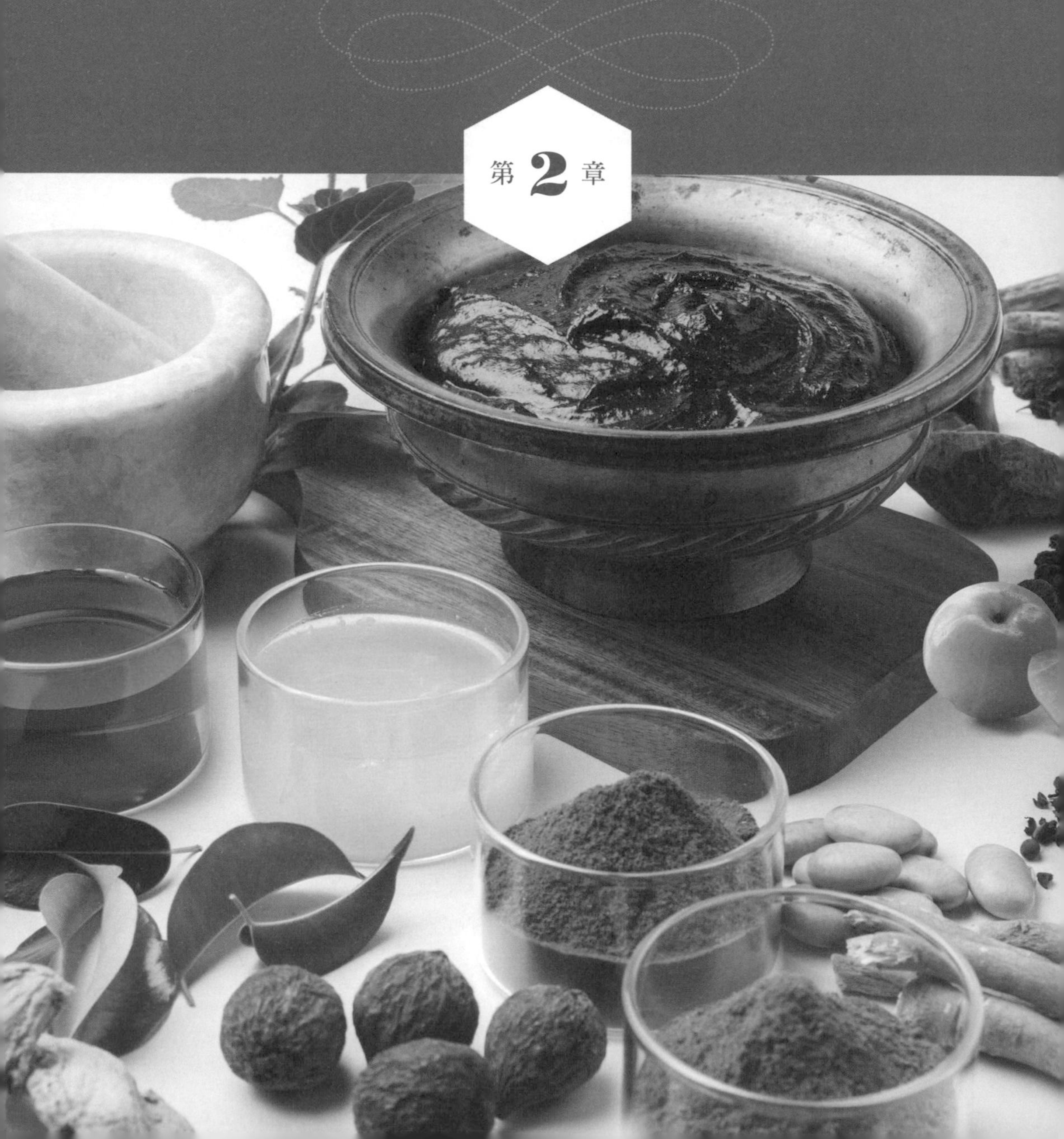

最初開始嘗試製作草本蜂蜜抹醬時，我從「保健蜂蜜」（Honey Boost blend）做起。當時花了很多力氣才找到最適合的綜合香草與蜂蜜——必須足以讓這款蜂蜜發揮療癒效用，同時兼顧風味平衡才會好吃。當我將這款蜂蜜分享給一位來自印度的朋友，他簡單地微笑著說：這味道讓他回想起家鄉。他說，印度媽媽餵孩子吃一大口草本蜂蜜，就如同美國媽媽在早餐時間會拿出維生素般稀鬆平常。我猜想，說服小孩吃一湯匙蜂蜜應該比較容易！

世界各地的傳統療法

起初開始調配草本蜂蜜時，我發現這個古老組合的歷史比我想像得更悠久。許多與蜜蜂接觸的文化，都有將蜂蜜當作重要藥用食物的傳統。世界各地的人們，都曾用植物與蜂蜜療養身體與保健養生。事實上，儘管我們生活的西方社會是由處方藥物主導，世界上多數的文化，仍希望以天然產物當作藥品的主要來源。舐劑的發展歷史，不只是將一種健康成分拌入另一種這麼簡單；也不只是單純加入一種甜味劑，讓苦澀的香草變得較美味。舐劑具有協同作用，將蜂蜜與香草結合的效果會大於其個體本身。許多文化特意將舐劑混合作爲治療方式，而非單獨使用蜂蜜或香草。

雪蘭普拉什（Chyawanprash）是傳統阿育吠陀食譜，內含蜂蜜、印度酥油（ghee）、醋栗、芝麻油、香草與香料，用於增強免疫系統。

印度阿育吠陀醫學（INDIAN AYURVEDA）

阿育吠陀意指「生命知識」，是具有歷史根源的印度醫學系統，注重身心平衡與健康。幾千年來，這個傳統醫學體系用蜂蜜當作「希雅蜜」（yogavahi），一種混合藥物的媒介，能加強其療癒作用。再者。蜂蜜也被視爲一種輔助工具（anupana），能夠促進並增強藥草療效的吸收。阿育吠陀醫學認爲，蜂蜜能使草藥的療效更深入體內的不平衡狀態；亦能協助引導植物性化合物抵達其被需要的部位。儘管甜食在阿育吠陀分類中屬於涼性食材，蜂蜜卻具有溫熱健體的獨特功效，經常被使用於阿育吠陀的藥用準備，包含草本果醬與發酵食物，亦可做成藥丸或草本粉末的形式。

遵循阿育吠陀醫學的人認爲，蜂蜜能防止香草帶來的惡性副作用。阿育吠陀醫學本身亦會考量蜂蜜的年份。根據此古老智慧所示，新鮮蜂蜜較補；而年份較久的蜂蜜，含較好的天然去濕能力，可用於淨化與解毒的需求。

傳統印度醫學認爲，用具有療效的植物製成的單品種蜂蜜（varietal honeys，採收自單一植物的花蜜），可採用與植物本身相同的應用方式。由此可見，蜂蜜中含有原生植物內的植物性化合物。事實上，研究顯示任何的蜂蜜成分，皆含有4%植物性化合物可於原生植物組織內找到。

傳統中醫

傳統中醫最早於西元前兩千年的神農氏著作中，記載著蜂蜜其治癒特性。傳統中醫指出，蜂蜜能大幅增強「上等補品」的功效，這些補品意指中國草藥版的超級食物。傳統中醫認爲蜂蜜不屬於陰陽兩界，代表其平衡、不涼不燥，與無性別之分的特性，是良好的中性食材。

中醫裡有許多固定的「成藥」（patent medicine），皆依照固定的配方調製。這些成藥會被熬煮成濃縮的茶湯，乾燥後形成粉末；或與蜂蜜混合，揉製成我們俗稱的「藥片」。

傳統中醫用沙棘（sea buckthorn）與蜂蜜入茶，幫助消化與治療咳嗽。

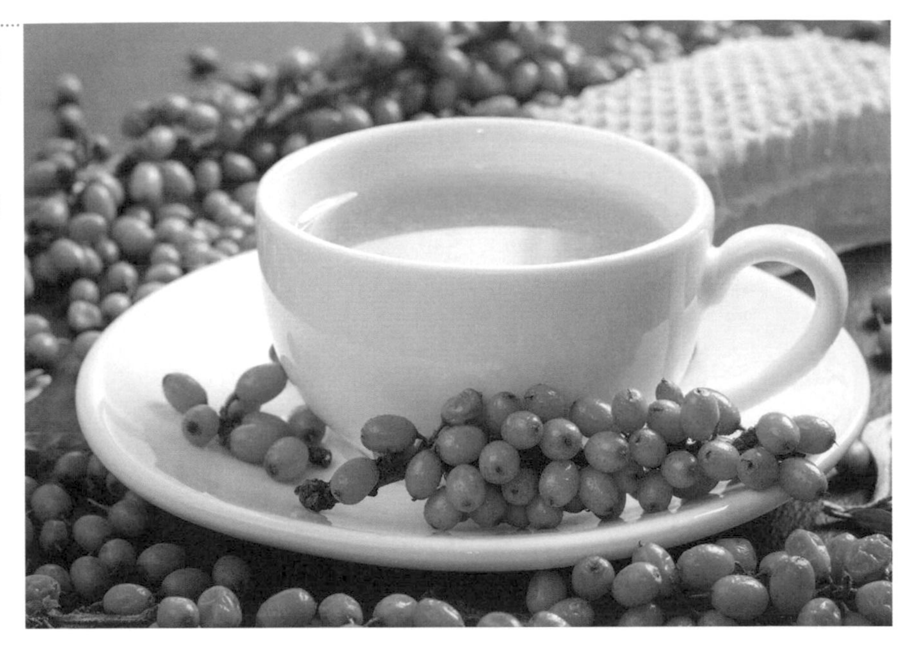

這些藥片運輸容易，能直接吞食或溶於熱水製成茶湯。如今這種類型的藥物已不常見，但蜂蜜仍被視爲藥物的催化劑與載體，特別針對脾臟氣（解決消化與免疫系統的問題）症狀；亦或當作補藥服用。

南美洲與非洲的作法

在阿根廷，蜂蜜由西方蜜蜂與無針蜂族共同負責採集。當地的養蜂業由傳統養蜂農場，與「採盜」森林裡的野生蜂窩共築而成。用蜂蜜當作基底的居家療法很普遍。阿根廷的克里奧爾人（Criollos）——在拉丁美洲出生的西班牙裔，認爲蜂蜜是任何療方的必要成分。詢問他們關於將蜂蜜與香草/香料混合之事，常見的回答可看出其深信「若將兩者結合，藥效會更強大。」

奈及利亞有四千年的明文歷史，記載著蜂蜜於傳統療程的應用，這些作法近期開始復甦。長年仰賴西方藥物之後，奈及利亞人開始回歸傳統醫療運作。許多來自奈及利亞用蜂蜜作爲基底的藥方，都著重在生育能力與生殖健康。

有趣的是，掌管女性力量、分娩與生育的奧湘（Oshun）女神，同時也是掌管蜂蜜的古代神祇！在奈及利亞，人們認爲任何的療癒配方都必須加入蜂蜜才會有效——另一個相信蜂蜜能強化香草功效的文化。

歐洲傳統作法

在現代西方醫學興起的前期，有一種特定的舐劑，叫作「萬靈藥」（catholicon），在十九世紀前很受歡迎。儘管萬靈藥確切的配方仍有待證實，據說其多用於舒緩腸胃不適，極可能是添加對消化有益的香草。到了十九世紀，西方世界的舐劑大多用於治療動物，特別是馬。

現代關於藥用蜂蜜使用的研究

現代抗生素問世之前，蜂蜜能幫助傷口癒合是眾所周知之事。事實上，美國內戰期間，蜂蜜因能抑制感染而被用於治療傷口。當時西藥能提供的幫助有限，通常會採取天然的療方與治療方式。直到二十世紀，科學界發現盤尼西林與其他抗生素，這種治療方式才逐漸勢微。

世界各地的蜂蜜記事

- 在埃及，傳說蜜蜂是由太陽神「拉」（**Ra**）的眼淚而生。許多人相信，死後靈魂會變成蜜蜂。
- 在印度，毗濕奴（**Vishnu**，印度教主神之一）在古代文獻與傳統故事中被描述為「蜂蜜的化身」。
- 在希臘，傳說天神宙斯於嬰兒時期被仙女藏起來時，只被餵養蜂蜜。
- 在猶太文化，蜂蜜是猶太新年歲首節（**Rosh Hashanah**）餐點中重要的部分，象徵希望新年的每一天都是甜美的。

如今，抗生素因過度使用而逐漸失效，科學研究亦證實了其他物質的功效，如麥蘆卡蜂蜜（manuka honey）能用於治療傷口。令我興奮的是，科學家不僅開始研究蜂蜜本身的抗菌能力，更檢視由祖先們所落實的蜂蜜與香草其協同作用。科學家在研究蜂蜜與香草的協同作用，是如何抑制變種鏈球菌（*Streptococcus mutans*，導致咽喉炎）與白色念珠菌（*Candida albicans* ，酵母菌過度增生）等病菌時，發現若單獨使用討論的香草或蜂蜜，在某種程度上是有效的；然而兩者的結合，替香草與蜂蜜之間存在的協同作用提供了有力的證據。另一項研究則發現，將薑與格南樹蜂蜜（gelam honey）結合產生的協同作用，對於治療大腸癌非常有希望。格南樹蜂蜜是採自格南樹（*Melaleuca cajuputi*）花朵的馬來西亞蜂蜜，富有類黃酮（flavonoid）與酚樹脂（phenolic）。科學家也在測試能否將蜂蜜的催化效果應用於人造抗生素，以調節其抗藥性（antimicrobial resistance）。

這些研究顯示了舐劑廣大的應用層面，證實其不再是過去古怪的秘方，而是未來健康照護的重要角色。對眾人而言，意味著蜜蜂不只是蔬果重要的授粉者，亦是良好健康的供應者。

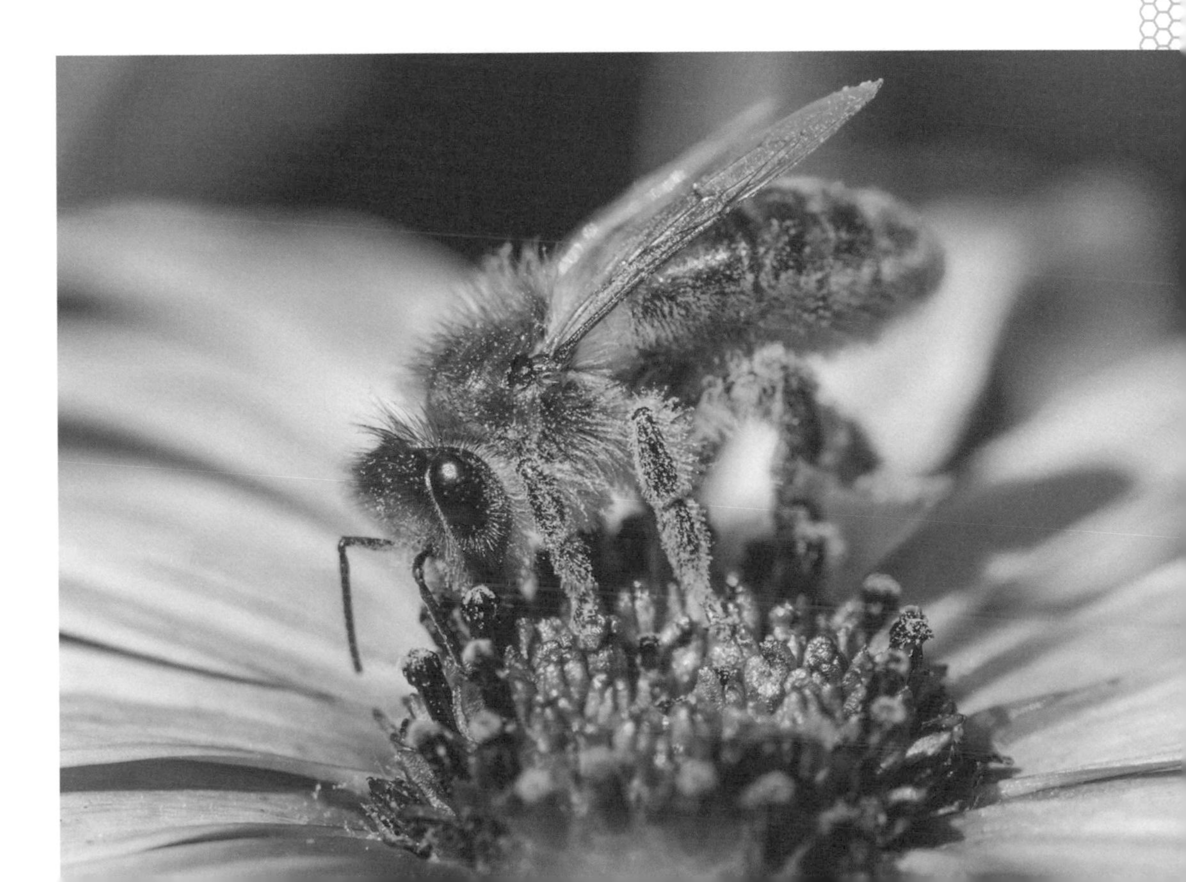

使用蜂蜜治療過敏

蜂蜜最受歡迎的用途之一就是治療過敏。我們常聽聞每日食用一茶匙當地的蜂蜜，可預防對當地花粉產生的過敏反應。然而，治療過敏的蜂蜜，必須符合三種條件。

- **必須是生蜂蜜，才能包含所有實用酵素與抗過敏原的好處。**
  意味著，必須知道蜂農是否曾在過程中加熱蜂蜜。有些蜂農會將蜂蜜加熱至低於巴氏殺菌法（**pasteurization**）的溫度，使其更容易過濾；或是將儲存時結晶的蜂蜜重新液化。務必確保食用的蜂蜜未經過任何形式加熱，並且完全是生的。
- **必須是在地蜂蜜。**
  有些人對於「在地」的定義過於嚴謹，必須是半徑幾公里內才算，但其實沒有特定的距離限制。此處意指，採收蜂蜜的地區，其植物種類與盛開時期，應該與你居住的地區大致相同。
- **採收蜂蜜的時間點，必須是過敏發生的季節。**
  生的在地蜂蜜之所以能幫助治療過敏，是因為身體可以利用消化系統而非呼吸系統，接收觸發過敏機制的蛋白質。當身體有機會適應這些麻煩的蛋白質，於空氣中吸入相同的花粉時，反應能力會變得更好。舉例而言，若你秋天會過敏，但攝取春天採收的蜂蜜，將無法得到同等的益處。

為什麼絕對不能加熱蜂蜜？

當我還是養蜂新手時，曾企圖說服別人用蜂蜜代替烘焙用砂糖。我寫了許多部落格文章，分享如何用蜂蜜入菜，解釋如何調整能避免過度上色或乾燥。直到我在研究阿育吠陀的藥用蜂蜜配方時，才初次得知蜂蜜不得加熱的警訊。當我更深入研究此項建議時，發現許多其它傳統醫學體系也表示認同，加熱蜂蜜不僅會破壞裡頭的健康酵素，對人體更是有害——我想知道為什麼。

阿育吠陀醫學認爲，將蜂蜜加熱超過40°C 會產生毒性，便是所謂的「殘毒」（ama）——會附著於黏膜，變成類似體內的黏膠。阿育吠陀大師遮羅迦（Charaka）曾在五百多年前寫下：「不當攝取蜂蜜導致殘毒，是最麻煩的事。」在此醫學系統中，加熱的蜂蜜被視爲最難排出身體的毒素之一。

加熱蜂蜜可能產生毒素

要與幾千年的智慧逆道而行，著實令人感到不安，於是我尋求了科學的解釋。我發現，加熱確實會改變蜂蜜中天然形成的酵素，而不當儲存與過度曝光，亦能將其摧毀。加熱蜂蜜時，化學成分會有所改變。將主要成分爲果糖的溶液（如蜂蜜）加熱，會產生5-羥甲基糠醛（5-hydroxymethylfurfural，HMF），並減少其過氧化物含量與活性，意即抗菌特質會受到損害或摧毀。可惜了這些過氧化物——我們約略知道其對蜂蜜貢獻的益處。但我很好奇，究竟什麼是羥甲基糠醛？

羥甲基糠醛是將特定醣類加熱及/或脫水後形成的化合物。有趣的是，加熱後的蜂蜜與高果糖玉米糖漿（HFCS）皆含有此成分，新鮮蜂蜜則不含、或僅有微量的羥甲基糠醛。這項事實讓世界衛生組織得以透過「國際食品法典委員會」（Codex Alimentarius Commission），監督食品供應鏈的蜂蜜品質。根據這項標準，在溫帶地區若羥甲基糠醛含量每公斤低於40毫克（40ppm）、熱帶地區每公斤低於80毫克（80ppm），即可被認定爲「生蜂蜜」。超過此標準，蜂蜜就會被認定爲加熱、不當儲存，或是於銷售前囤放過久。蜂蜜一旦被加熱，羥甲基糠醛數值會立即攀升。一般替蜂蜜殺菌的溫度需要達到72°C。國際養蜂者協會聯合會（International Federation of Beekeepers Associations）期刊曾發表一項研究指出，不同種的蜂蜜以不同溫度加熱24小時，會產生以下結果：

35°C，羥甲基糠醛數值 1.9–29.2毫克
45°C，羥甲基糠醛數值 2.2–32.6毫克
55°C，羥甲基糠醛數值 4.3–39毫克
75°C，羥甲基糠醛數值 43.4–226毫克

爲什麼我們要在意羥甲基糠醛數值？根據目前的研究顯示，羥甲基糠醛有可能是致癌物。研究白老鼠的實驗帶來了警訊——羥甲基糠醛產生毒性與致癌作用所需要的劑量，極可能遠低於預期。探討人類組織的初步研究亦支持這個結論，驗證民俗與傳統醫學認爲加熱蜂蜜會產生毒性的論點。這樣應該足以鼓勵大家將蜂蜜當作生的食材使用，並尋找其他烘焙用糖類替代品。光想到蜜蜂花了多少時間與努力，才能將超市內陳列蜂蜜的櫃位填滿，我們就應該更節約地使用。再者，蜂蜜應該被視爲健康補給品，而非甜味劑。

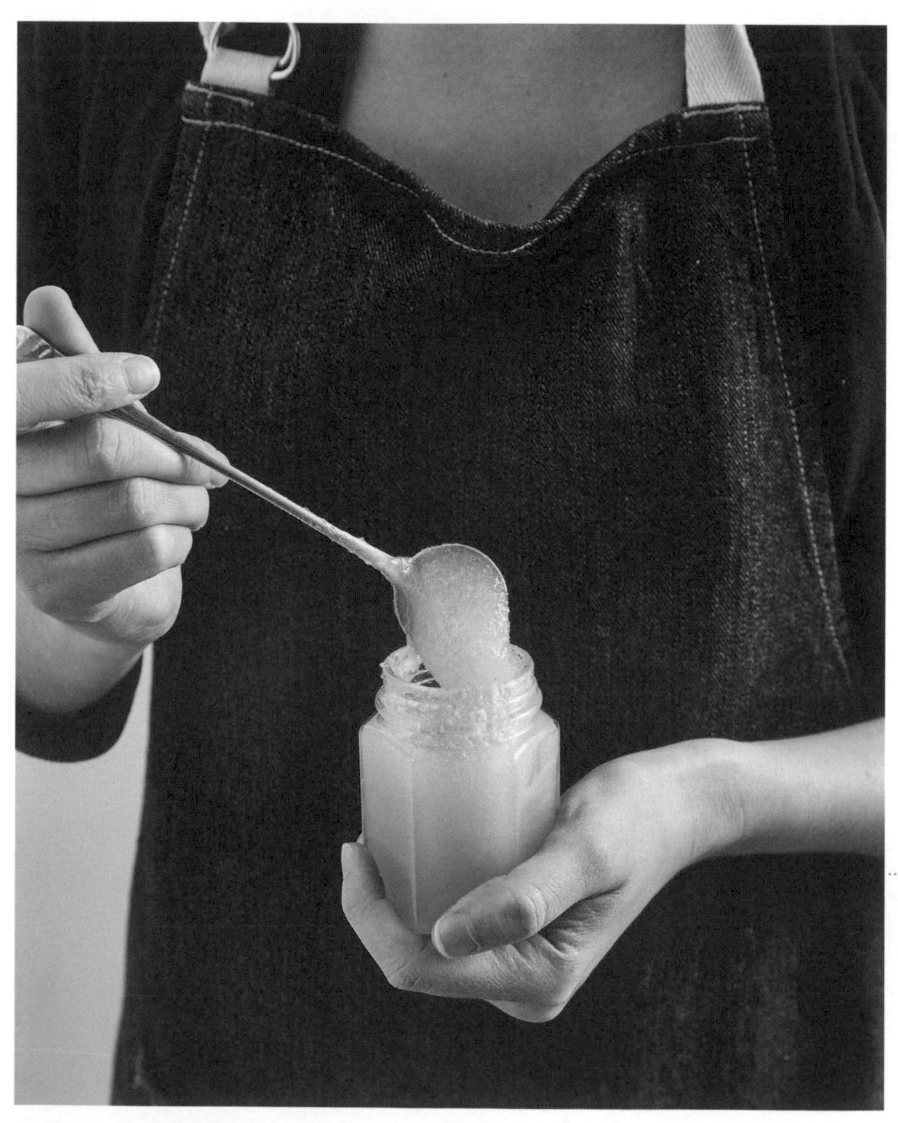

儲存蜂蜜時可能會產生結晶與顆粒感，但不影響其特性，亦能繼續使用。

加熱蜂蜜使其重新液化

蜂蜜在儲存時轉變成固態並帶有顆粒感，這個過程稱作「結晶」。在北美洲，養蜂者表示只有生蜂蜜才會結晶——以此類推，若櫥櫃裡的蜂蜜結晶化，便可知道買到了好貨。外面還有一個迷思，認為生蜂蜜都是固體，並且相信從蜂窩直接取出時就是這個狀態——但其實蜂蜜從蜂巢取出時是金黃色的液體。在印度，想法卻完全相反。養蜂者認為若蜂蜜結晶，則代表曾加熱過，因為生蜂蜜會永遠保持清澈液態。但是美國南部的土佩洛蜂蜜（**tupelo honey**）與夏威夷的白蜂蜜（**kiawe honey**）則完全不會結晶。是否令人感到困惑？

容我稍作解釋。事實上，葡萄糖含量較多的蜂蜜，結晶速度較快；果糖含量較多的蜂蜜則會保持液體狀態。葡萄糖與果糖的比例，取決於蜜蜂的品種與花蜜的原生植物來源。因此，用外觀很難判定究竟是否購買到生蜂蜜。簡言之，當一位有見識的消費者並隨時發問！

安全加溫蜂蜜的步驟

若蜂蜜不能加熱，變成固體該怎麼辦？手邊有一罐結晶蜂蜜時，可以在家試試以下小技巧。

試試這麼做

1. 於鍋內注水至蜂蜜罐開口下方的位置，將蜂蜜罐先取出。
2. 用瓦斯爐將水加溫（不要煮滾！）。
3. 將鍋子離火。
4. 將蜂蜜罐放入溫水，直到水冷卻。
5. 重複上述步驟，至蜂蜜慢慢變回液態。

試試這麼做

烘焙的時候，將蜂蜜罐置於廚房流理台，讓烤箱的熱度溫暖室內，同時融化蜂蜜。

試試這麼做

我們常說結晶蜂蜜已經「失去其光彩」。夏天的時候，將蜂蜜置於窗台，讓它恢復一些光彩。

若這些方式都無效，就直接食用結晶的蜂蜜吧！

幾件事不要做

- 千萬不要微波！
- 不要過度加熱蜂蜜罐。
- 不要用塑膠容器加熱蜂蜜。
- 不要將蜂蜜倒入鍋內加熱，否則會被「煮熟」。

草本蜂蜜的製備工作

第 3 章

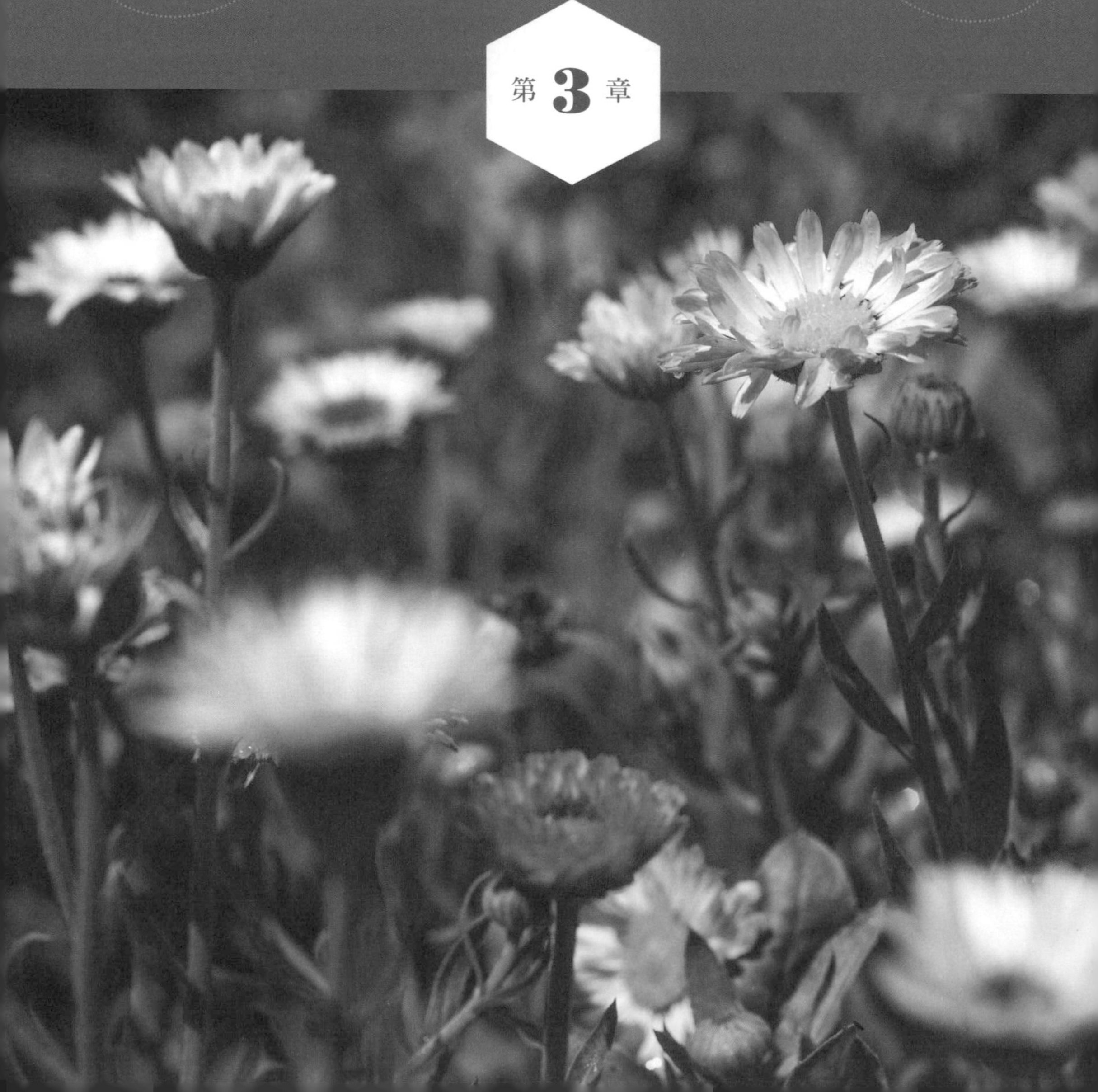

起初我開始將蜂蜜與香草混合的原因之一，是因爲相信，比起只攝取分離與萃取出來的成分，食用全株植物更有益健康。希波克拉底認爲食物即是良藥的智慧，始終是我們農場的經營原則。將香草當作食物享用時，我們確實從中獲取了最大益處。

身爲一名民族植物學家，我被訓練要瞭解每種植物的化學成分。和我同行的許多人，都很認眞收集與保護植物品種，希望替諸多困擾人類的疾病找到良方。科技的進步雖然使我們能用顯微鏡觀察植物的世界，並做到許多過去無法想像的事情，但我認爲這種微觀的角度卻可能導致一葉障目，不見森林。

全株植物健康

我們尙未進步到能得知每種植物的所有化學成分，更不用說要理解植物之間的互動。直到1970-1980年代，植物科學僅注重結構與功能所需的主要化學物質，大多是維生素與礦物質。次級的植物代謝物（secondary metabolites）被認爲不重要，單純是廢棄的副產品。

有用的植物化合物

這些次級植物代謝物，如類黃酮、生物鹼（alkaloids）與精油，直到近期才吸引了科學家的目光。如今我們知道，這些肯定不只是「廢棄物」，而是植物因應環境、營養、蟲害與疾病壓力所發展出來的生存策略。透過這些化合物，植物能替人體提供平衡健康的效用。

研究益於健康的植物性化學成分是相對較新的領域，我們對於其之間的協同作用尙未了解透徹。而科學界通常較感興趣的是單一化學成分，與由植物分離並放大活性後的化學成分能爲我們做什麼事。

這便是爲什麼我們研發出許多有效的藥物，卻伴隨著災難性的副作用。阿斯匹林（Aspirin）在1820年代從白柳（*Salix alba*）中成功被分離出來。從此被視爲解痛靈藥，成爲銷售長紅的成藥。然而同時從植物分離出來的水楊酸（salicylic acid）具有刺激性，起初便知道會傷害腸胃道內壁，因此必須搭配另一種緩衝的化學成分，保持用藥安全。一百多年後，醫生不再建議每天服用阿斯匹林，因爲可能導致出血性潰瘍。相較之下，使用白柳反而沒有傷害消化道的顧慮，只有對水楊酸過敏者需格外注意。這是因爲植物本身含有其它化學成分可作爲緩衝劑，不像分離水楊酸時，需要另外製造緩衝物質。

採收高藥效的銀杏葉，準備曬乾。

植物體內的化學成分之間存在的協同作用，使我更偏好全株植物療法。選擇性的化學療程不只存在於西方醫學界，過去幾個世紀以來製作的多種植物性藥物，事實上並非使用全株植物。

全株植物藥物的益處

希波克拉底會同意：飲食即為良藥！全株植物的補品配方，著重的是適量食用以增強活力，較少因避免副作用而調整劑量。益處包括：

- 無論天然還是人工，與分離的植物藥物相比，全株植物藥物含有**較少令人不快的副作用**。植物體內或許存在著具有問題性的化學成分，分離時會引發危險。但若以全株方式食用，植物體內化學成分之間的關係，即可緩解與控制單一化學成分潛在的問題。例如，肉豆蔻含有稱作肉豆蔻醚（myristici）的毒素，但只要劑量不高，並以原形食物食用，便具有保護效果。
- **環境保育**。食用全株植物，可減少食物浪費。
- **健康的生態系統**。飲食即為良藥意味著應該自行種植食材，或是由當地農場取得，使我們與自身健康的泉源緊密連結。

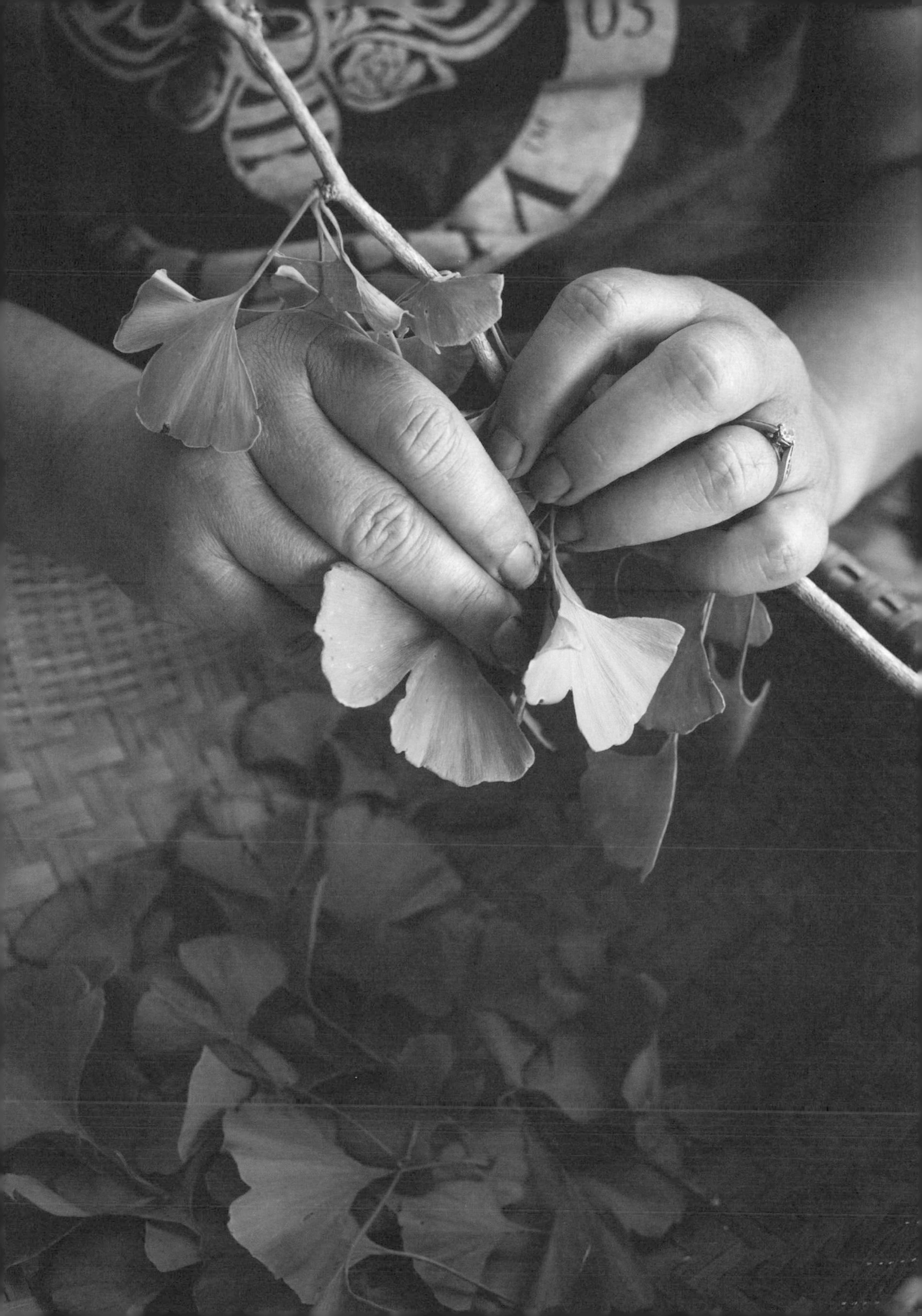

茶類只含有水溶性化學成分；而無論透過任何介質製成的酊劑，都只含有水或酒精分離出來的成分。

當然，最精緻的藥物還是有被需要的場合與時機。當疾病過於複雜與根深蒂固，或危及性命，最好還是選擇能立即見效的最強藥物，副作用可於人被救活後再治療。為了使生病的身體重新恢復平衡，與保持每日身心均衡的喜悅——獲益最多的方式便是採取全面與均衡的植物療法。

低劑量策略

若香草如此有益，那我們應該吃越多越好，對吧？其實，若應用得當，低劑量也會很有效果。研究顯示，草本蜂蜜的協同作用更彰顯了香草的益處。蜂蜜既是催化劑和放大器。一些舐劑的做法會建議加入足量的香草形成糊狀即可，我的配方則採用低劑量策略。以我的經驗搭配民間習俗文獻，與新興科學證據來看，皆支持低劑量能達到高效率的結論——意味著整體植物的用量減少，更能為植物保育貢獻心力。

目前，對於蜂蜜和香草如何在混合物中增強彼此效能有興趣的科學家，也開始檢視如何能將這種協同作用應用於抗生素。澳洲雪梨科技大學的i3研究所（ithree institute at the University of Technology Sydney），研究了麥蘆卡蜂蜜與常見抗生素「立汎黴素」（rifampicin）共同對抗抗藥性金黃色葡萄球菌（MRSA）時產生的協同作用，結果發現此組合成功地抑制了抗立汎黴素金黃色葡萄球菌（rifampicin-resistant MRSA）的出現。此外，埃及國家研究中心（National Research Centre in Egypt）為解決產氣夾膜梭菌（*Clostridium perfringens*）與丙酮丁醇梭菌（*C. acetobutylicum*）感染而進行的一項研究，亦顯示蜂蜜與一般抗生素之間具有協同作用。

若我們將「蜂蜜能強化浸漬物質」的知識與這些重要的第一步結合，便可能發現我們需要使用較低劑量的抗生素。將草本蜂蜜補品加入現存的醫學療程，可能會產生更有益的療法，並預先阻止已知的副作用。

永續的消費模式

當蘿絲瑪莉·格拉德斯塔開始在美國鼓勵大眾重新與自己的醫療傳統建立連結時，她在草藥學界裡燃起了一把火。人們走入田野與森林，採集野生藥用植物。過去我們都無視於這些驚人的資源，就長在自家後院，自此許多人開始受惠於植物的療癒特性。可惜的是，產生了一些非預期的後果。每當越多人走入自然環境收集藥草，藥草的數量便越少。此外，人們一股腦地想體驗植物的療效，對於這些療癒特性的實際應用卻不夠熟練。

因此蘿絲瑪莉與一些同事成立了「聯合植物保育者」(United Plant Savers)。該非營利組織制定了目標，確保藥用植物的存在足以提供所有人與後代子孫使用。如今，這個組織監控著瀕臨絕種的藥用植物，並思考著保護它們的策略。「知更鳥草原」是聯合植物保育者的植物保護區，我們提供如何培養野生藥用植物的知識，並且教育大眾如何永續利用我們珍貴的植物。

「知更鳥草原」是非營利組織「聯合植物保育者」的植物保護區，我們教育大衆如何永續利用植物。

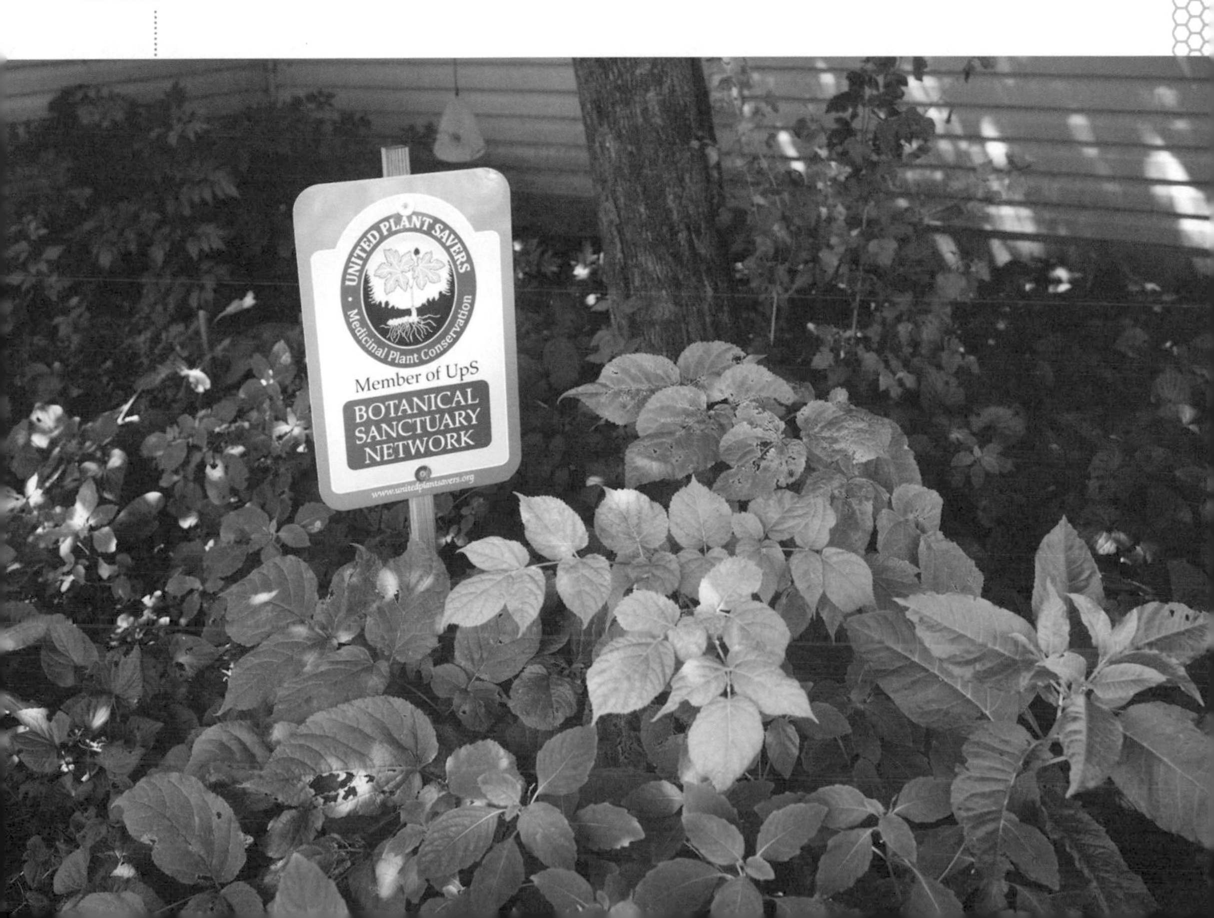

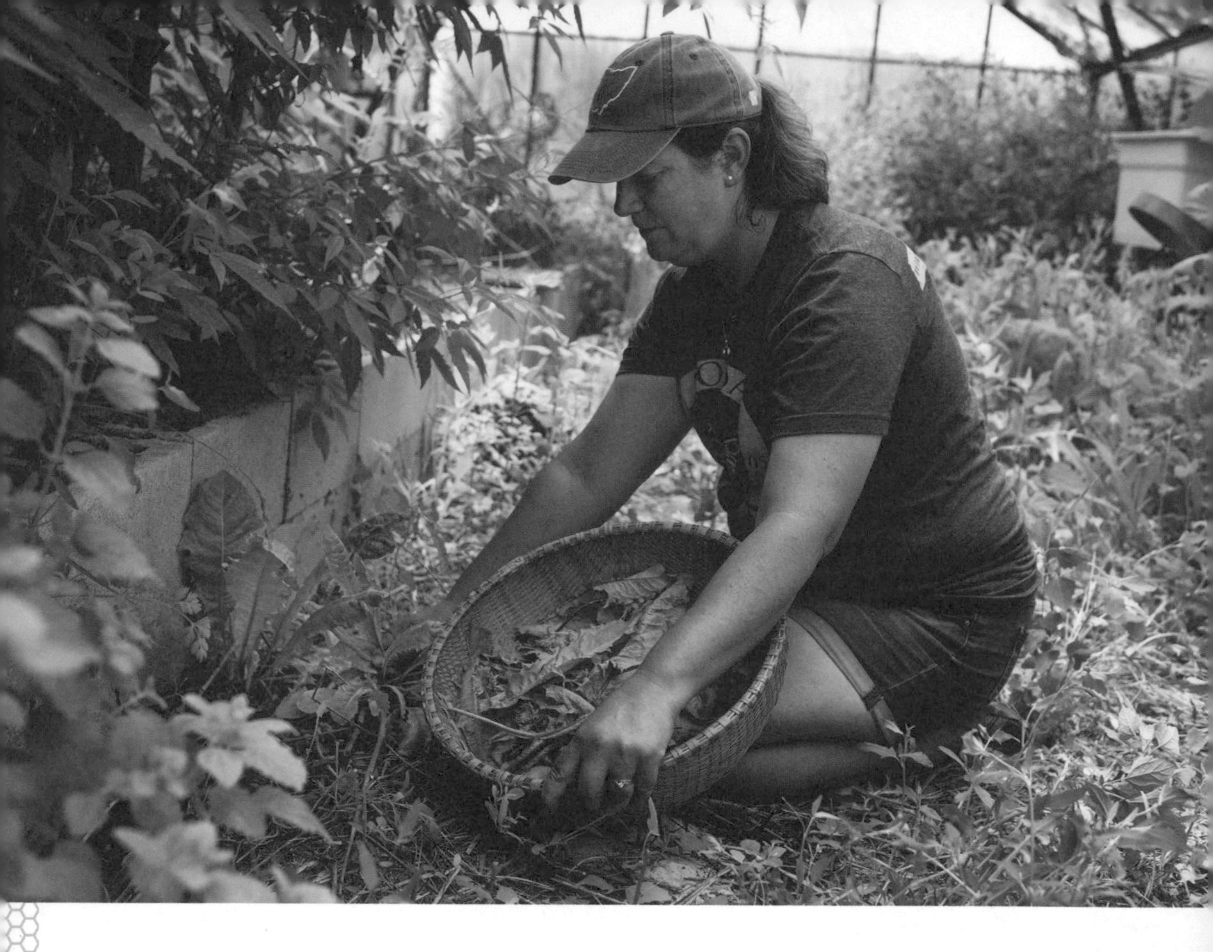

當你正在閱讀這些文字時，一定有某個人同時在美國買著除草劑，想要去除前院的蒲公英。蒲公英無所不在！即使有些人很努力想除掉它，還是很難想像沒有蒲公英的世界。蒲公英也是我鼓勵大家嘗試去喜歡的植物之一，有很好的烹飪與醫藥用途；蒲公英嫩葉則充滿維生素A與K，做成湯品很美味。但若是我們把這些被視爲雜草的植物都拿來食用，會發生什麼事？像蒲公英這樣如害蟲的植物，也許不久也會瀕臨絕種。很難想像，但我們經常看到類似的事一再發生。

蒲公英是我爲了傳達重點而舉出的傻氣例子。去到任何一間超市，你將找到各式瓶罐的「天然」藥品、藥丸、粉末與茶。連上網路，就能和未曾謀面的人，購買任何想像得到的植物。大家開始欣賞自然環境所提供的療癒資源是好事，與此同時我們必須負起消費者的責任，並記得回饋地球所賜予的恩惠。

無論打算種植或入藥，徹底認識每一種使用的植物，終究是最重要的事。若能了解想要食用的植物，將更懂得與其相關的農夫、製造者與產品的品質。在要求自然界給予支援，卻無法尊重與了解其爲此所做的犧牲，這種關係既無法永續發展，也十分不尊重大自然。以尊敬的態度與適量使用草本療方，才能確保植物的品種不會因爲個人健康而滅絕。

永續採集的技巧

自給自足

- 我能自己種這個植物嗎？若可以，自己種植與採收，絕對是最永續的方式！
- 製作這款藥，植物要付出的代價是什麼？若使用的是葉子，通常能再生。有些植物的根能再生，但若使用別種植物，則代表為了藥方必須將整株植物挖起來殺死。當需求不及代價，請另尋植物。

賣方

- 我的賣方是否遵循良好、安全、潔淨與公平的原則？
- 我的賣方在製作藥方時，能否尊重植物生命？
- 植物是以永續方式採收嗎？採收用於藥材，植物要付出什麼代價？若整株植物必須為藥犧牲，請考慮另尋替代品。

栽培

- 購買的來源，是否能負責任地栽培？請瞭解栽培者與其栽培方式。
- 植物是野生還是成功栽培而成？若植物能輕易在田野生長（如薄荷），即為可再生資源。
- 若植物無法栽培，可以用其它植物代替嗎？

野外採集

- 我能自行永續且負責任地在野外採集（從野外收集）這種植物嗎？我能適量取用，留給植物或環境繼續繁衍的方式嗎？
- 是否有什麼野外採集的方式，能保障植物在野外環境中的生存？
- 我的賣方是否遵循永續的野外採集方式？

自行栽種

自行栽種香草有許多關鍵好處。從菜園摘採趁新鮮使用、認識香草的栽種方式，與確保處理與儲存的品質。

1 由高品質、無化學物質的幼苗或種籽開始種植。

2 於對的季節採收。

根部：春季或秋季，土讓表面已無任何綠意時，才將根部拉起。

葉子：於植物正要開始長出花朵時摘取。

花朵：正要綻放時摘取。

果實：熟成時摘取。

種籽：於種籽穗（seed head）乾燥，但種籽尚未掉落前摘取。取決於不同種籽，但在種子梗完全乾燥前摘下可能會有幫助。收集種籽時，用紙袋包住種籽，再將種子梗倒掛繼續乾燥，紙袋會接住落下的種籽。

3 於對的時間採收。許多時候，若要採收風味最強與最有益的植物，最好於早晨露珠剛蒸發時、與傍晚露珠形成前採收。

4 快速乾燥。香草必須在溫度32°C-43°C、空氣流通與無太陽直射的環境下乾燥。可以是設定乾燥模式的烤箱、食物乾燥機或陰暗的房間。

5 適當儲存。將香草放入玻璃罐儲存以取得最佳保存期限。遠離陽光、溫度多變或潮濕的場合。這樣應該能確保葉子、果實和花保存1-2年；根、莖與種籽維持2-3年。

6 若打算利用香草粉末製作甜蜜療方，最好製作前再磨成粉。可以用咖啡磨豆機或擂缽完成。

香草的來源

若決定購買香草而非自行栽種，務必由高品質農園取得。尋找當地來源的香草，對社區與香草本身的品質都是最好的選擇。話雖如此，當地來源不一定能保證品質良好。所以務必要認識種植的農夫，若其種植或處理香草的方式，無法獲得健康的香草，請另尋來源。網路上有一些很好的來源提供香草大量販售，瀏覽這些供應商，並選擇承諾永續採收與能提供證明文件的賣家，才能確保香草名副其實。

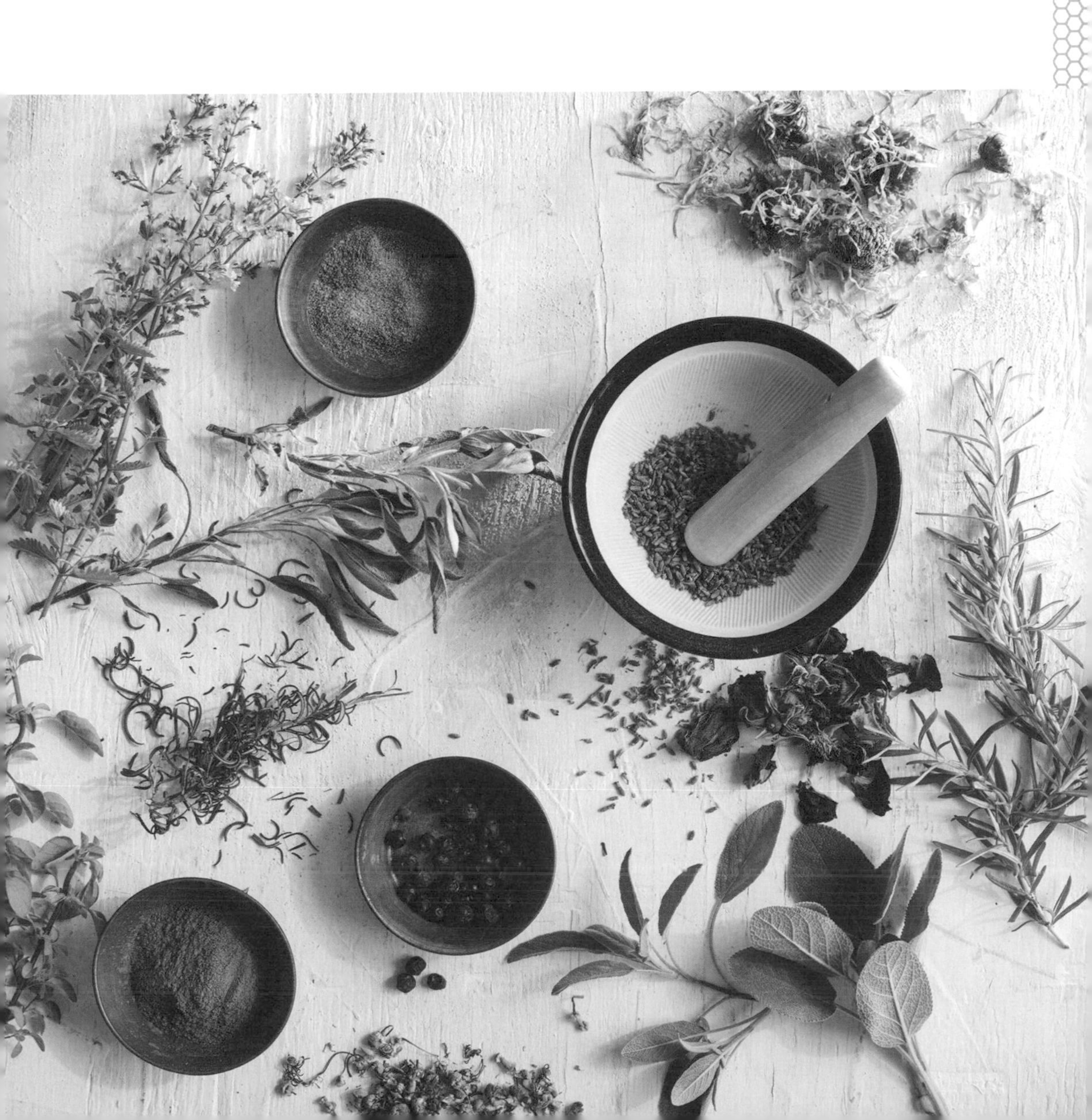

甜蜜療方的香草選擇

許多香草都可以和蜂蜜混合，製成健康的療方，但並非所有香草都能在每一種配方中充分發揮。不同種類的甜蜜療方，需要一些科學知識以挑選正確的植物。

舐劑的香草

滋補香草（用於強身健體，而非特定藥物的香草，可長期每日食用。例如藥蜀葵〔marshmallow〕、洋甘菊和薄荷）很適合製作舐劑（將生蜂蜜與乾燥或新鮮植物性原料混合），因爲若大量食用，也無需擔心「過量」的問題。必須注意的是，若使用功效很強或具有特定用途的香草，需維持一茶匙用量，而非大量塗抹在吐司類的東西食用。

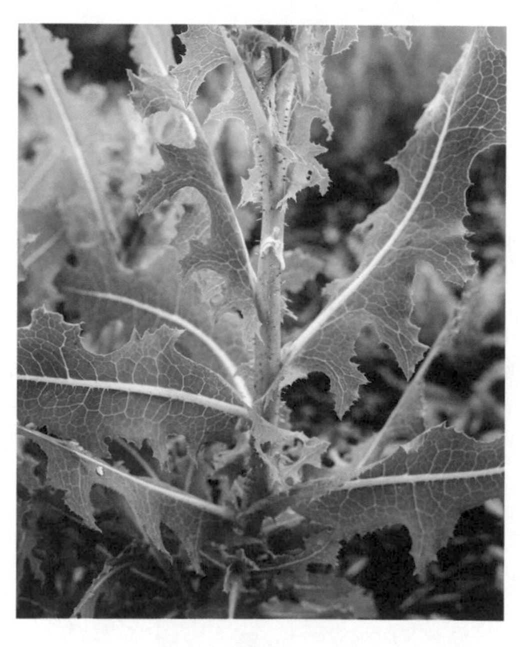

毒萵苣（WILD LETTUCE）

學名：*Lactuca virosa*

使用部位：地表部分，特別是稱作「萵苣鴉片素」（lactucarium）的乳汁

成分：山萵苣素（lactucin）、類黃酮、香豆素（coumarins）

療癒特性：毒萵苣是我最喜歡的止痛劑之一。有些人注意到它有類似罌粟（opium poppy）的鎮靜效果，但不具有消化負擔與成癮問題。毒萵苣亦是治療咳嗽與痙攣的可靠鎮痙劑（antispasmodic），曾被用於緩解睡眠障礙。

適合用於舐劑的原因：山萵苣素是一種微溶於水的化學成分，意味著無法從香草浸漬蜂蜜中有效攝取。因此，直接食用植物的葉子最能獲得想要的化學成分。

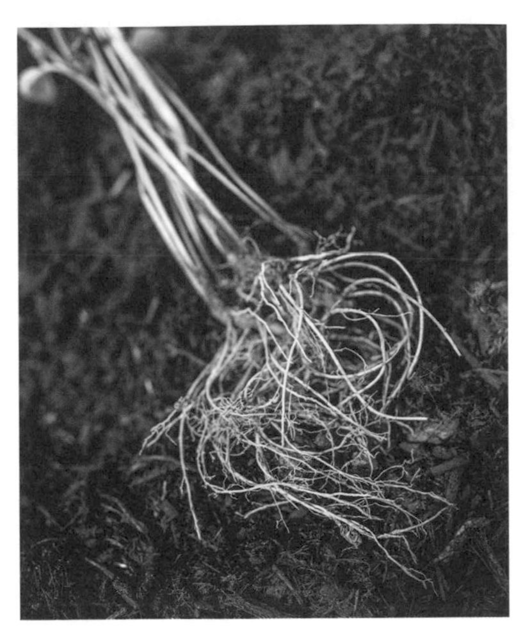

土木香（ELECAMPANE）

學名：*Inula helenium*

使用部位：根

成分：菊糖（Inulin）、揮發油（volatile oil）、鈣、鎂、蛋白質、菸鹼酸（B3）、硫胺素（B1）與鋅

療癒特性：土木香是北美洲原生植物。其根部長久以來被用於治療呼吸系統疾病，包括急性病症如感冒、慢性病症如氣喘。植物內的精油帶有如天然薄荷醇般的強烈味道。

適合用於舐劑的原因：土木香可溶於水與酒精，很適合用於酊劑與浸漬蜂蜜，但成分中的菊糖可能較難處理。菊糖是一種水溶性纖維，舒緩消化道的同時可當作去痰劑（expectorant），鼓勵身體自行咳出附著於呼吸道黏膜的痰。來參加我密集課程的學生，每年都會帶來一款自製的酊劑，用菊糖含量高的植物製成——通常是土木香或蒲公英根。當菊糖被分離，會在酊劑底部形成濃厚白色液體。這種珍貴的原料，因其本身會與酊劑的溶液分離，很難被包含在每次的劑量裡。因此，食用全株香草是較好的方式。

藥丸/藥片的香草

藥丸或藥片，是傳統中醫將蜂蜜與香草混合成麵團質地後，再桿平切成單次劑量的形式。香草的量必須多於蜂蜜才能成型，通常表面會裹上一層粉，如可可粉。

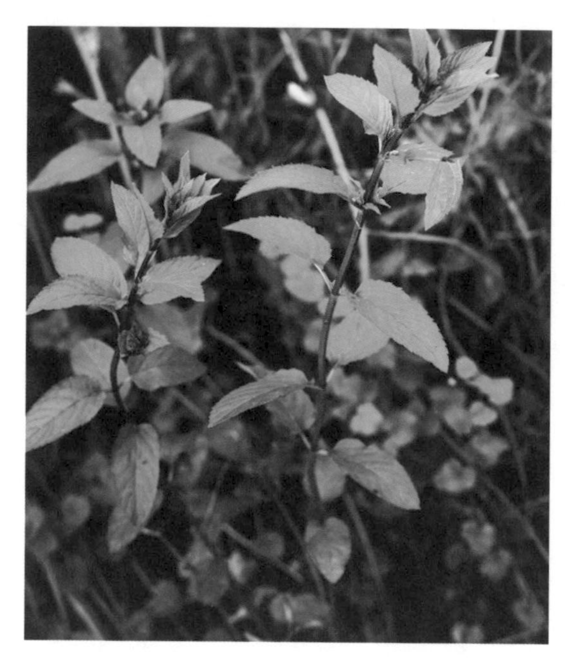

胡椒薄荷（PEPPERMINT）

學名：*Mentha piperita*

使用部位：葉

成分：揮發油、酚酸（phenolic acids）、類黃酮、單寧、鈣、脂肪、鐵、鎂、菸鹼酸（B3）、磷、鉀、蛋白質、核黃素（riboflavin，B2）、硫胺素（B1）與維生素A。

療癒特性：胡椒薄荷是著名的驅風劑（carminative），能鎮定與舒緩腸胃、成功緩解噁心與暈車不適。帶有些微苦味，能刺激消化液適當分泌，亦是一種無咖啡因的興奮劑。在神經系統中，被用於緩解焦慮與頭痛；在呼吸系統，則是治療氣喘的一部分。胡椒薄荷是我們農場裡一款茶的重要成分，可幫助降低高燒。

適合做成藥丸的原因：胡椒薄荷裡的揮發油與脂溶性維生素，在生蜂蜜中無法最佳地被分離。最好的運用形式是直接食用。胡椒薄荷很適合做成藥丸，不但能攝取到全株植物的好處，還能帶來良好的風味。無論是搭配其它香草，或是單以胡椒薄荷為主，都會很美味。

藥蜀葵根（MARSHMALLOW ROOT）

學名：*Althea officinalis*

使用部位：根

成分：黏液（mucilage）、鉻、鎂、硒、鐵與單寧。

療癒特性：藥蜀葵根能緩解發炎組織，並同時鼓勵身體製造黏液與稀釋液體。可加入呼吸、泌尿、消化與神經系統的配方，是我們最喜歡的緩和劑（demulcents，高黏液的香草能舒緩身體組織）之一。藥蜀葵根適合搭配其他香草，本身亦是抗發炎劑與利尿劑（透過腎臟增進身體的排水作用）。

適合做成藥丸的原因：許多草本藥丸的食譜會建議在表層裹上滑榆（slippery elm）。滑榆已瀕臨絕種，但藥蜀葵根是很好的替代物，數量多且容易種植或採集。

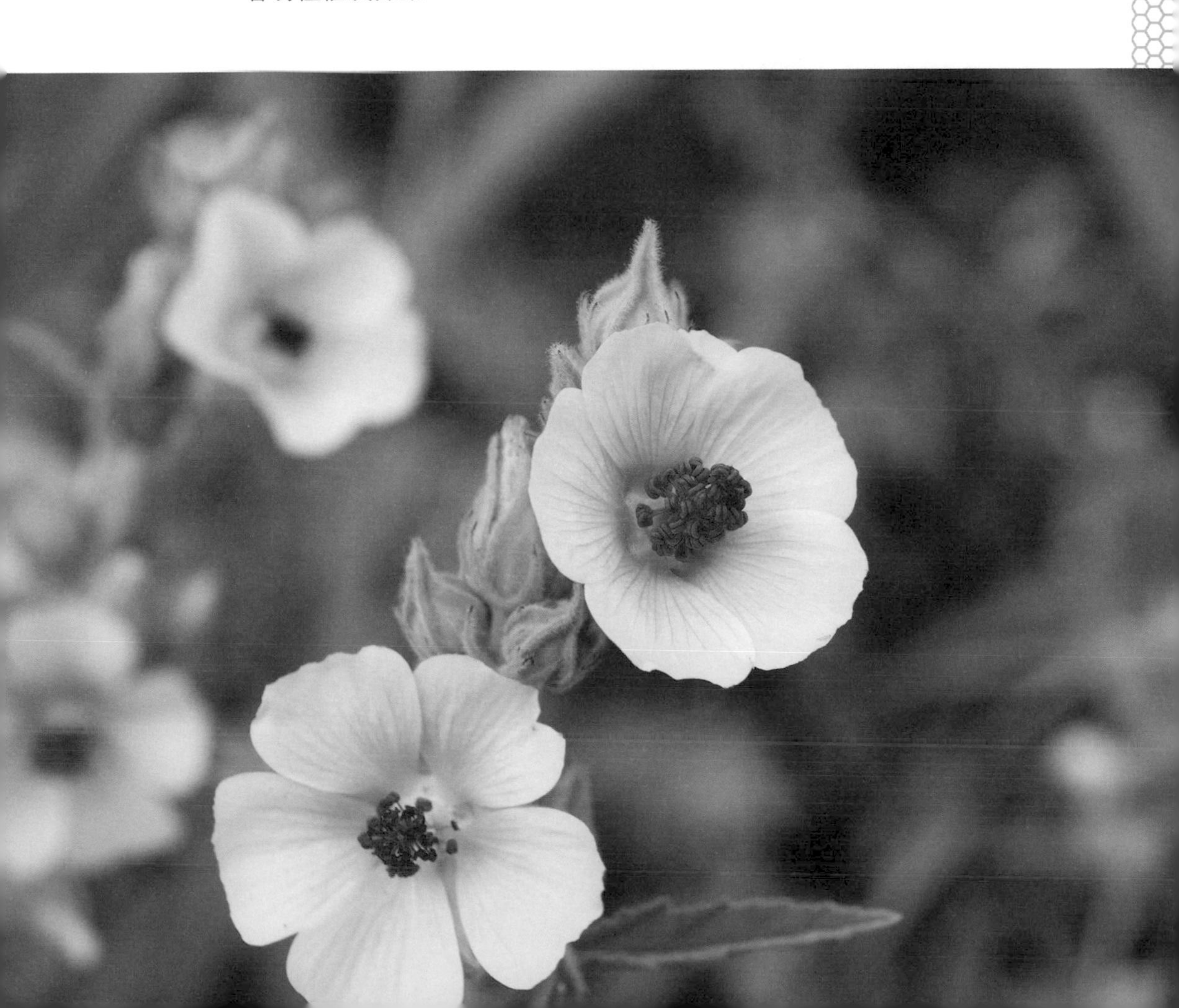

浸漬蜂蜜的香草

浸漬蜂蜜的製作方式類似泡茶。將植物浸入蜂蜜（當然不用加熱），於最後取出，留下帶有風味的蜂蜜。蜂蜜能吸收水溶性維生素B群、維生素C、類黃酮、咖啡因、麩胺基硫（glutathione）、蒜素（allicin，微量）、迷迭香酸（rosmarinic acid，少量）、單寧酸（tannic acid）、苦味物（bitters）與皀素（saponins）。亦可透過螯合作用（chelation）吸收鈣、鐵、鋁、銅、鋅、鉀、鎂與其它金屬元素。

揮發油的一些香味部分，僅能少量溶於蜂蜜。這是因爲其水溶性極低，但加熱會增加可溶性。因此，若想要生的浸漬蜂蜜芳香美味，要置於充滿陽光與溫暖的地方，讓蜂蜜長時間靜置與浸漬。儘管化合物的濃縮程度不如加熱過的浸漬蜂蜜，但成分依然存在，也依舊美味。

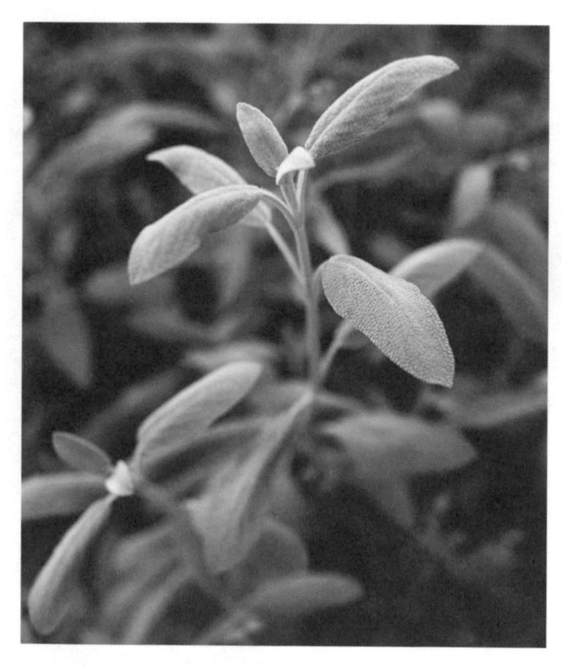

鼠尾草（SAGE）

學名：*Salvia officinalis*

使用部位：葉

成分：揮發油、苦味物、類黃酮、酸、鈣、鎂、鉀、硫胺素（B1）、維生素A與鋅。

療癒特性：鼠尾草對消化系統非常好；可以緩解消化不良，協助身體分解脂肪。其抗菌特質，對於喉嚨痛特別有用。有益於內分泌系統，能幫助起伏不定的更年期階段；對淋巴系統與免疫系統也很好。

適合用於浸漬蜂蜜的原因：鼠尾草的許多有益成分能被快速吸收，因此適合用於浸漬蜂蜜。我的一位朋友是歌劇演員，這款鼠尾草浸漬蜂蜜成了其準備唱歌時最喜愛的後台補品；或是喉嚨痛的時候，可以用來保護聲音。

玫瑰（ROSE）

學名：*Rosa species*

使用部位：花

成分：揮發油、單寧、類黃酮、硫胺素（B1）、核黃素（B2）、吡哆醇（B6）、葉酸（B9）；維生素A、C、D與E；鉀、鎂、鈣、鐵、鋅與鉻。

療癒特性：玫瑰花瓣有收斂作用，亦是一種抗憂鬱劑，很適合治療焦慮症。其具有鎮痙劑與鎮靜劑的特性，對於神經系統很重要。甚至意外地具有放鬆消化系統與生殖系統的能力，能支持子宮收縮不良（uterine tone）。

適合用於浸漬蜂蜜的原因：蜂蜜能吸收玫瑰花瓣中的眾多成分。香氣與風味需要時間與耐心等待，但最終得到的細微玫瑰調性會非常值得。

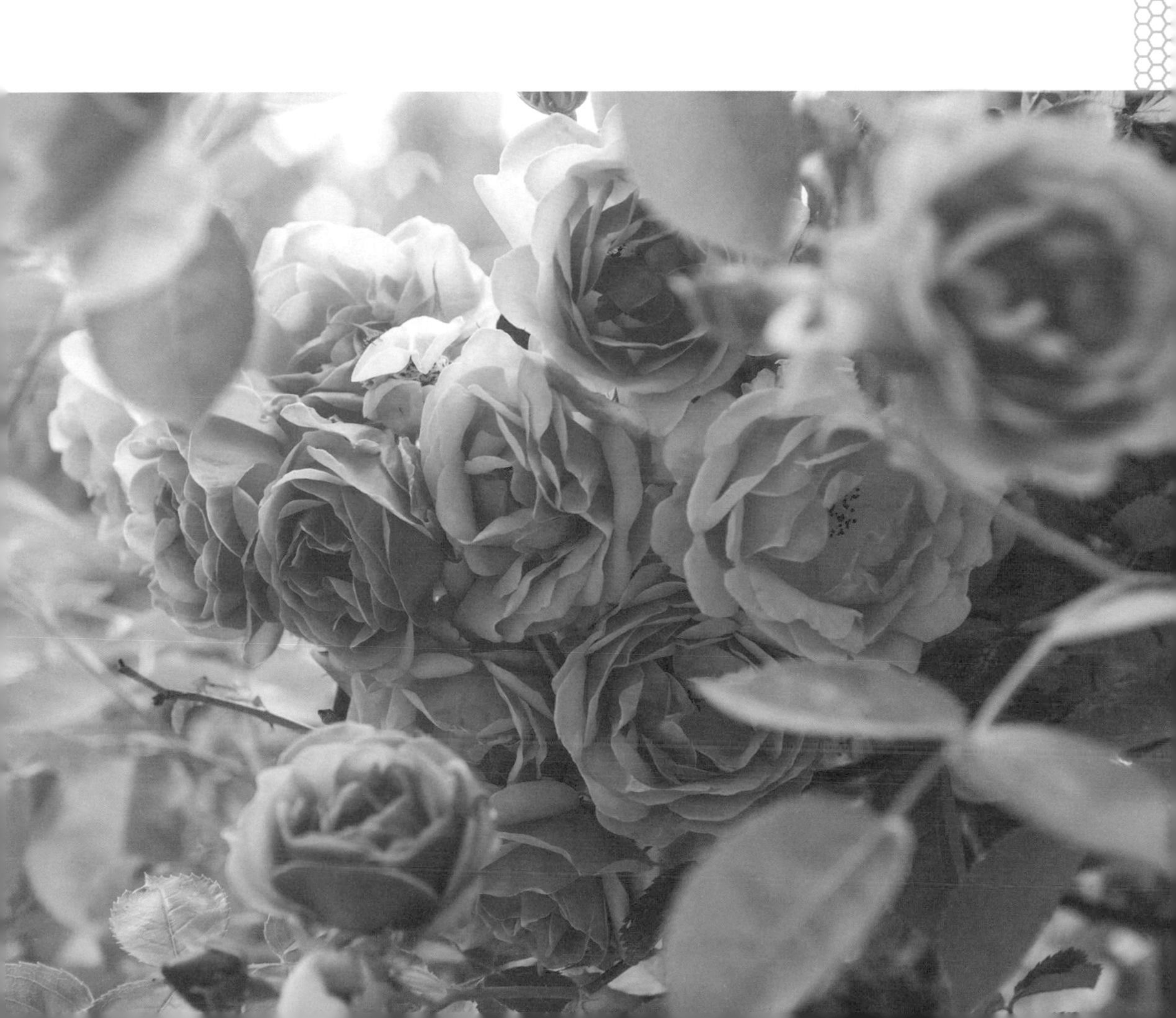

醋蜜的香草

醋蜜混合了蜂蜜、香草與醋，具有療癒的特質。傳統會使用特定的香草製作醋蜜，有些人說是因爲這些香草味道濃郁，需要稍微緩和才能入口。加入醋，成品通常具有收斂與冷卻身體的效果。

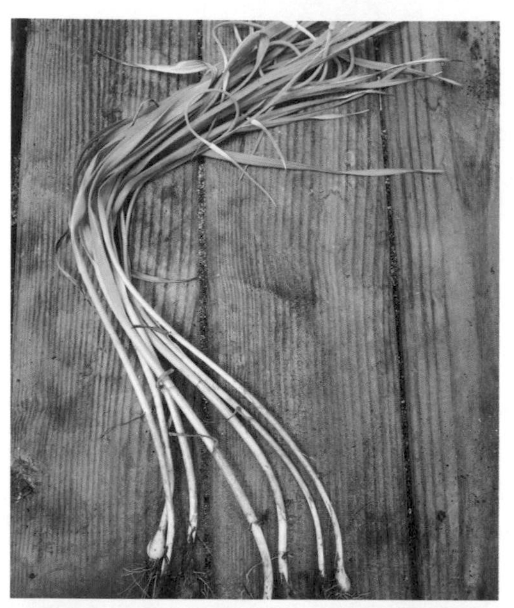

大蒜（GARLIC）

學名：*Allium sativum*

使用部位：球根

成分：鉻、揮發油、磷、蛋白質、硒、硫胺素（B1）、類黃酮、蒜胺酸（alliin）與蒜苷酶（allinase）。

療癒特性：大蒜是天然抗生素，幾乎適用於任何病症。以幫助血液循環系統、治療高血壓與高膽固醇聞名。亦有建議指出，大蒜能幫助平衡消化道內的微生物。

適合用於醋蜜的原因：相較於蜂蜜浸漬，醋的溫潤特性能幫助萃取更多的大蒜成分。大蒜的強烈風味，在醋蜜裡更顯突出。

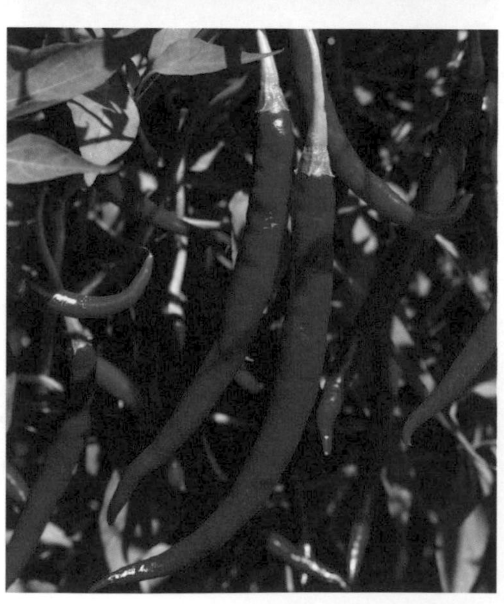

卡宴辣椒（CAYENNE）

學名：*Capsicum annuum*

使用部位：果實

成分：辣椒素（capsaicin）、維生素C、維生素A、硫胺素（B1）、核黃素（B2）、鈣與鎂

療癒特性：卡宴辣椒是一種無咖啡因興奮劑，對於改善消化系統與緩慢的新陳代謝功能特別有益。

在草本健康中，其最為人知的成分應該是辣椒素；以及局部塗抹時，具消炎與緩解關節炎疼痛的能力。卡宴辣椒能當作體內的消炎劑，對心血管系統健康也非常好。

適合用於醋蜜的原因：我喜歡將卡宴辣椒放進醋蜜裡。將醋加熱能幫助我們分離辣椒素，要不然若只泡在蜂蜜裡，分離出來的量非常有限。做成醋蜜，既能得到卡宴辣椒完整的風味與辣度，同時也能攝取所有對健康好的成分。

蜂蜜酊劑的香草

蜂蜜酊劑的製作過程是將香草浸入蜂蜜與酒精。浸泡過後，取出香草，只利用蜂蜜與酒精的部分。蜂蜜酊劑借用酒精之力以收集植物性化合物，否則一般的甜蜜療方，只能透過食用全株植物攝取。

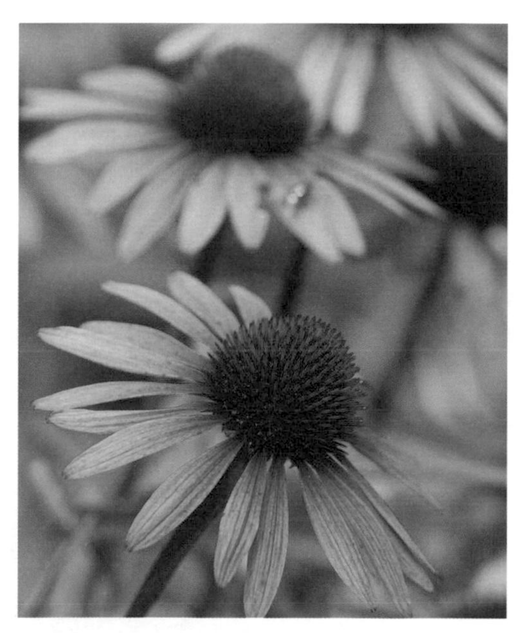

紫花馬蘭菊（ECHINACEA）

學名：*Echinacea species*

使用部位：根、葉和/或花

成分：揮發油、咖啡酸酯（caffeic acid esters）、多醣（polysaccharides）、鈷、鐵、錳、菸鹼酸（B3）、核黃素（B2）、硒、矽、維生素C與鋅。

療癒特性：紫花馬蘭菊大概是草本醫學最著名的植物之一，能支持免疫力，最適合用於處理感染中的情況。視專家而異，紫花紫錐菊（*E. purpurea*）與狹葉紫錐菊（*E. angustifolia*）有些微差異。若可以請盡量使用紫花紫錐菊，因為狹葉紫錐菊比較稀少。紫花馬蘭菊熟知的用途有抗發炎、抗菌、刺激免疫力與支持消化和呼吸道健康。

適合用於酊劑的原因：紫花馬蘭菊是需要透過酒精與水才能製成酊劑的特殊香草之一，因爲對免疫系統很重要的多酚，無法單獨以酒精分離。利用這種雙重方式（酒精與蜂蜜）製作紫花馬蘭菊酊劑，蜂蜜中的水分能幫助分離多酚，酒精則能萃取較難分離的化合物，可說是兩種方式的最佳結合。

香菇（SHITAKE）

學名：*Lentinula edodes*

使用部位：香菇本體

成分：銅、硒、鋅、錳、維生素D與B群。

療癒特性：香菇能抗病毒、抗菌、抗發炎與抗眞菌。研究顯示能有效控制血糖與降低血膽固醇。最重要的是，能提升免疫力，透過類似抗氧化劑的化合物保護我們。

適合用於酊劑的原因：藥用香菇是需要透過酒精與水才能製成藥物的特例之一，因爲對免疫系統很重要的多酚，無法單獨以酒精分離。利用酒精與蜂蜜製作香菇酊劑，能藉由蜂蜜中的水分幫助分離多酚，酒精則能萃取較難分離的化合物，可說是兩種方式的最佳結合。

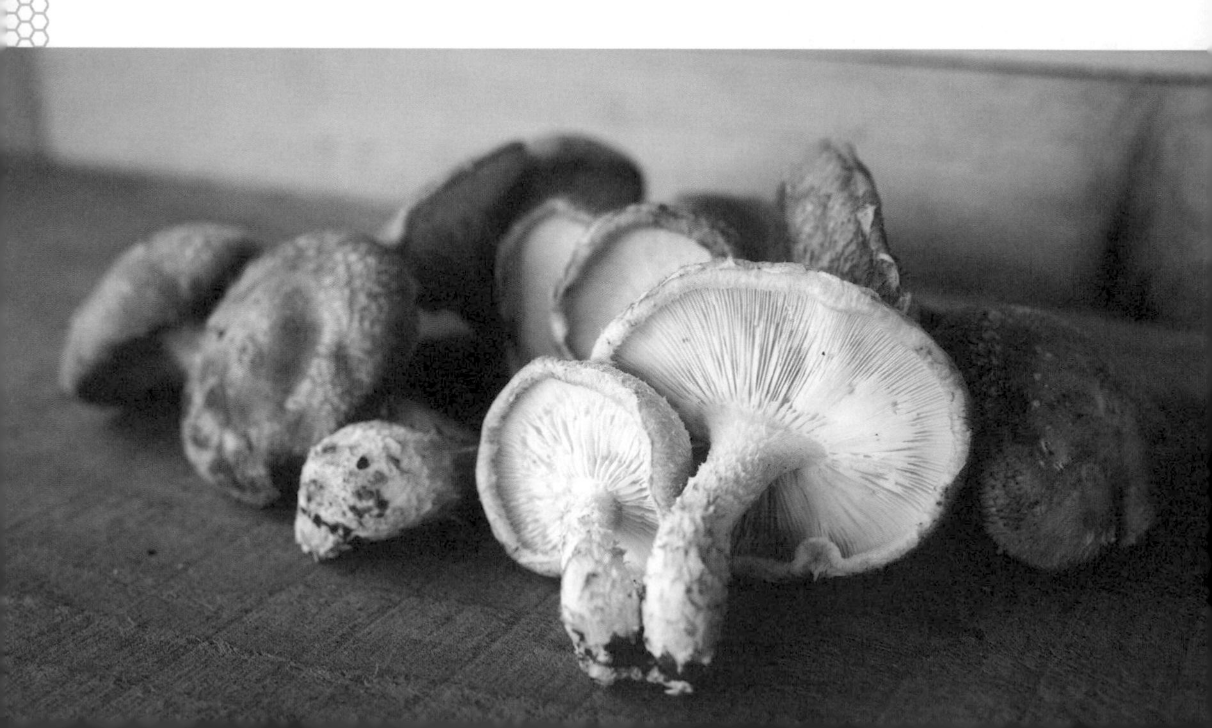

發酵蜂蜜的香草

發酵蜂蜜能藉由蜂蜜中的天然酵母消耗其中的糖分，並產生活酵素（益生菌）與香草帶來的有益物質。幾乎任何想得到的草本蜂蜜都能做成發酵蜂蜜。若選用含天然酵母「叢」的水果或香草，更能促進發酵過程。

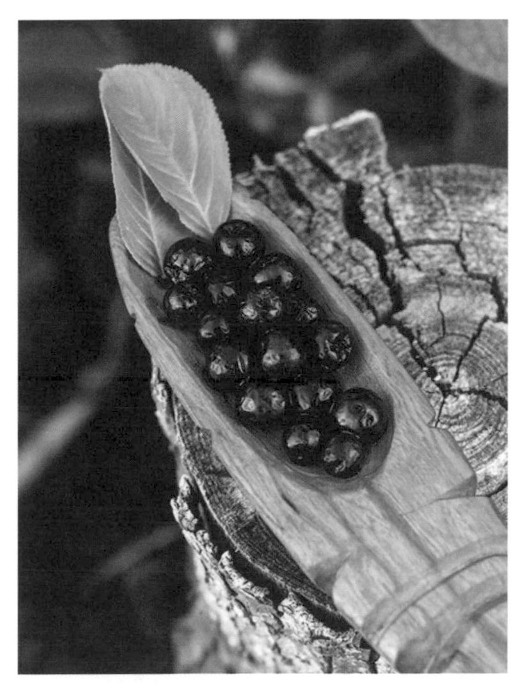

野櫻莓（ARONIA）

學名：*Aronia melanocarpa*

使用部位：果實

成分：維生素A、C、E、K；鈣、鐵、鉀、鋅、錳、花青素、兒茶素與果膠。

療癒特性：野櫻莓是世界上最強大的抗氧化水果之一，有助於支持心血管系統健康。研究顯示，針對心臟病與中風復原及預防都非常有效。對於泌尿道系統特別有益，可當作抗發炎劑，常被用於治療泌尿道感染。

適合用於發酵蜂蜜的原因：野櫻莓是我最喜歡的植物之一。它們不如其它夏季水果甜，要找到合適的媒介不容易。天然含糖發酵飲料能帶來平衡，並保留野櫻莓所提供的天然益處。新鮮摘採的野櫻莓，其酸甜果汁可以加入天然發酵的蘇打水，無疑地適合用於發酵蜂蜜。

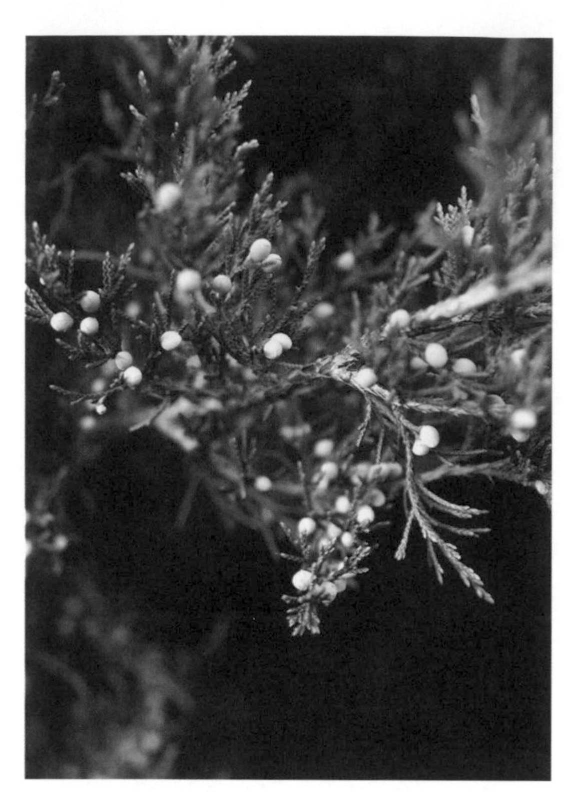

杜松子（JUNIPER BERRY）

學名：*Juniperus communis*

使用部位：果實

成分：揮發油、單寧、類黃酮、樹脂、維生素C、鉻、鈷與蛋白質。

療癒特性：杜松子特別適合用於泌尿道健康，主因是揮發油能刺激腎臟，使水在系統中流動。此利尿特性，爲關節炎、風濕病與泌尿道感染提供了良好的治療方法。這些果實對於消化系統也很重要，能舒緩胃脹氣、使腸道放鬆。

適合用於發酵蜂蜜的原因：杜松子果實上的白色粉叢是天然酵母，因此在歷史上，很常被用於小量製作啤酒與利口酒。基於同樣的原因，也很適合用於發酵蜂蜜。

用比例測量

草本配方中，用比例當作測量方式是一種簡單又有彈性的方式，能輕鬆享受草本生活。「用比例測量」意味著依食材的比例調配，所以必須統一單位。以體積爲單位，可用茶匙、湯匙或量杯測量；亦可用重量如盎司、磅、公克或公斤等爲單位。用比例測量的美好之處在於，配方的增減端看個人的需求而定。無論選擇用什麼測量單位，此單位就是一「份」。舉例來說，「小蜜蜂安定蜂蜜抹醬」的食譜需要3份檸檬薄荷粉（lemon balm powder）、1份加州罌粟粉（California poppy powder）、1份貓薄荷粉（catnip powder）與1份西番蓮粉（passionflower powder）。若選擇的測量單位是一杯，即是3杯檸檬薄荷粉、1杯加州罌粟粉、1杯貓薄荷粉與1杯西番蓮粉。

若只是想要調配一個馬克杯的茶，你可能會以茶匙或盎司爲單位；若想要大批製作慢慢使用，則可能選擇量杯或磅作爲單位。最重要的是，要確保測量單位相同，食譜的比例才會正確。

粉末與全株香草

有人說香草粉末不如全株植物容易保存。然而，若是放入蜂蜜，香草粉末甚至能保存得比全株植物還要好。無論是使用擂缽（**Suribachi**）或咖啡豆研磨機，依需求將香草磨成粉末，並立刻放入蜂蜜，便能發揮植物的最大效益。

工具

我們的農場裡有一些不可或缺的工具。我們主張一切從簡，並視需求回收利用廚房現有的工具。製作藥方不會比儲放蔬果來得更複雜。

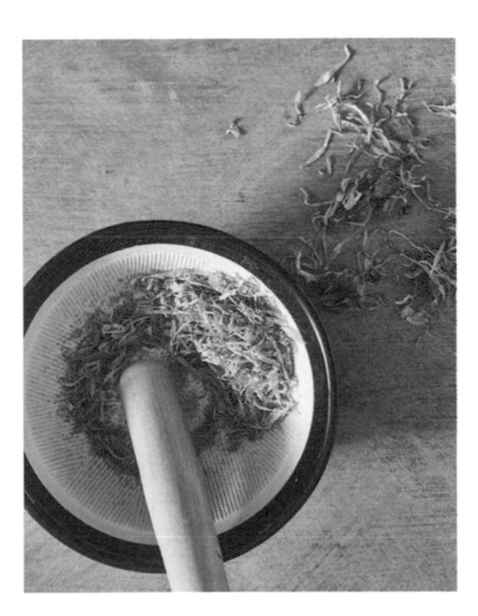

擂缽

擂缽是一種日式杵臼。我偏好用擂缽而非一般杵臼，是因爲其內部的刻痕，能輕易將香草與種籽研磨成粉。

咖啡豆研磨機

有時候要研磨少量香草時，咖啡豆研磨機就和其他所有工具一樣好用。記得準備一台香草專用的研磨機，不要與平時早上磨咖啡豆的機器混用，除非你想要下一杯咖啡充滿驚喜的怪異風味。

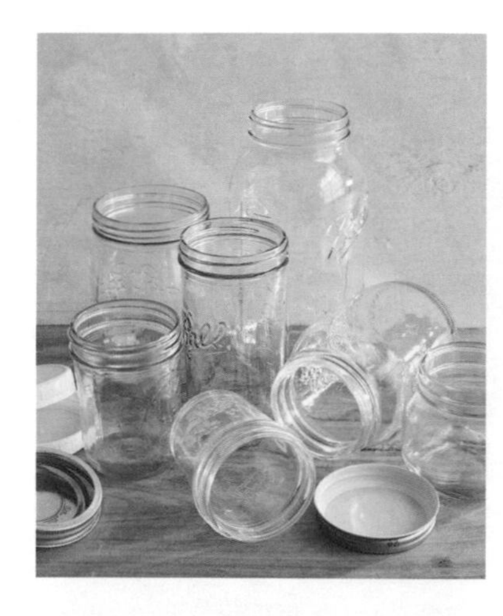

玻璃罐

隨手備有不同大小的玻璃罐是個聰明的作法，這樣便能彈性地調整製作份量。相較於一般開口的瓶子，我比較喜歡寬口瓶，因爲能輕易將工具與手伸入瓶內。

塑膠蓋子

這些蓋子對於浸漬或儲存任何含有醋的甜蜜療方非常重要。醋會侵蝕鐵製瓶蓋，所以必須使用塑膠材質！

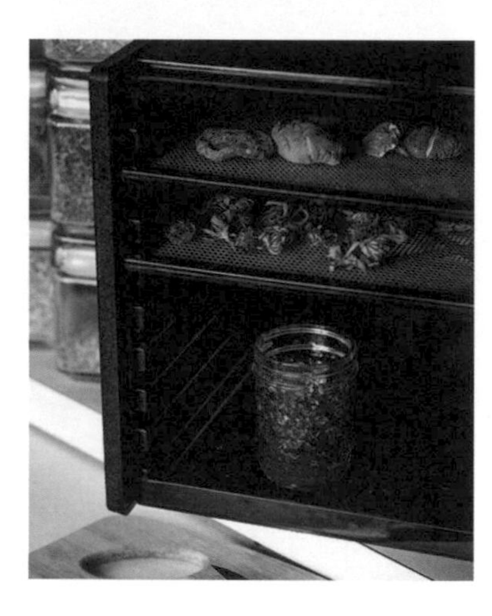

食物乾燥機

產品出產的歷史越久，我們便有越多時間能想出新的技術。我曾經造了一個沙坑用來保溫浸漬蜂蜜與油，但發現太陽和沙子的組合實在太燙了。最近，若要快速製作浸漬蜂蜜，我最喜歡的方式是用食物乾燥機。截至裝瓶的步驟都一樣，但最後要放入食物乾燥機，而非戶外的太陽下。我將內部的層架取出，溫度設定35˚C（這是機器設定的乾燥香草功能）。這種採取捷徑設定的溫度，是爲了保溫但不會破壞蜂蜜，因爲一般蜂窩內部的溫度便是35˚C 。相較於傳統4-6週的製程，這個過程只需約1週。儘管緩慢培養的風味可能會更深沈與濃郁，但短時間完成的浸漬蜂蜜仍然美味又方便。這個方法很適合冬天，因爲冬天將浸漬蜂蜜放在戶外，只會得到一大塊冷凍蜂蜜。

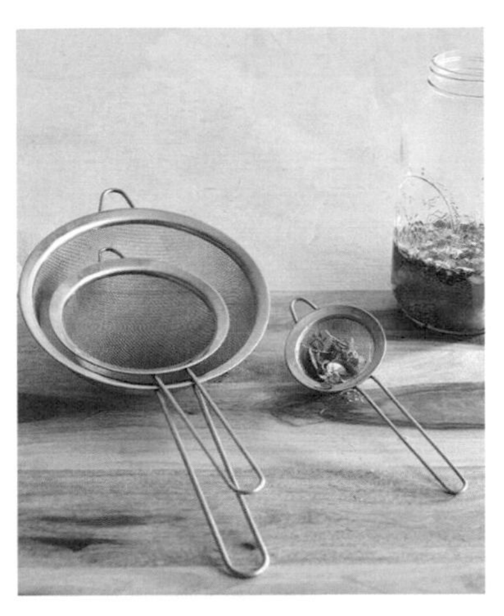

細篩網

許多香草磨成粉狀時會結塊。這不是因爲受潮，也無需擔心，只是香草內含的油脂造成。若要做出最好的香草抹醬，需先將粉末過篩再拌入蜂蜜，如同烘焙時需要將麵粉過篩一樣。

折射計（Refractometer）

製作蜂蜜抹醬不需要使用這個工具，但若想確保浸漬蜂蜜能穩定保存，有這個工具會很方便。

如何判讀折射計

你可以買一個蜂蜜專用的昂貴電子折射計，或使用簡單的糖度計（**Brix meter**），差別只有方便程度。電子蜂蜜折射計可以測量蜂蜜的含水量；糖度計能測量蜂蜜中糖的百分比，用 **100** 減去此數值即為含水量。

無論是哪一種工具，都只需要一滴蜂蜜進行測量。折射計能簡單確認浸漬蜂蜜的最終品質，若想要製造大於家用需求的產量，會是值得的投資。採集測量樣本前，務必將浸漬蜂蜜徹底拌勻，並且測試至少 **3** 次，取其平均值：

- 含水量介於 **0-16%**：蜂蜜呈結晶狀態。
- 含水量介於 **16-18%**：蜂蜜呈完美的平衡狀態，能穩定儲存。
- 含水量等於或大於 **18%**：蜂蜜有發酵的風險。
  若希望調整這個情況，可以加入更多蜂蜜以平衡含水量，或是將成品冷藏。

如何將香草乾燥與製成粉末

香草應該置於溫度32°C–43°C、通風良好且無太陽直射的地方乾燥。可以使用食物乾燥機或風乾的方式。視天氣、氣候與季節而異，每種香草需要的乾燥時間會些許不同，只能自行判斷最適合的時機。

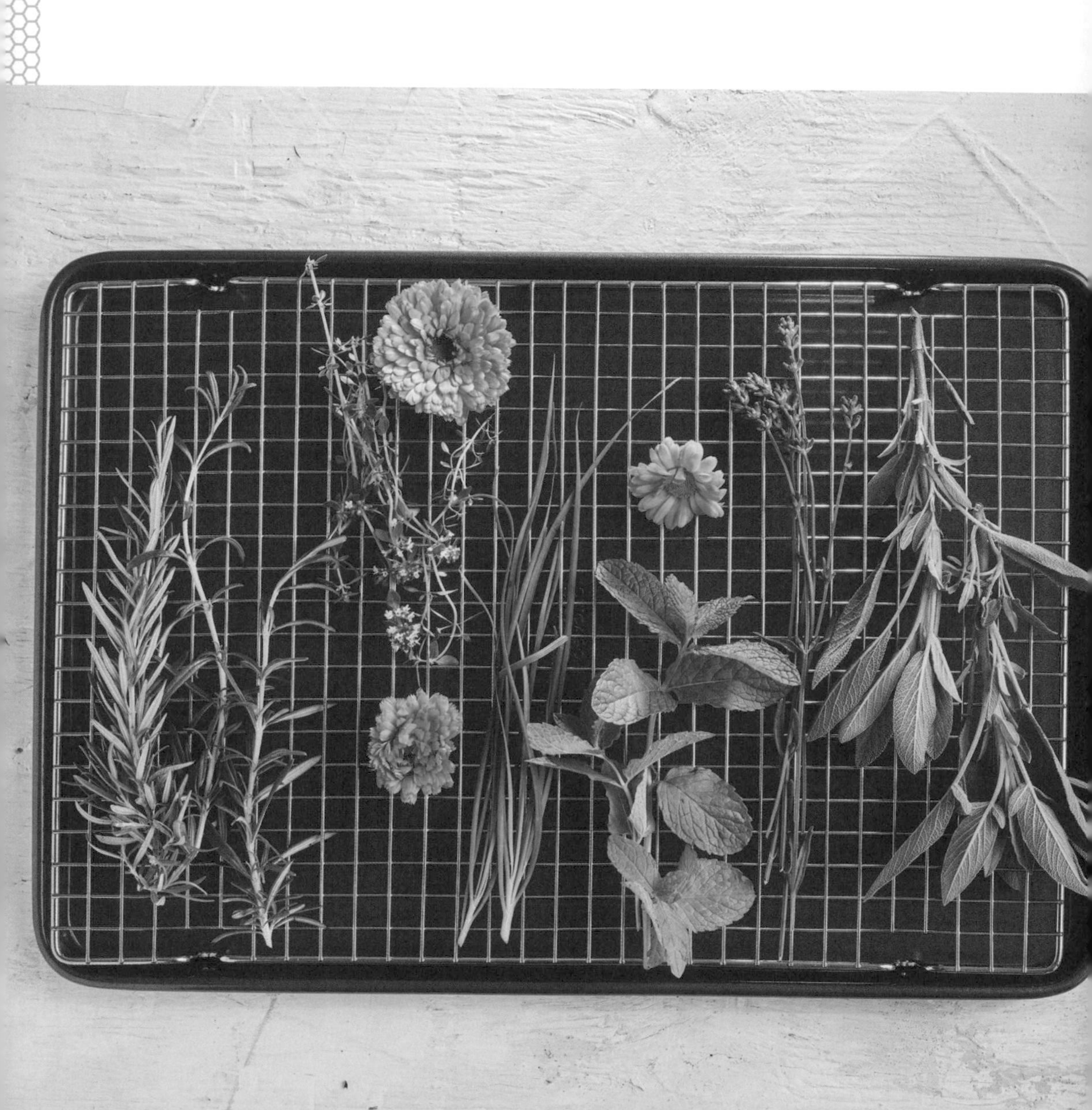

將烤箱設定成「乾燥」模式或調至最低溫，亦可將香草烘乾。將香草鋪在網架上，放入帶邊烤盤，烤成乾燥易碎的狀態，通常需要1-1½小時。

若食譜需要香草粉末，最好於使用之前，再放入咖啡豆研磨機或擂缽磨成粉狀。

使用烤箱烘乾香草的前後對照圖。將烤箱調至最低溫，烘烤約1小時，或至香草變得易碎。

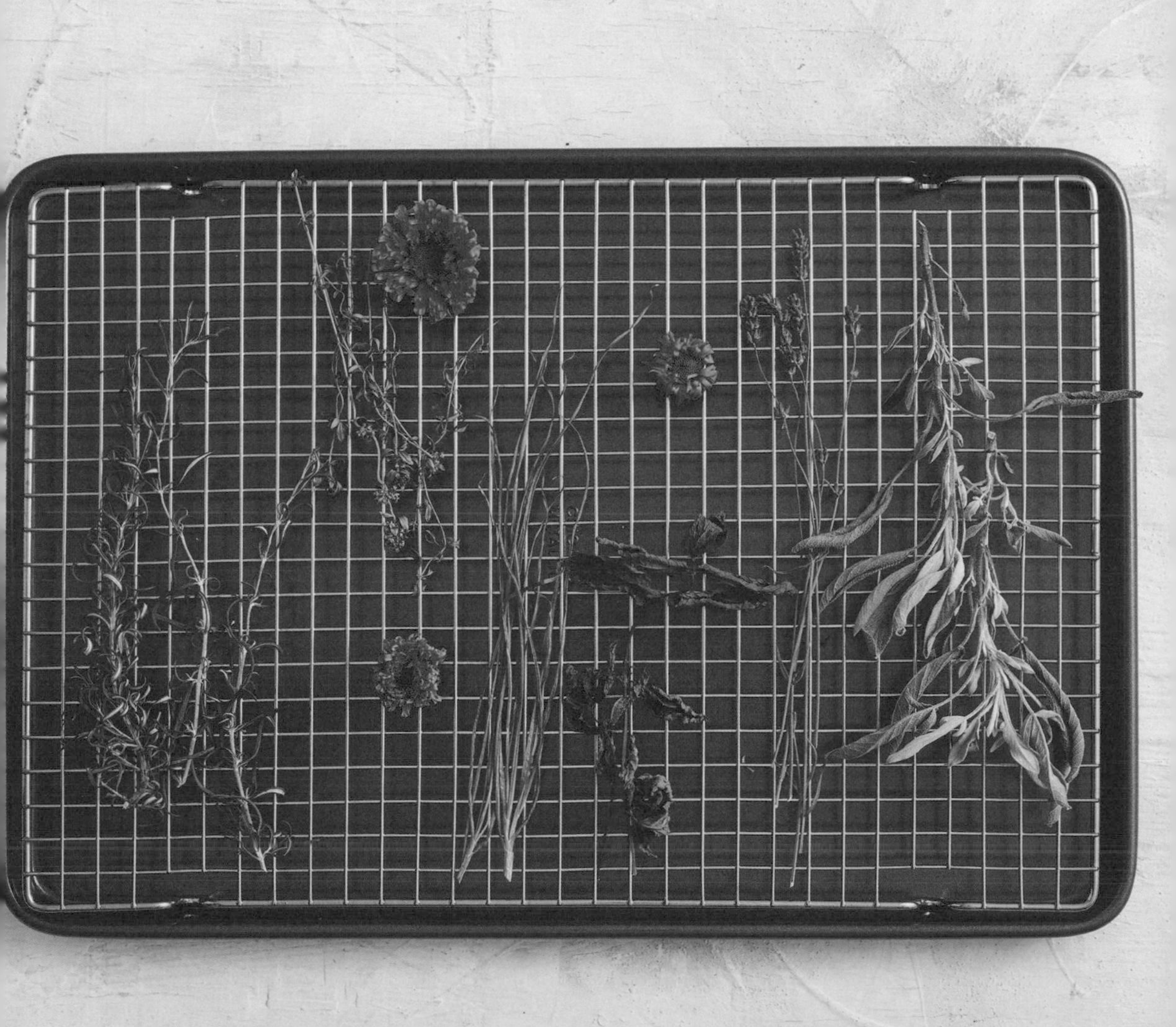

如何製作舐劑或蜂蜜抹醬

如今似乎每個人都聽聞將蜂蜜與肉桂混合的好處。許多養蜂人販賣此產品是出於顧客需求。好似一夕之間，歷史悠久的蜂蜜與這項「新」產品又回到主流市場，但它不過只是一種舐劑。我們的農園對於這種舐劑非常熟悉，因爲過去長年自製了各種配方。

最簡單來說，我們稱作蜂蜜抹醬的舐劑，就是蜂蜜與香草的混合物。當然，若只需要知道如何攪拌就能完成，這本書將會非常簡短！挑選適合搭配的香草與蜂蜜是一項技藝，這部分會需要練習。

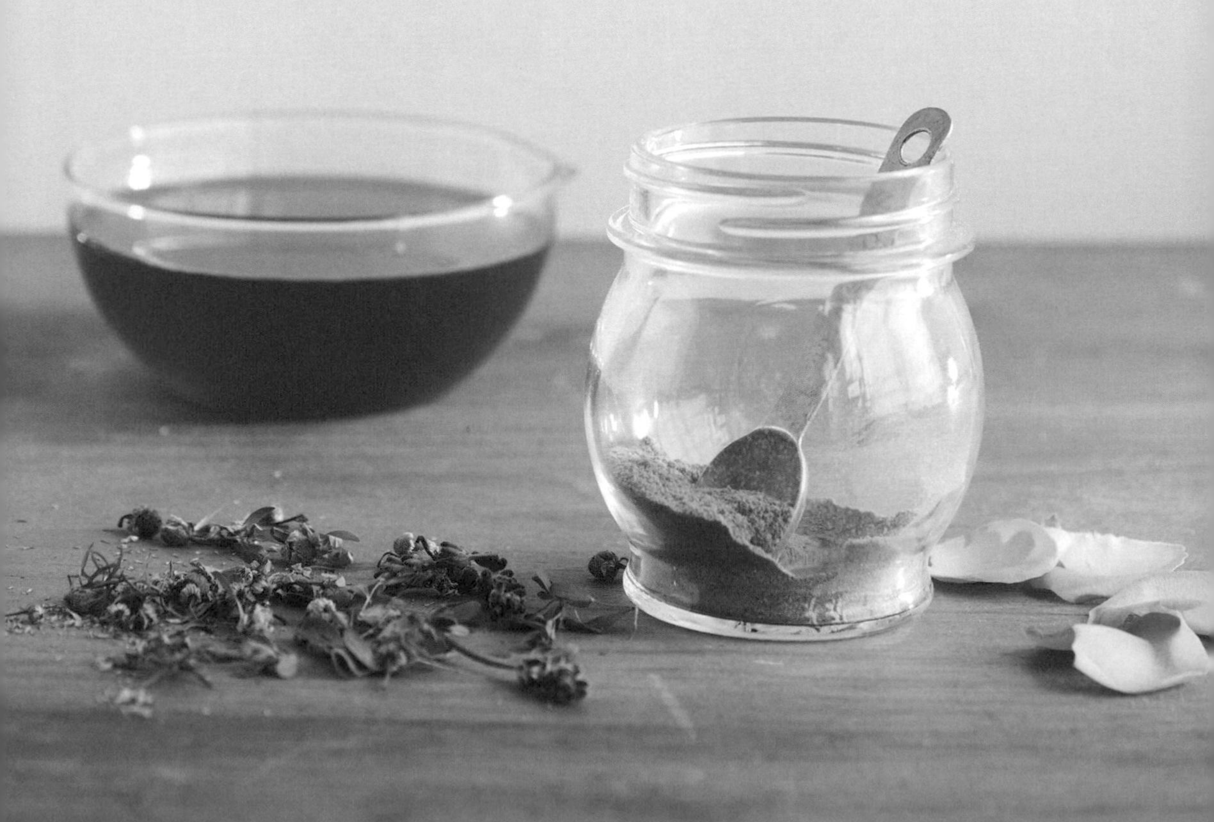

1 從製作粉末配方開始。可以簡單使用一種香草或是複雜的組合，如書中提供的配方或是自行搭配。

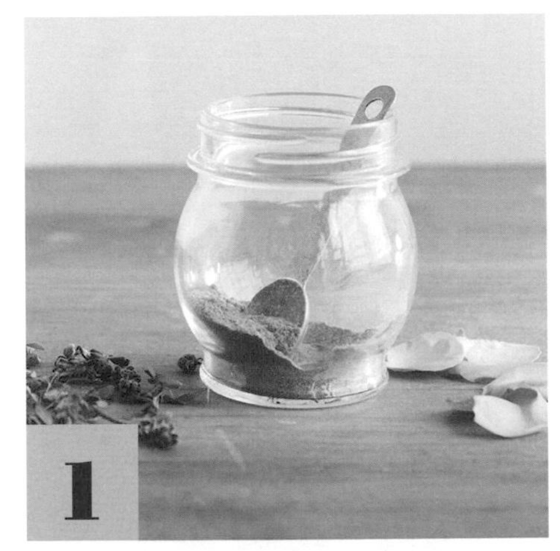

2 於碗中倒入需要的蜂蜜量。書中多數的食譜需要約 1 杯蜂蜜。

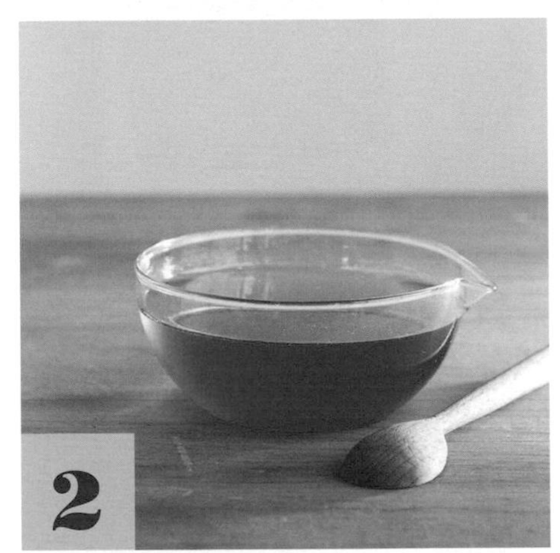

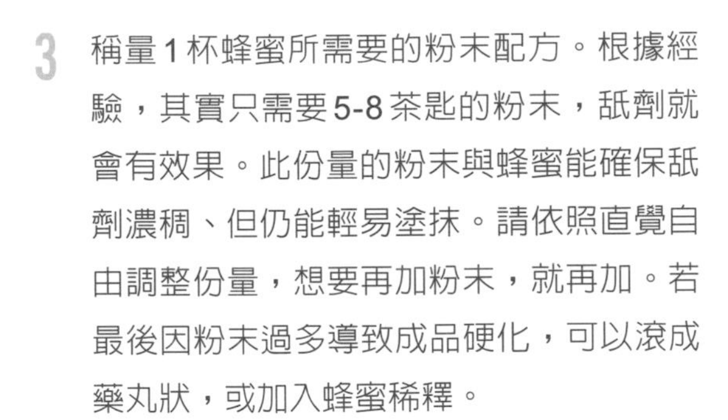

3 稱量 1 杯蜂蜜所需要的粉末配方。根據經驗，其實只需要 5-8 茶匙的粉末，舐劑就會有效果。此份量的粉末與蜂蜜能確保舐劑濃稠、但仍能輕易塗抹。請依照直覺自由調整份量，想要再加粉末，就再加。若最後因粉末過多導致成品硬化，可以滾成藥丸狀，或加入蜂蜜稀釋。

備註：我看過一些體質特別敏感的人，因為許多香草的功效被蜂蜜放大，而產生快速又驚人的反應。配方的效果過當也不是好事！許多時候，滋補香草應該要緩慢而穩定地發揮作用，不應該突然產生劇烈的效果，否則會感到不適。若有類似情況，可於抹醬中多加一些蜂蜜稀釋，或是每次攝取 ½ 茶匙，而非 1 茶匙。

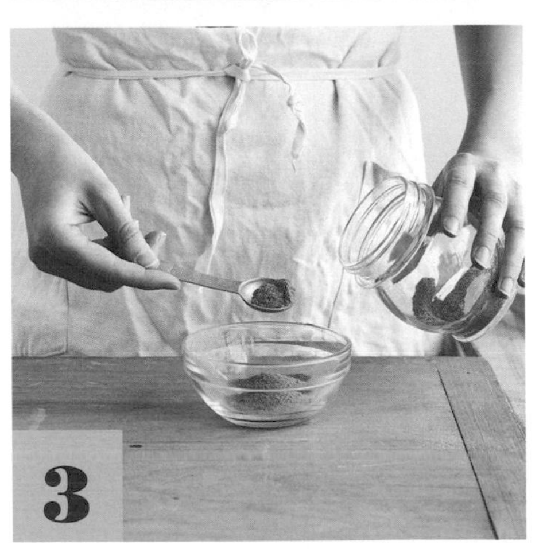

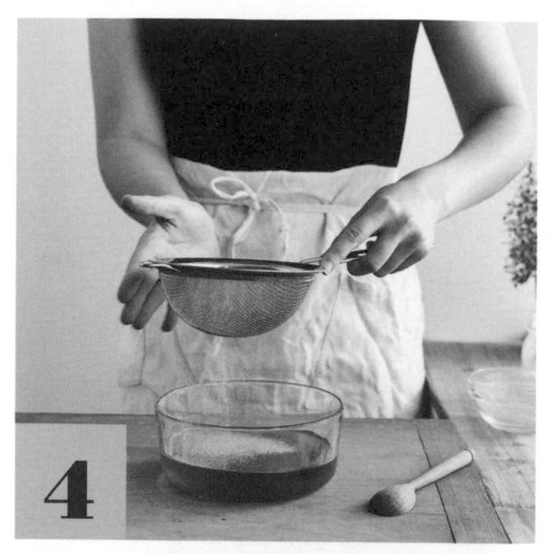

4 將粉狀材料過篩，拌入裝有蜂蜜的碗裡。此步驟非必須，但能使材料更容易混合。香草磨成粉後，經常在儲存過程中結塊。在加入蜂蜜之前，若沒有將其分散，則需要花更多時間才能徹底浸入蜂蜜。

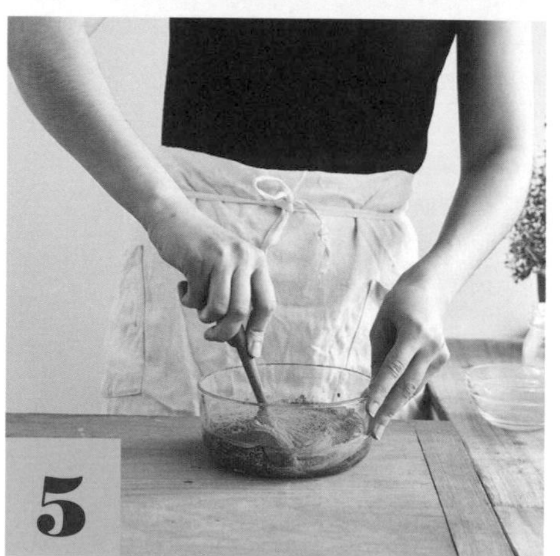

5 用湯匙將全部食材徹底混合。接著拌入任何想要的食材，如新鮮香草、水果、油或其它好東西。

備註：若舐劑中含有任何新鮮食材，接下來的步驟都需要冷藏。

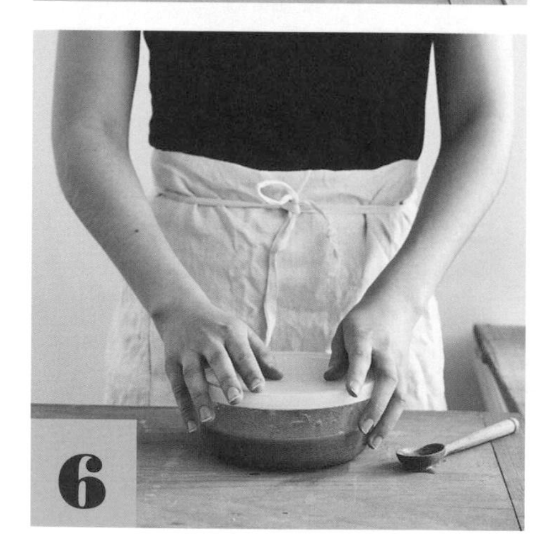

6 將碗蓋上，靜置至少24小時。若需要，可以馬上食用；但若能給予蜂蜜與香草一段時間融合，風味與口感都會更好。使用舐劑前要攪拌一下，起初香草容易往上堆積，直到完全飽和為止，所以食用前最好再次攪拌。

7 將完成的舐劑放入有蓋的容器儲存，避免汙染或水分蒸發。若舐劑中有加入液體或任何新鮮食材，務必以冷藏保存，並於2-3個月內食用完畢。只加入乾燥粉末，舐劑便能穩定地無限期保存。

舐劑可用1茶匙當作服用劑量，亦或加入其它食物享用。

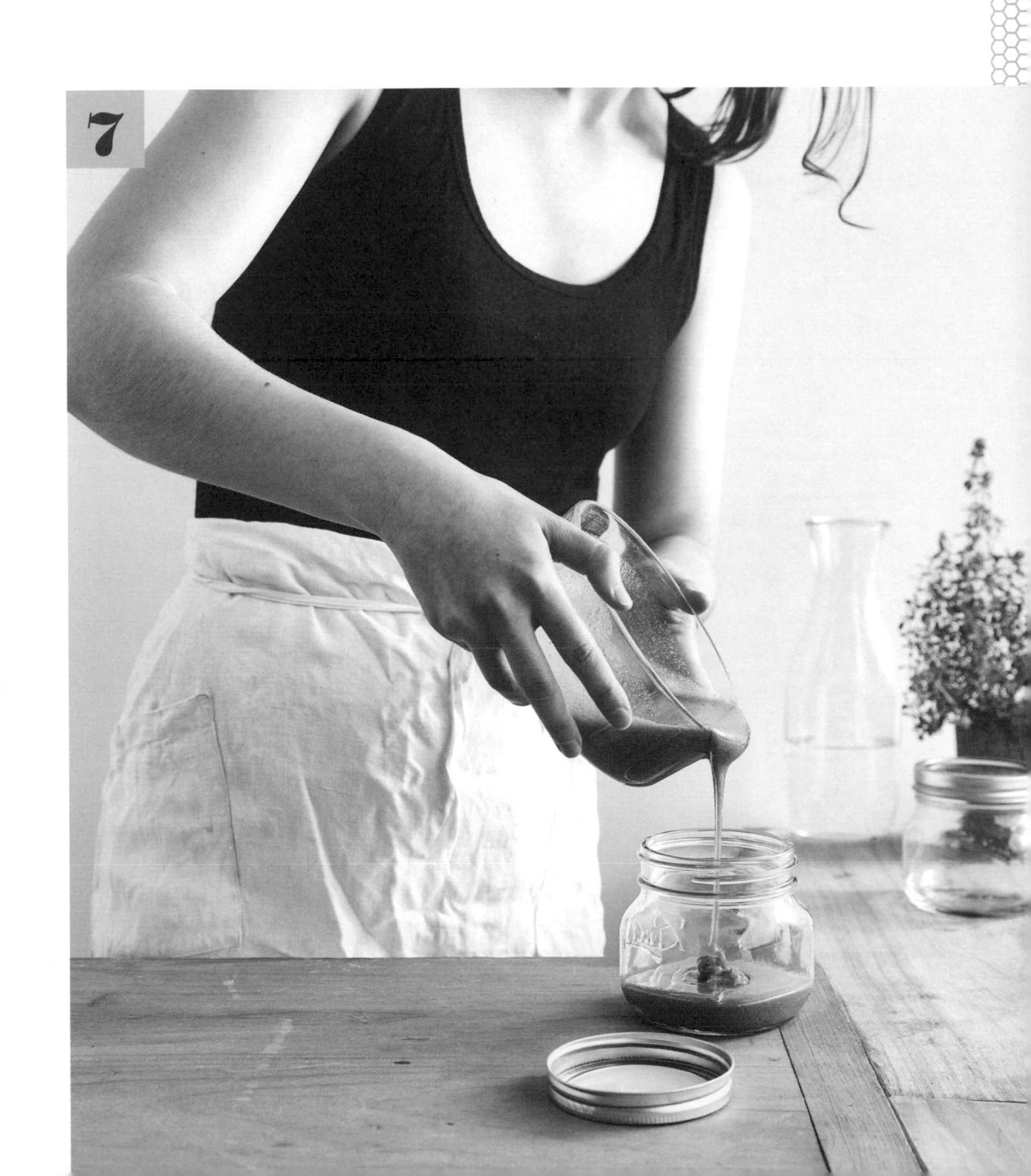

如何製作香草浸漬蜂蜜

起初開始製作浸漬蜂蜜時，我的靈感來自於民俗療方中的酊劑（藥酒）。我認爲將香草浸入蜂蜜，應該和浸入酒或醋是相同的原理。蜂蜜具親水性（hydrophilic），意味著它很喜歡水。作爲一種媒介，蜂蜜能吸收香草內的水溶性成分，形成一種浸漬蜂蜜。

你會看到其他方法使用平底鍋與瓦斯爐加熱、或是加入精油與調味料，但我不建議這麼做。用我們的方式製作香草浸漬蜂蜜需要一點耐心，但努力將化爲更健康與美味的成果。

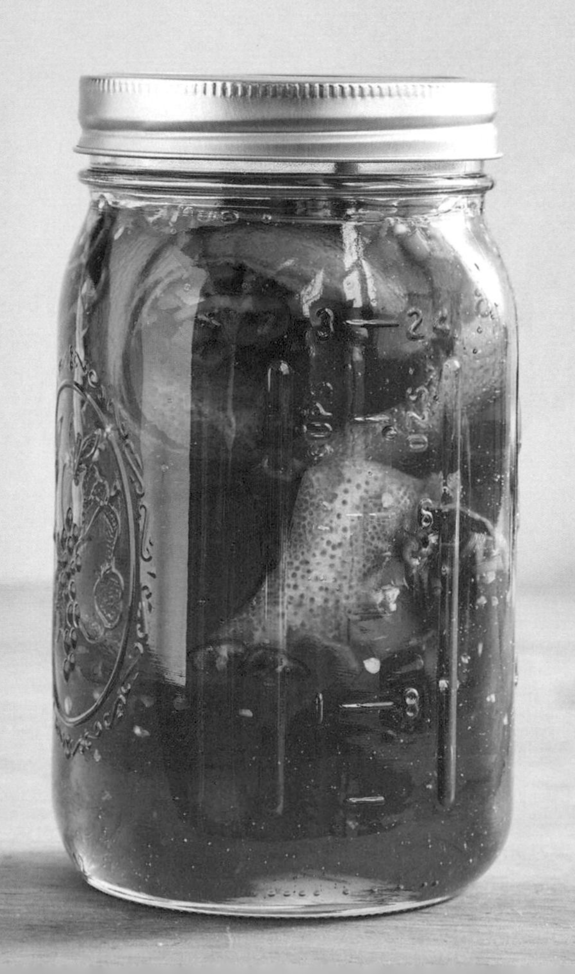

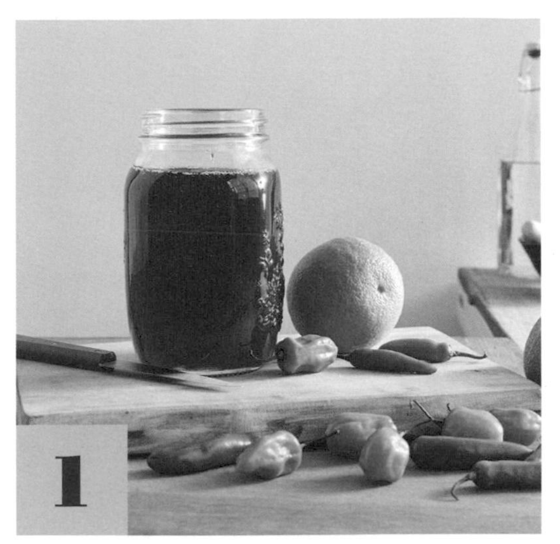

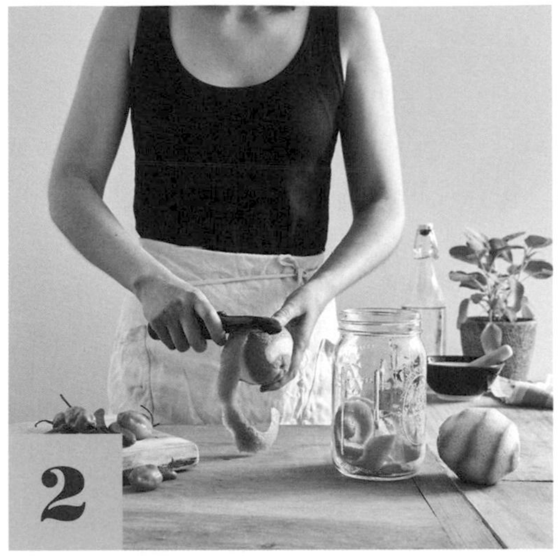

1 收集一大把新鮮植物。製作最美味的浸漬蜂蜜，要選用香氣特別濃郁和/或味道特別強烈的植物。味道與香氣越強烈，植物便可能含有越高濃度的揮發油。然而請記得，並非風味強烈的蜂蜜才是有益的。你可能會選擇浸漬揮發油不多、但營養價值高的植物。請選擇具有水溶性成分的植物，才能被蜂蜜吸收！

2 若使用葉子、根、無果肉果實或蔬菜，請先置於砧板上切碎，靜置在無陽光直射的地方，使其自然凋萎。這個過程通常需要幾個小時，而成品會看起來好像少了三分之二的水分。這個步驟很重要，否則將過多水分加入蜂蜜，可能會發酵。若沒有加入任何帶有果肉的水果或蔬菜，請跳至步驟3。

柑橘類果皮不需經過乾燥與凋萎的過程，也不會造成浸漬蜂蜜要以冷藏保存。柑橘內的揮發油消散得很快，刨皮後最好立即使用。

若使用有果肉的水果或蔬菜，將其切成小塊，直接放入玻璃罐。這款蜂蜜須於冷藏內浸漬與保存。此外，於冷藏環境浸漬蜂蜜，經常需要更多時間。

加入任何乾性食材（肉桂、巧克力和其他）。

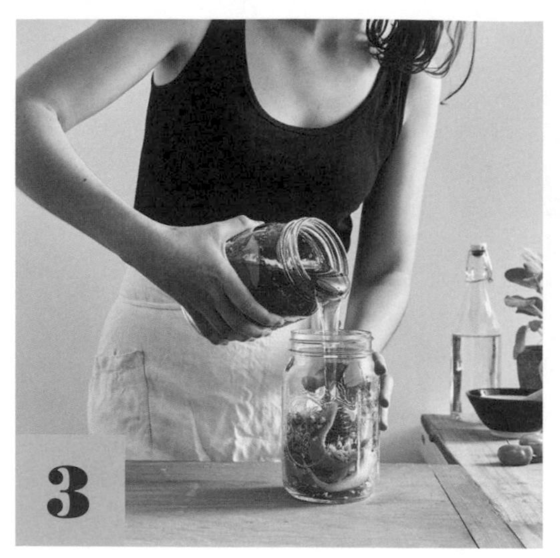

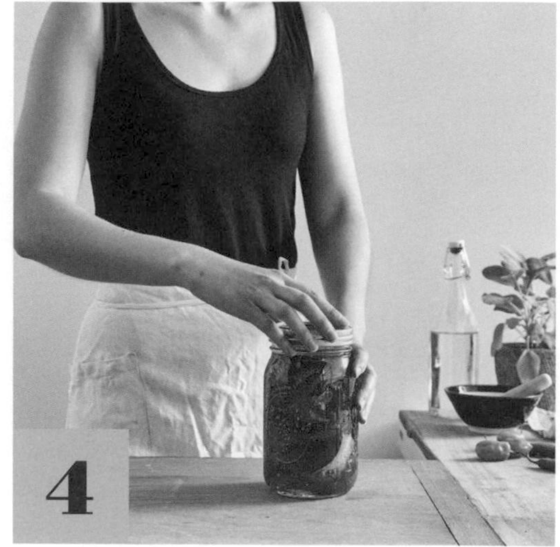

3 本書的食譜，將做出約1公升的浸漬蜂蜜。請依個人喜好自行調整份量。無論如何，此時要將選好的植物放入瓶內。將這些植物放入瓶中至約三分之一處。

倒入蜂蜜以覆蓋內部的植物，至接近瓶蓋旋轉處。於平坦表面輕敲瓶底，使氣泡釋放。等待幾分鐘，讓食材重新歸位。有時候，當食材沉澱會需要再添加蜂蜜至原先的位置。

4 拴緊瓶蓋並標示製造日期。若此款浸漬蜂蜜不需以冷藏保存，將瓶子置於陽光下、或放入食物乾燥機，將溫度設至35°C。

備註：使用食物乾燥機可能會縮短浸漬時間。

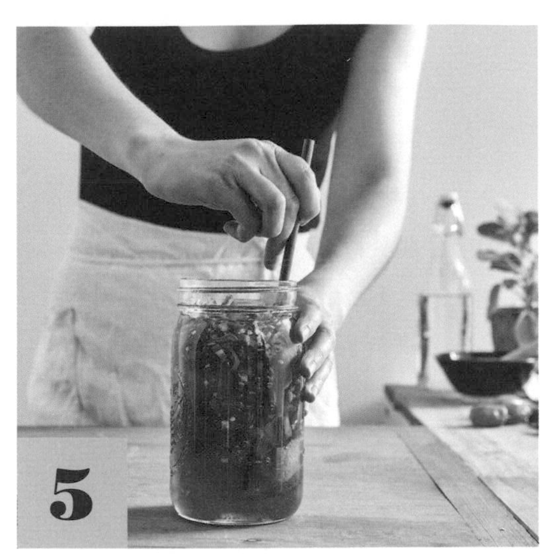

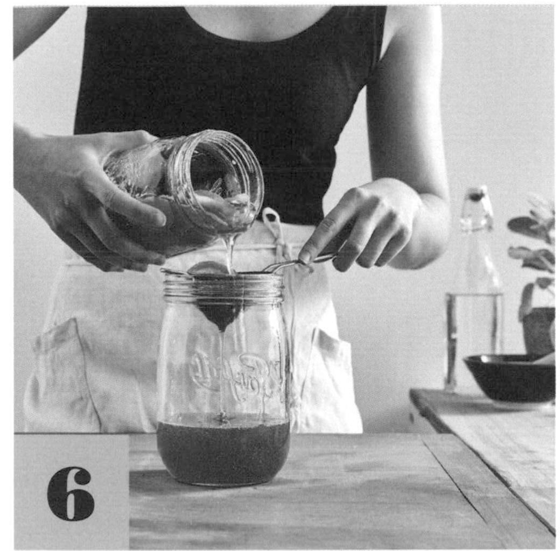

5 攪拌！當浸漬蜂蜜靜置一段時間後（緩慢的方式約1週；快速的乾燥機只需要幾天），要記得攪拌並嚐試味道。我都是用筷子攪拌，因為能輕鬆伸入瓶底。使用什麼工具不要緊，但浸漬的過程要經常攪拌（每4-5日），這樣也有藉口試吃。若你的首要訴求是風味，當味道滿意即可停止（通常約1-4週）。若想要更具療效的特性，至少要浸漬3-4週。

6 將香草瀝出，檢視剩下的蜂蜜。若有折射計，此時是使用的好時機。蜂蜜的含水量若低於18%，就能無限期存放於櫃子。若蜂蜜中加了太多水，除非放入冷藏，否則混合物會繼續改變。此時有可能會發霉，但更可能會開始發酵。只要放入冷藏，浸漬蜂蜜應於2-3個月內食用完畢。

如何製作醋蜜

簡單來說，醋蜜就是蜂蜜與醋的混合物。歷史上，這個組合經常被當作媒介，傳遞風味不佳、難以單獨食用的香草。醋蜜（oxymel）來自拉丁文 *oxymeli*，意思是「酸與蜂蜜」。蘋果醋是大家熟知用於製作醋蜜的原料，但還有許多實驗空間，例如使用康普茶（kombucha）。今日，醋蜜是很受歡迎的健康飲品，如同常見的蘋果醋、蜂蜜、卡宴辣椒與檸檬的調飲，甚至可當作具有酸甜調性、以香草風味貫穿的雞尾酒。

製作醋蜜，有兩種我特別喜歡的方式（儘管我還知道至少其他4種方法）。無須多說，實驗性很大。

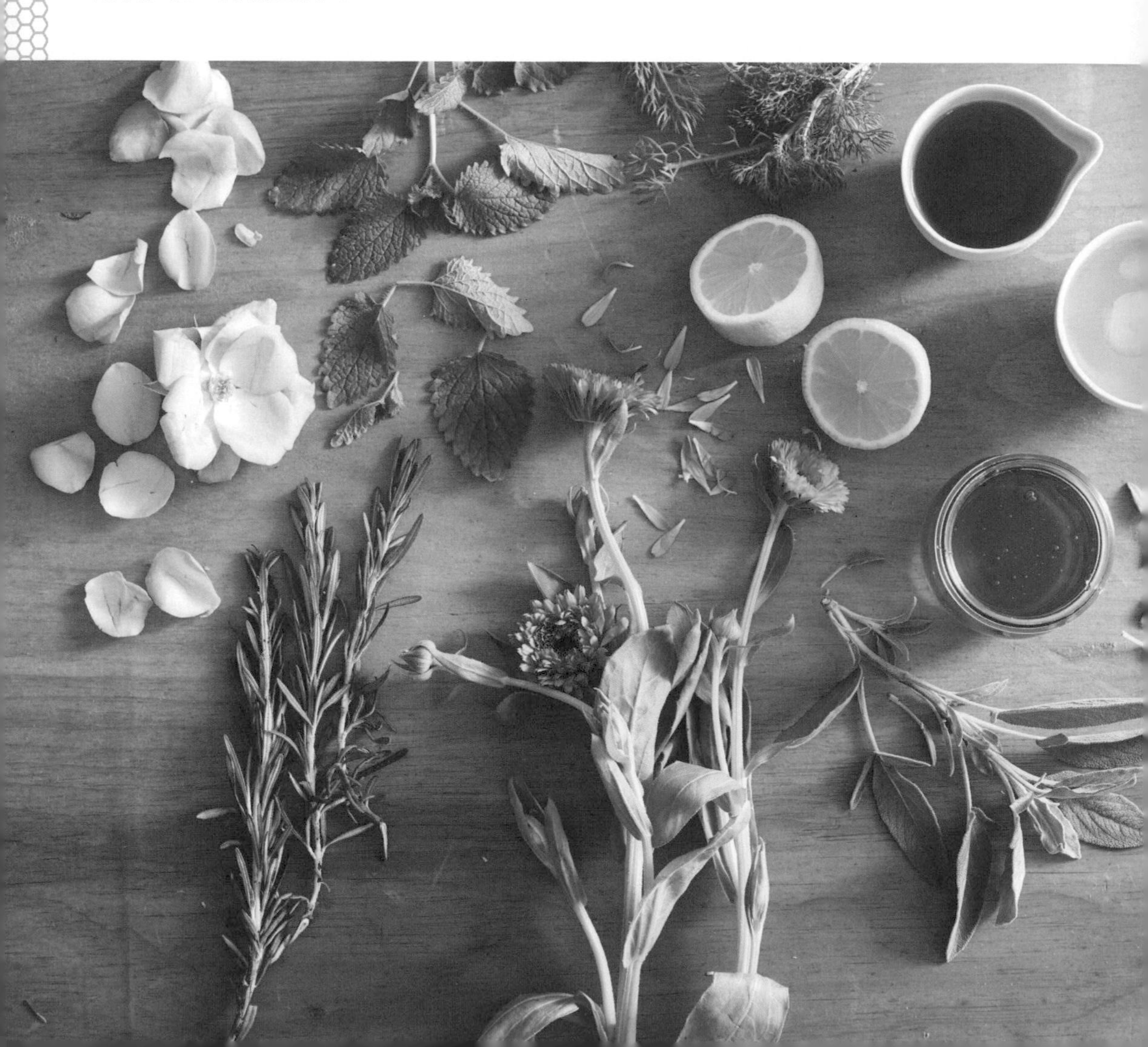

快速方法

1. 取½-1杯最喜歡的香草浸漬蜂蜜，加入¼-½杯蘋果醋，拌勻。

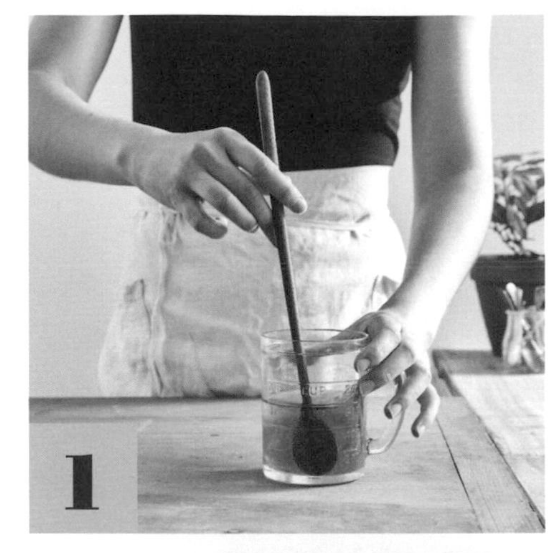

2. 完成的醋蜜，可搭配少量氣泡水，或儲存起來以湯匙享用。製作一杯清涼的飲料，將¼杯醋蜜與¼杯氣泡水混合，或依照個人口味調整。儲存醋蜜時，務必使用塑膠蓋子，否則醋會侵蝕金屬製的蓋子。

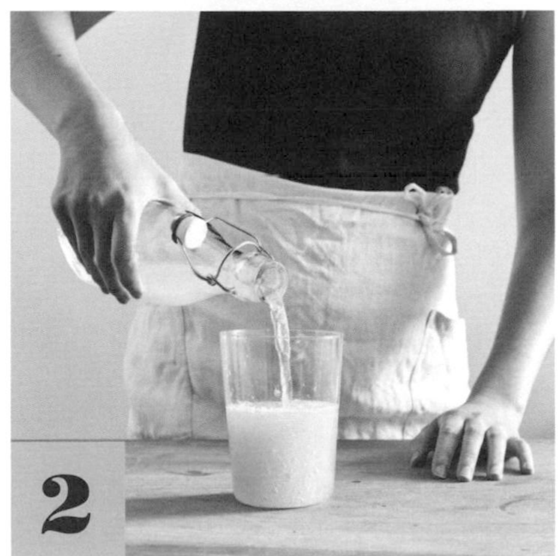

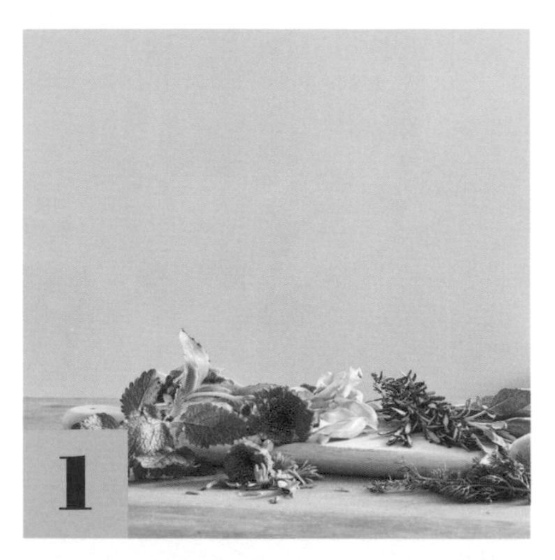

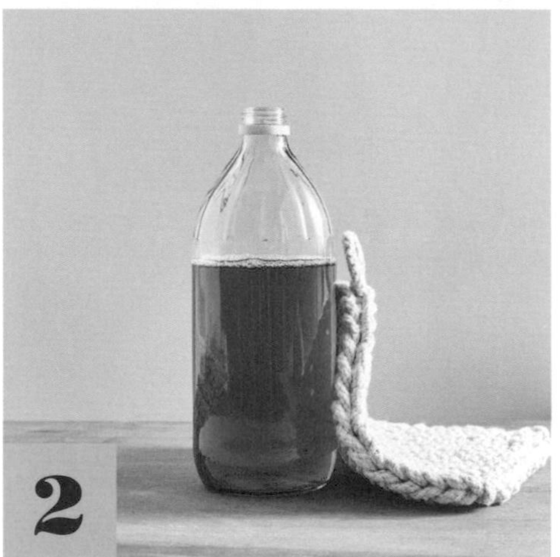

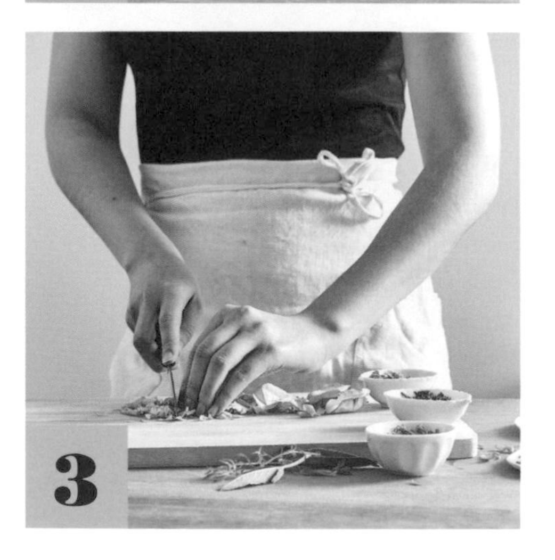

慢速方法

1. 準備好自選新鮮食材。乾燥香草亦適用於此處，但成品的風味不會如此強烈或美味。

2. 將一瓶蘋果醋放入烤箱保溫。不是要煮熟，只是加熱至高於室溫。將醋加溫，能加速吸收植物的風味與益處。

3. 將所有食材切小塊，放入至少約1公升的罐子。食材需達到容量的⅓-½。

4. 待蘋果醋完成加溫，倒入罐子將食材覆蓋，高度低於瓶蓋旋轉處。

5. 確實蓋上塑膠瓶蓋（醋會侵蝕金屬製蓋子），於瓶身標註品名與製造日期。

6. 等待至少2週。玻璃罐應置於視線範圍內、且無陽光直射的地方。每隔一段時間搖晃一下，使食材均勻分布。

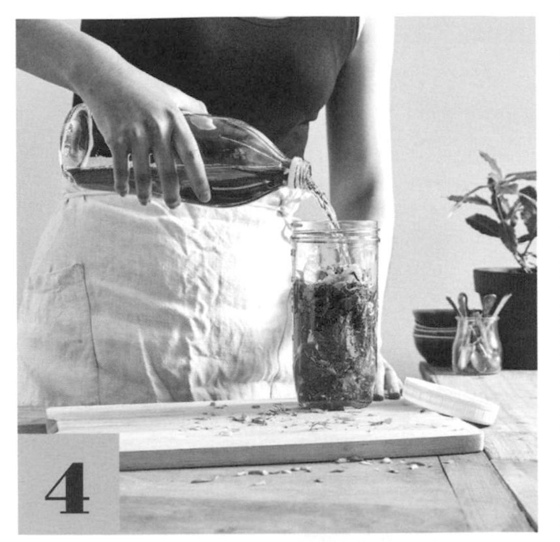
4

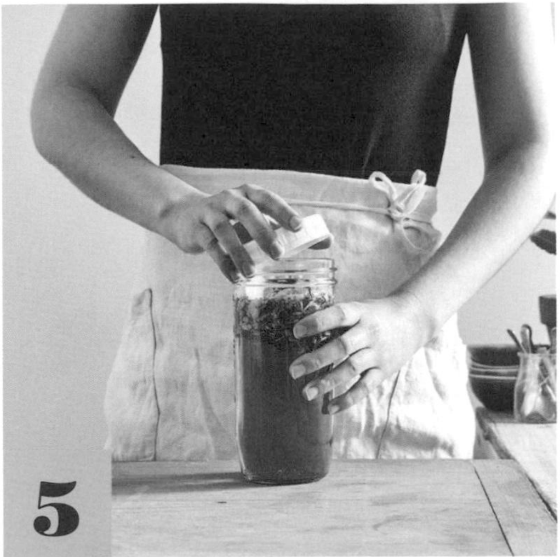
5

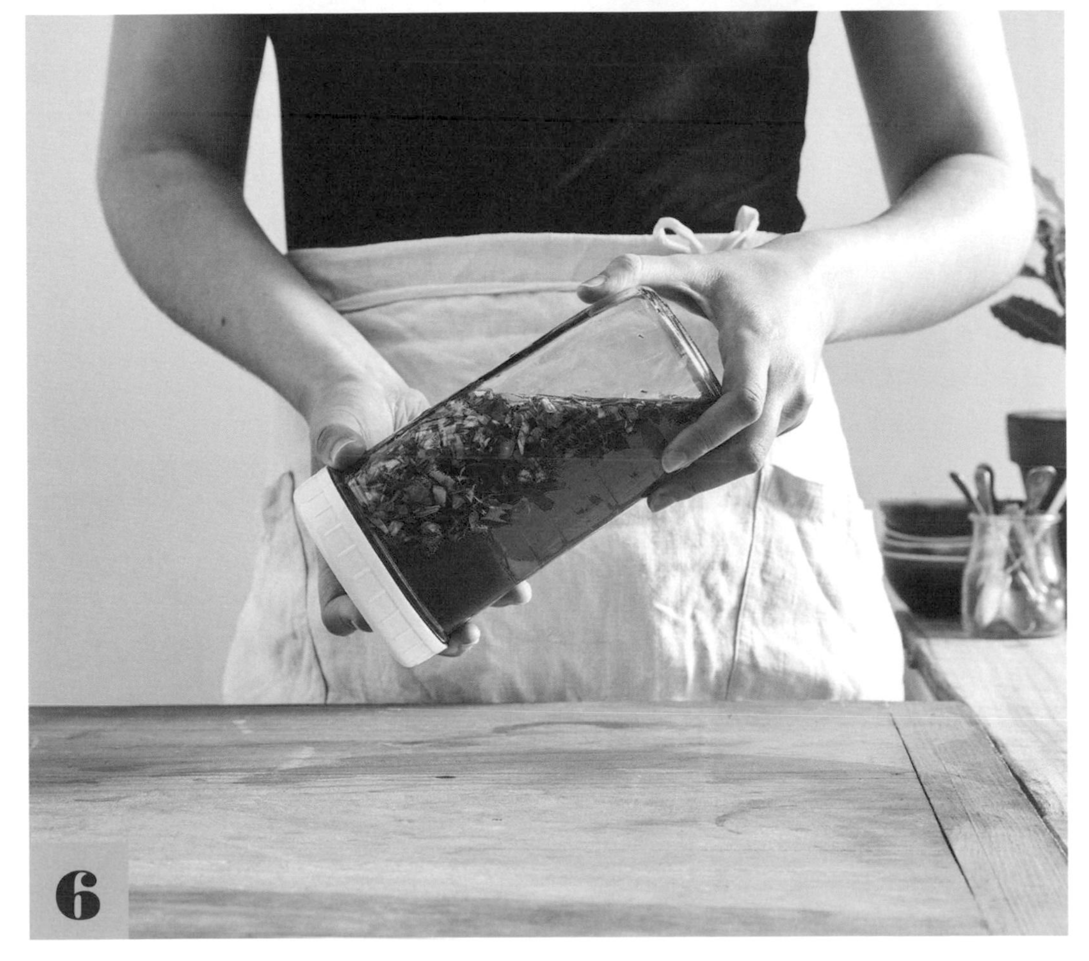
6

醋蜜（續）

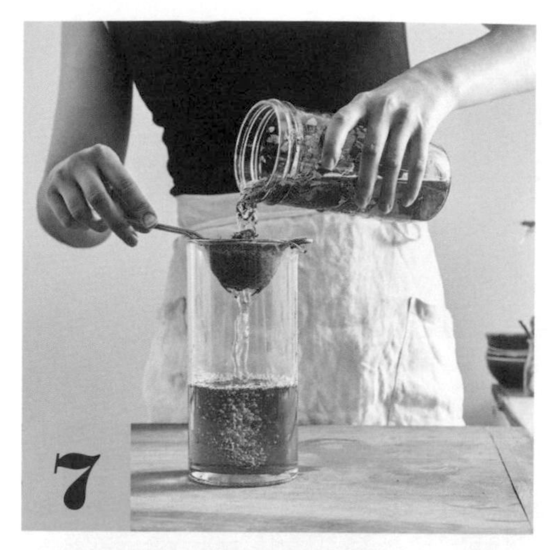

7 2週後，瀝出固體食材，但不要丟棄！這些香草、蔬菜或香料，有時候可以做成最美味的調味果醬或辣醬。把它們丟入果汁機、與蛋混合，盡情發揮創意吧！

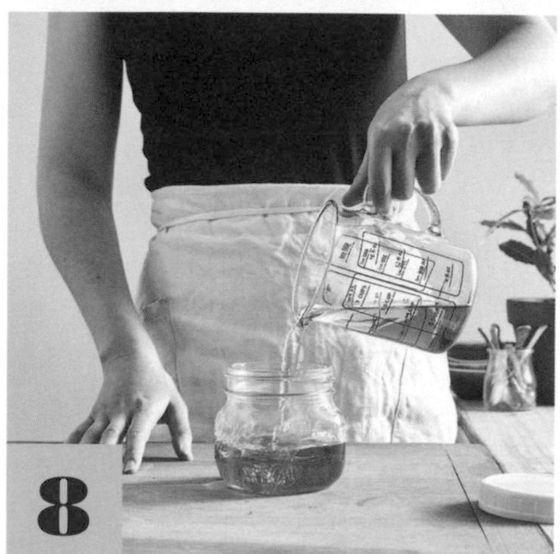

8 稱量浸漬醋。視個人口味與偏好而定，每1杯醋可加½-1杯蜂蜜。

9 重新以玻璃罐裝瓶，蓋上塑膠蓋子保存（當然，記得標示）。

可以加入冰塊、混合氣泡水，或當作健康的一口飲品以解決身體病症。

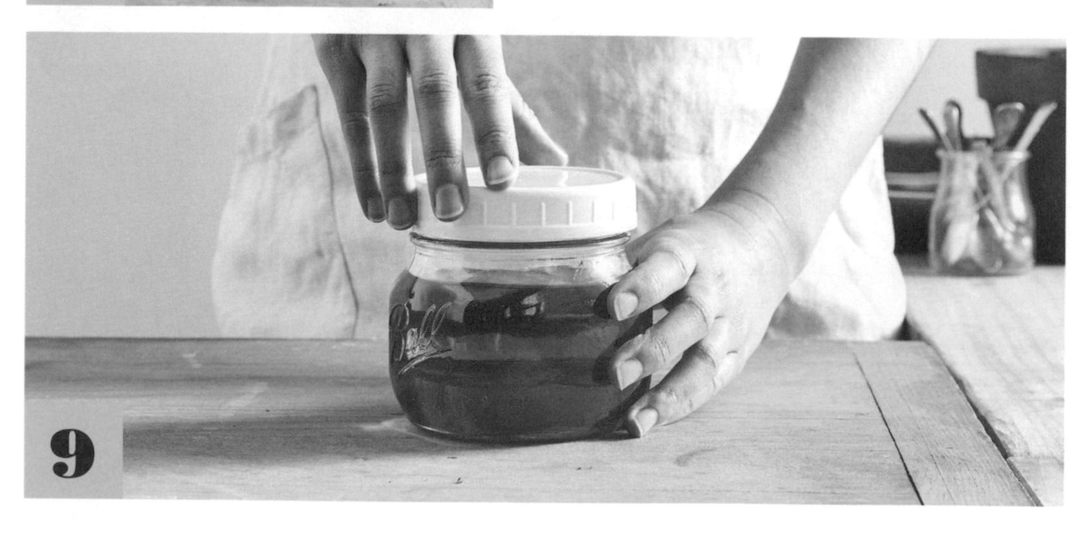

如何製作藥丸

蜂蜜藥丸與舐劑的差異不大，只是含有更多香草粉末與較少的蜂蜜。不同於調製成容易塗抹的質地，此處的日標是做成可揉麵團。類似傳統中藥片，這些軟藥丸是一種外出時能方便攜帶的舐劑。你可以選擇將其乾燥，但我們家喜歡柔軟帶有嚼勁的質地。乾燥的成品可儲存於架上，但若是保有柔軟的狀態，需以冷藏保存。

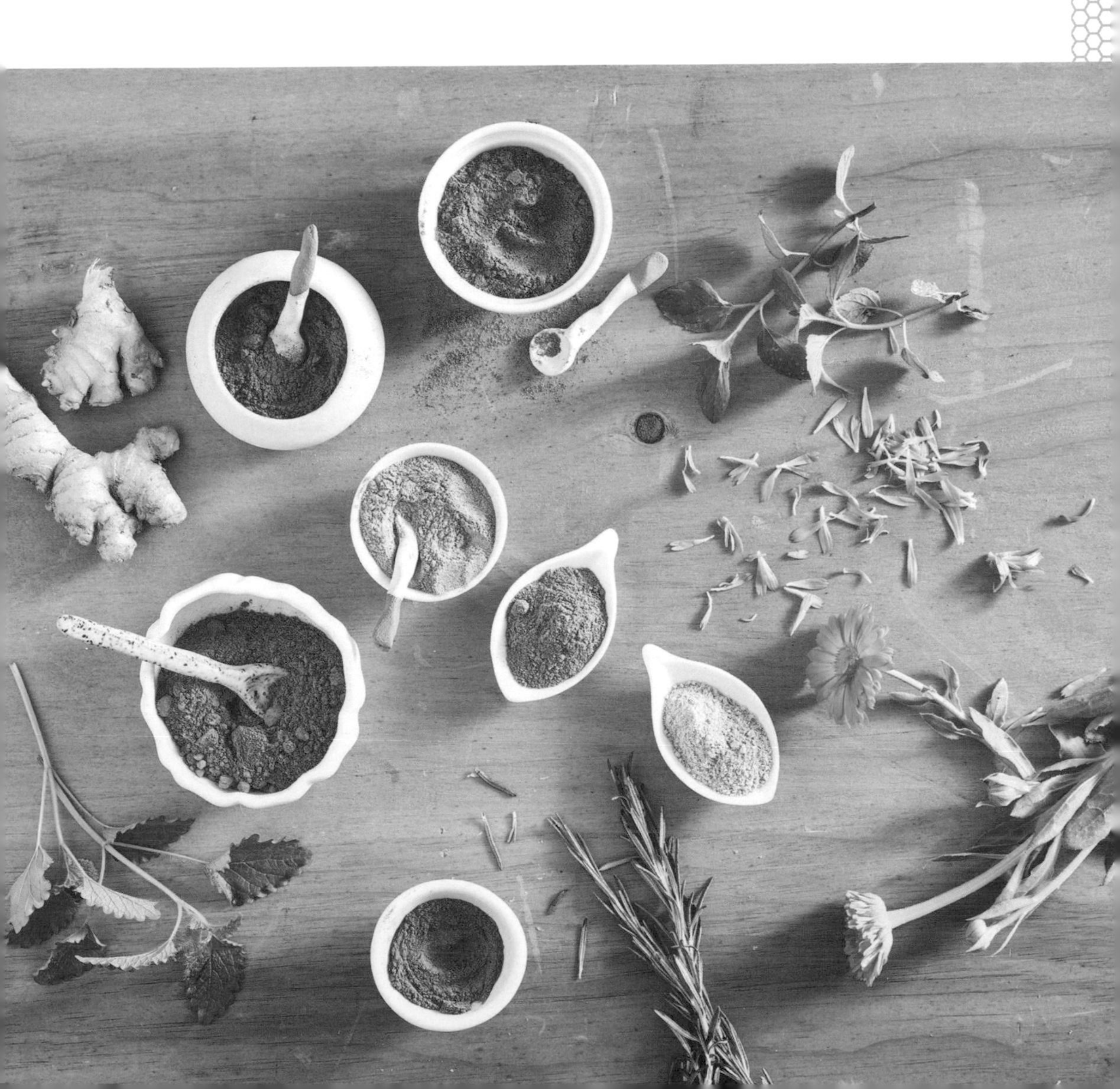

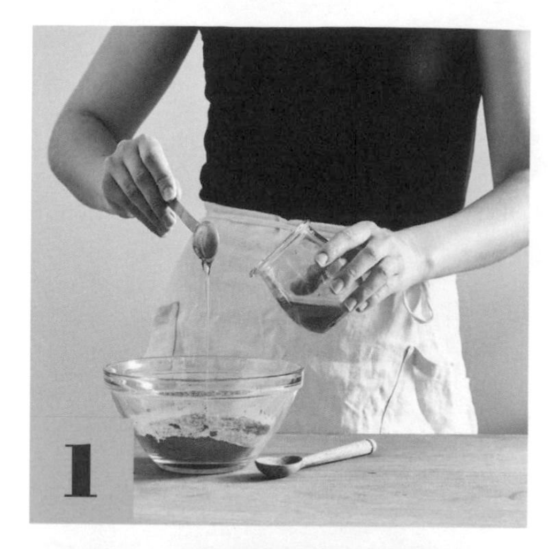

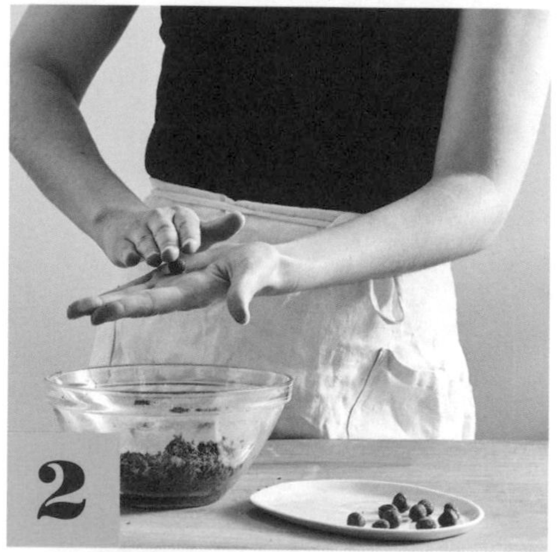

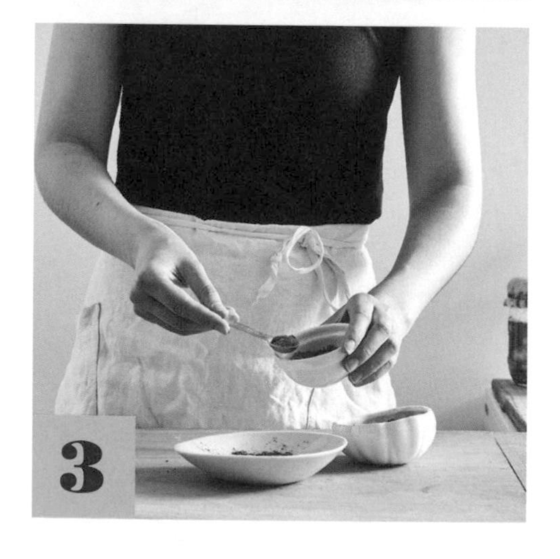

如何製作藥丸（續）

1 將粉末食材（香草或草本配方）放入碗內，拌入微量蜂蜜，至形成帶有黏性的麵團。用湯匙將蜂蜜分次加入尤佳，而非直接放入一大坨。你將驚訝於需要的蜂蜜量之少。每次加入蜂蜜都要攪拌均勻，香草約需要一分鐘才會吸收。混合物太乾時，很容易即可加入蜂蜜；麵團過濕或黏稠，則很難立刻做好乾燥粉末。

2 取一小塊麵團，用手掌搓揉成青豆般大小的球狀。

3 另備一個碗，稱量幾大匙帶有甜味的粉末當作裹粉。可可粉、藥蜀葵根粉或肉桂粉皆可。

4 將草本藥丸放入裹粉滾動混合，完成後放入冷藏。這些藥丸的標準攝取劑量為每次3-4顆，每日2-3次。

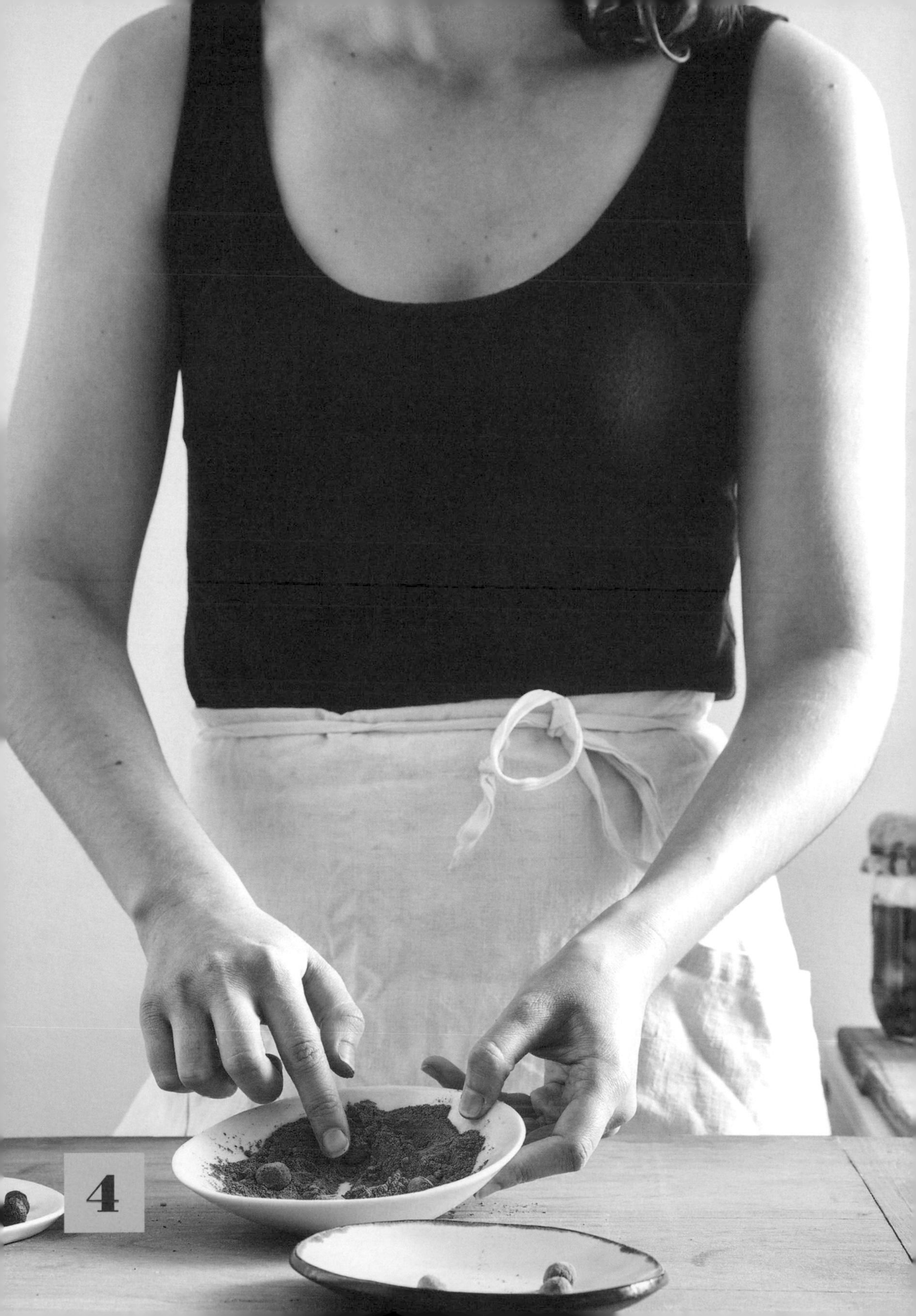
4

如何製作蜂蜜酊劑

人類製作浸漬蜂蜜、或將蜂蜜加入藥酒做成甜酒（cordials）已有數個世紀。過程中，也添加許多辛香料與調味劑。隨著美國醫療用大麻產業興起，許多人開始用大麻製作蜂蜜「酊劑」。或是，他們一廂情願的這麼認爲。許多時候，他們只是在製造過度加熱的浸漬蜂蜜。無論如何，將蜂蜜當作催化劑，與歷史悠久的利口酒結合，仍然是很有潛力的組合，再將這些知識應用於醫學藥用目的。

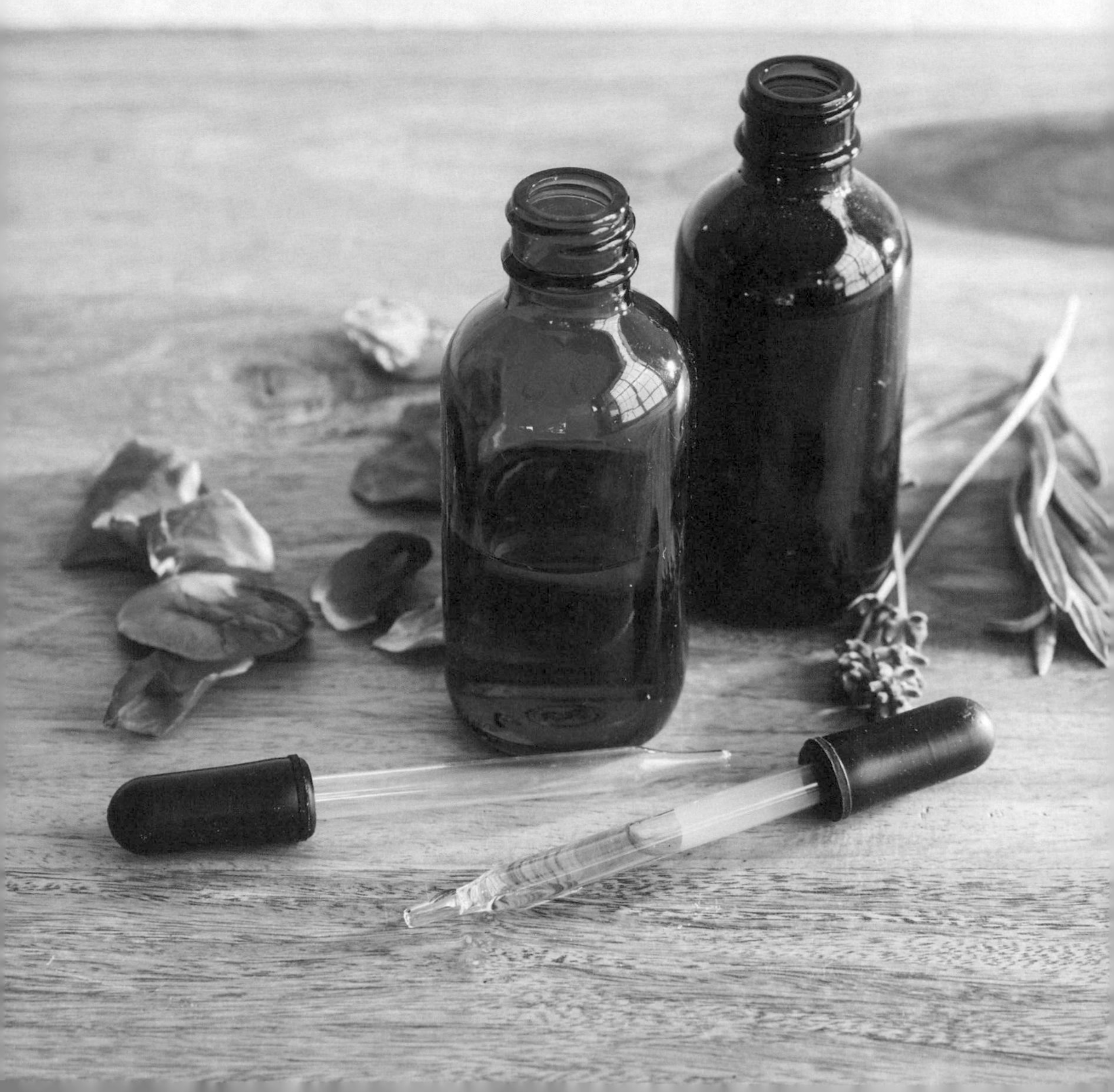

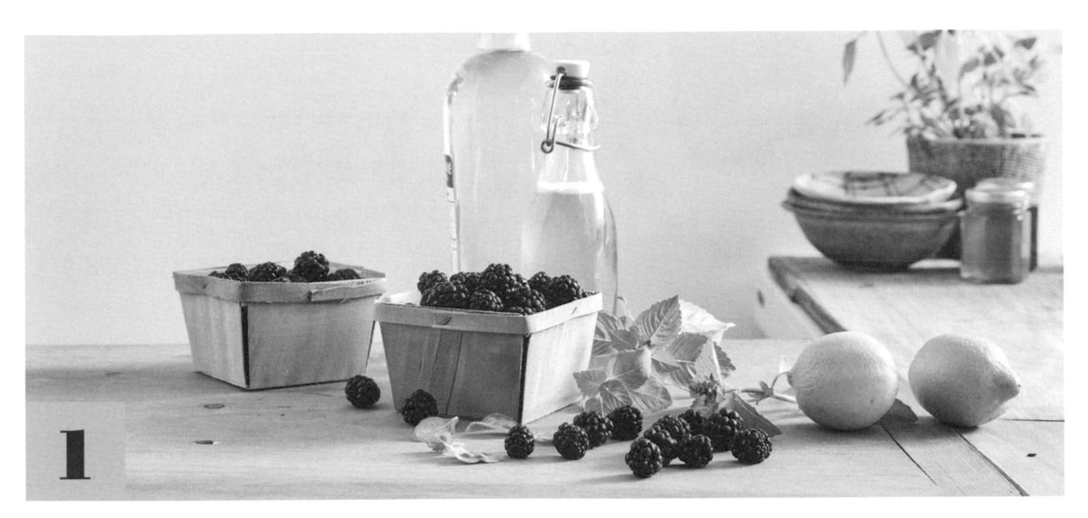

1 收集新鮮或乾燥香草原料，可以是單方香草，或依個人需求搭配多種配方。

2 取約170克香草原料放入玻璃罐。

3 將酒精與生蜂蜜依照「2杯酒精：1½杯生蜂蜜」的比例加入罐子。攪拌均勻。

備註：玻璃罐內會有剩餘空間，但這是好事，因為稍微浸泡後會再加水。此處最好選擇酒精濃度50%以上的酒精製作。

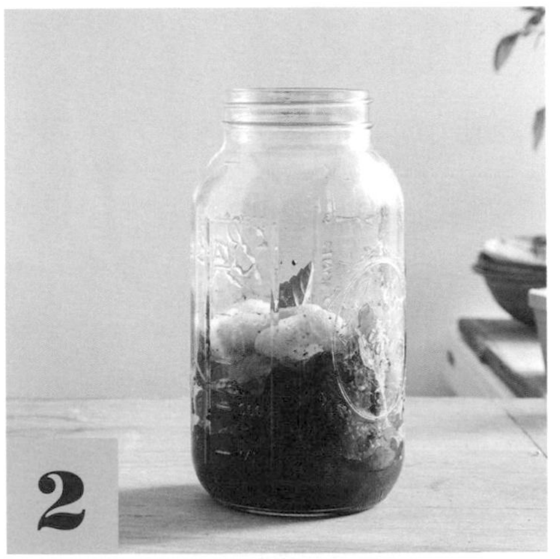

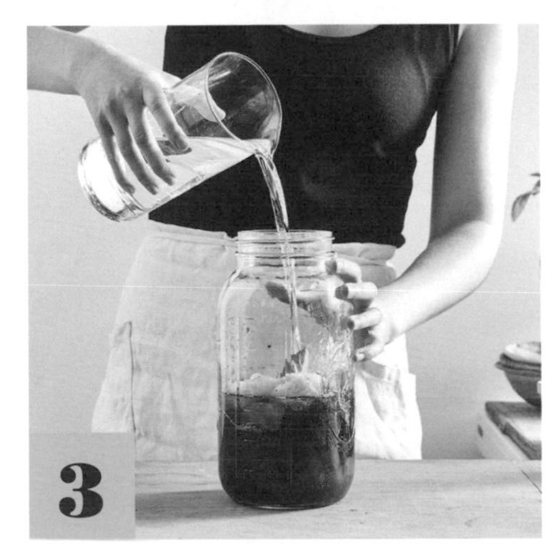

蜂蜜酊劑（續）

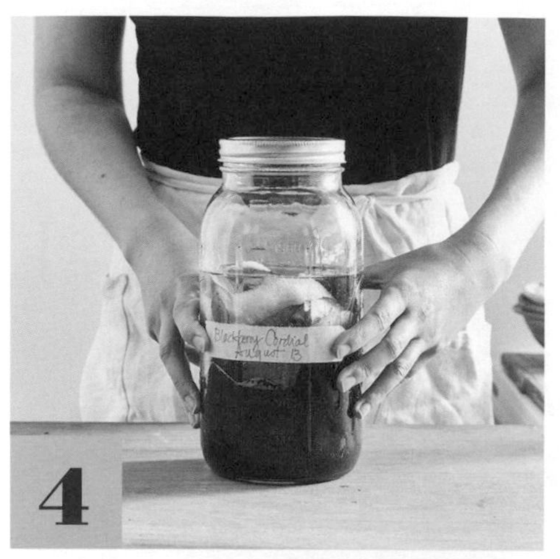

4 蓋緊瓶蓋，於瓶身標示品名與製造日期。這種酊劑要泡1個月，置於視線範圍內、且無陽光直射的地方。每隔一段時間搖一搖，以確保所有食材均勻分布。

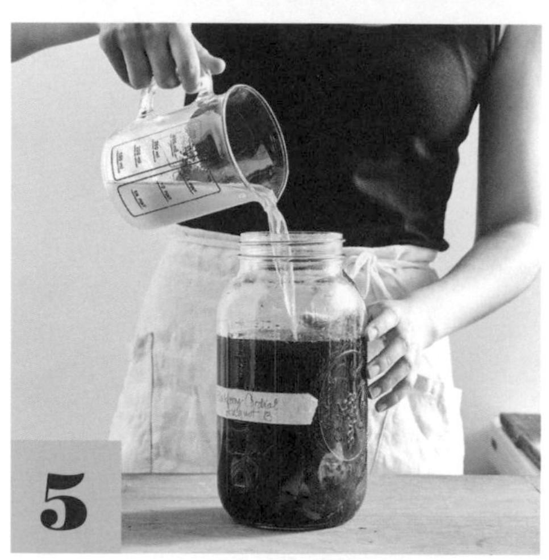

5 一個月後，加入最初酒精容量一半的水（若加入2杯酒精，就加1杯水）。蓋緊瓶蓋，讓酊劑再靜置2週。

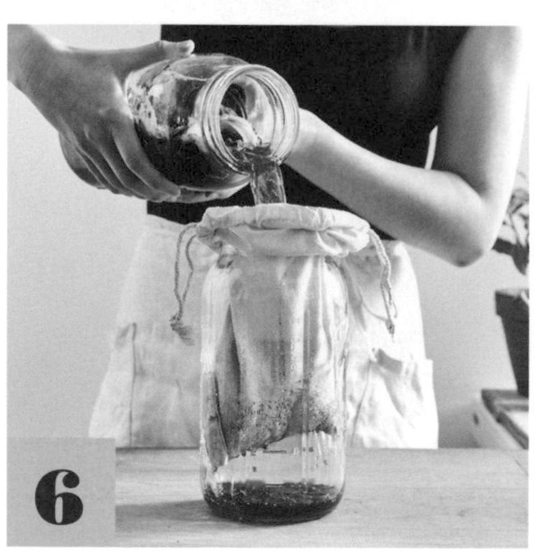

6 瀝出固體食材，將完成的酊劑裝瓶。酊劑通常以滴管取用，標準攝取量為每日平均2-3次，每次約30-60滴。請務必研究各種選擇的香草，有些味道非常強烈，而酊劑會使其濃縮。如商陸（poke）這種香草，每次只能攝取1-2滴，將香草攝入體內前要先了解它們。這類酊劑能穩定地無限期儲存。

如何製作草本蜂蜜氣泡水

很多時候我們都在努力避免發酵，但事實上蜂蜜自帶活性酵母，是很好的發酵媒介。只要加入少量水，並等待一段時間，就會實質地變成酒。直到某一刻我才突然發現，可以將過去失敗的實驗性浸漬蜂蜜，做成氣泡水和酒讓家人享用。

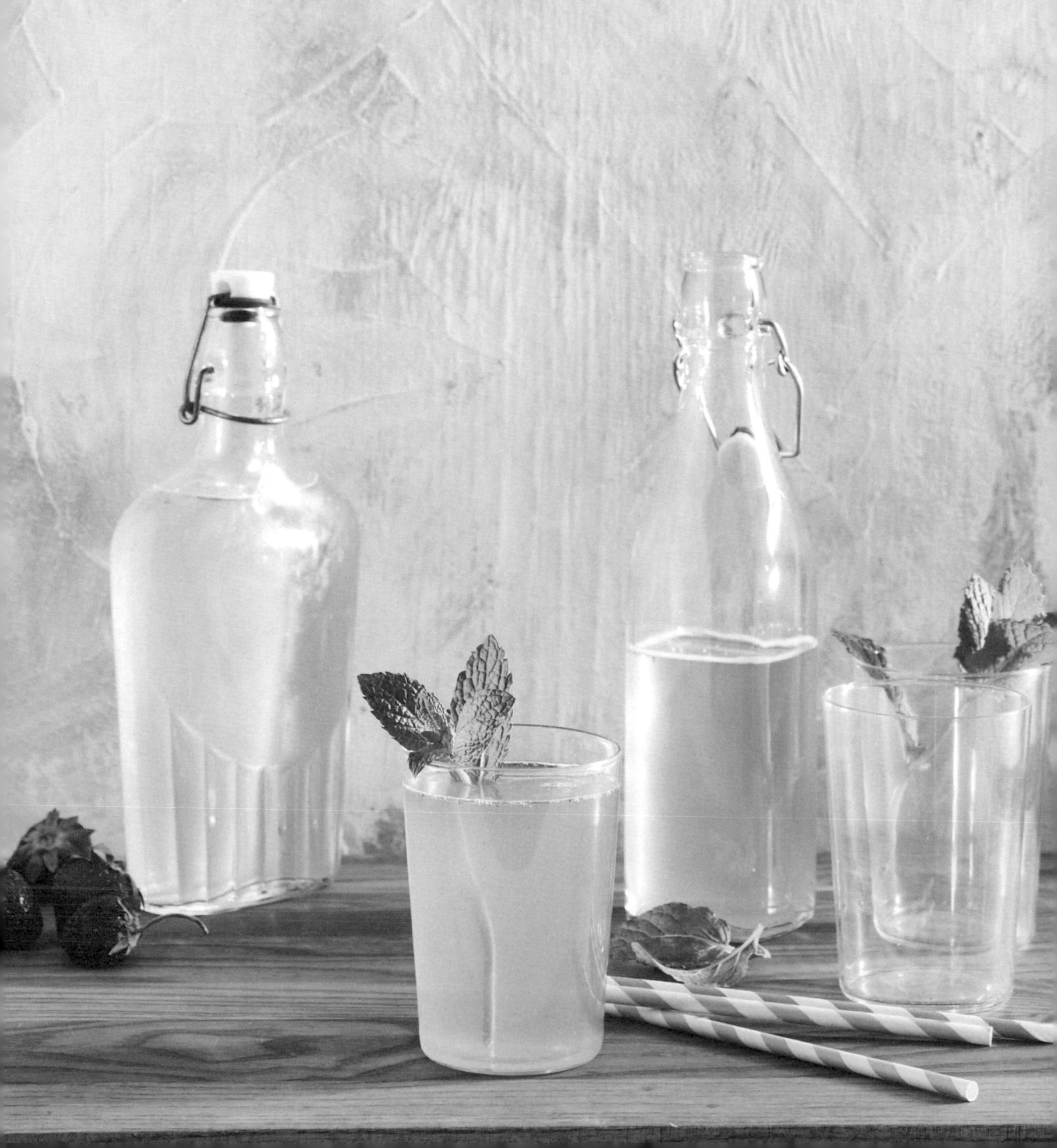

草本蜂蜜氣泡水（續）

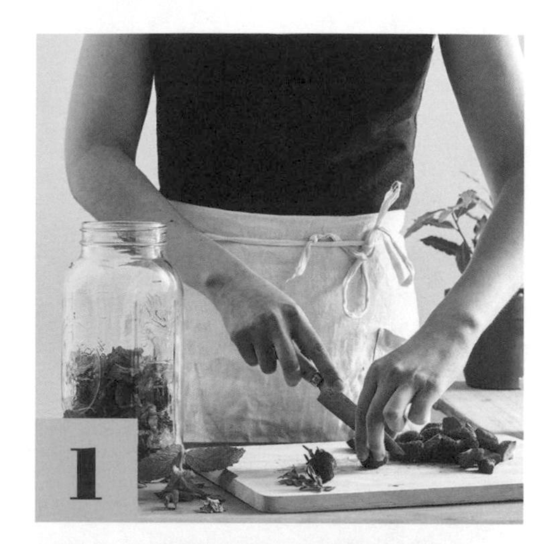

1 將香草（若想要可加入新鮮水果）切成約2.5公分大小。製作2公升氣泡水，需要2½-3杯香草原料。

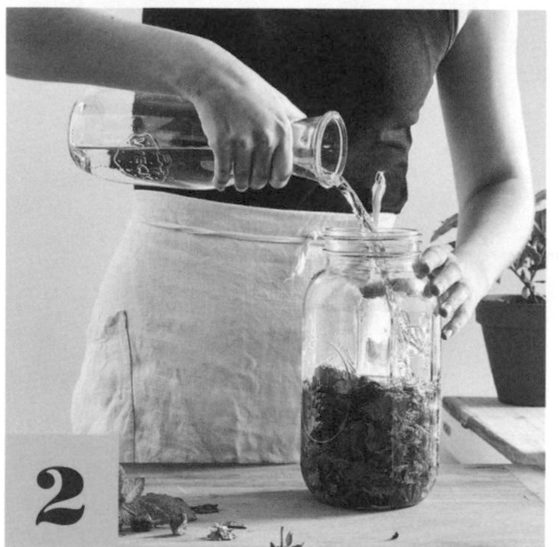

2 將約1公升純淨泉水煮滾。製作這類發酵物時，要特別注意使用的水源。不要用氯化或氟化處理的城市用水。於2公升玻璃容器內，將煮滾的水倒在香草原料上，剛好蓋過即可。蓋上容器開口，待水溫降至室溫。

3 加入½杯生蜂蜜，注水至距離開口約2.5公分處。攪拌均勻。

4 用紗布巾、茶巾或咖啡濾紙蓋住開口，以橡皮筋固定。

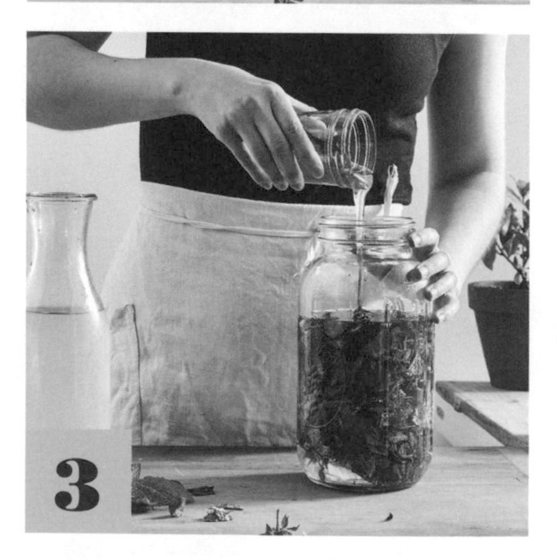

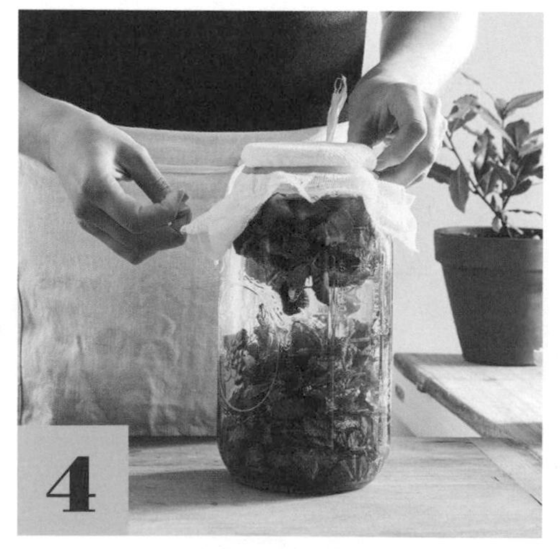

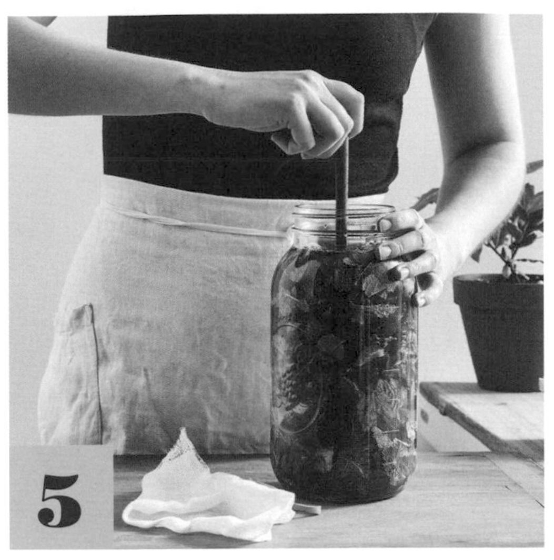

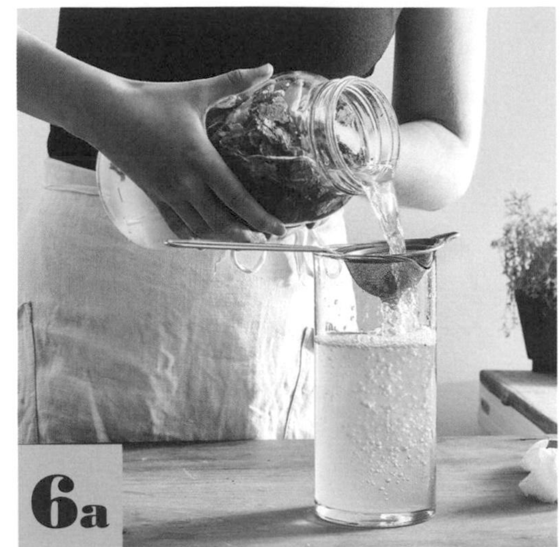

5　每天攪拌3-4次。第2-4天時，應該會看到開始冒泡。

6　一旦氣泡水開始冒泡，將其過濾並倒入葛蘭斯式塞瓶（Grolsch-style stoppered bottles）。繼續於室溫發酵12-24小時，接著放入冷藏保存。

7　氣泡水冰鎮後即可享用。於9個月內飲用完畢。

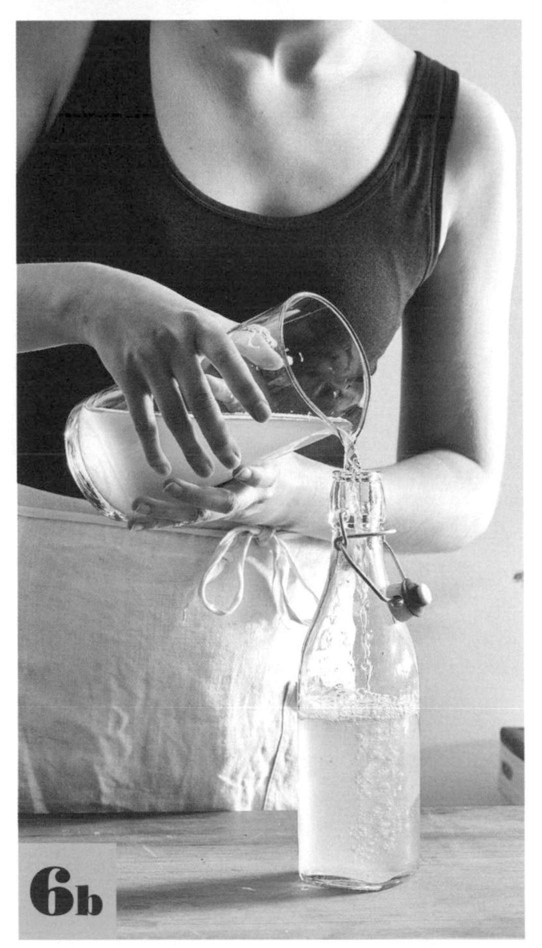

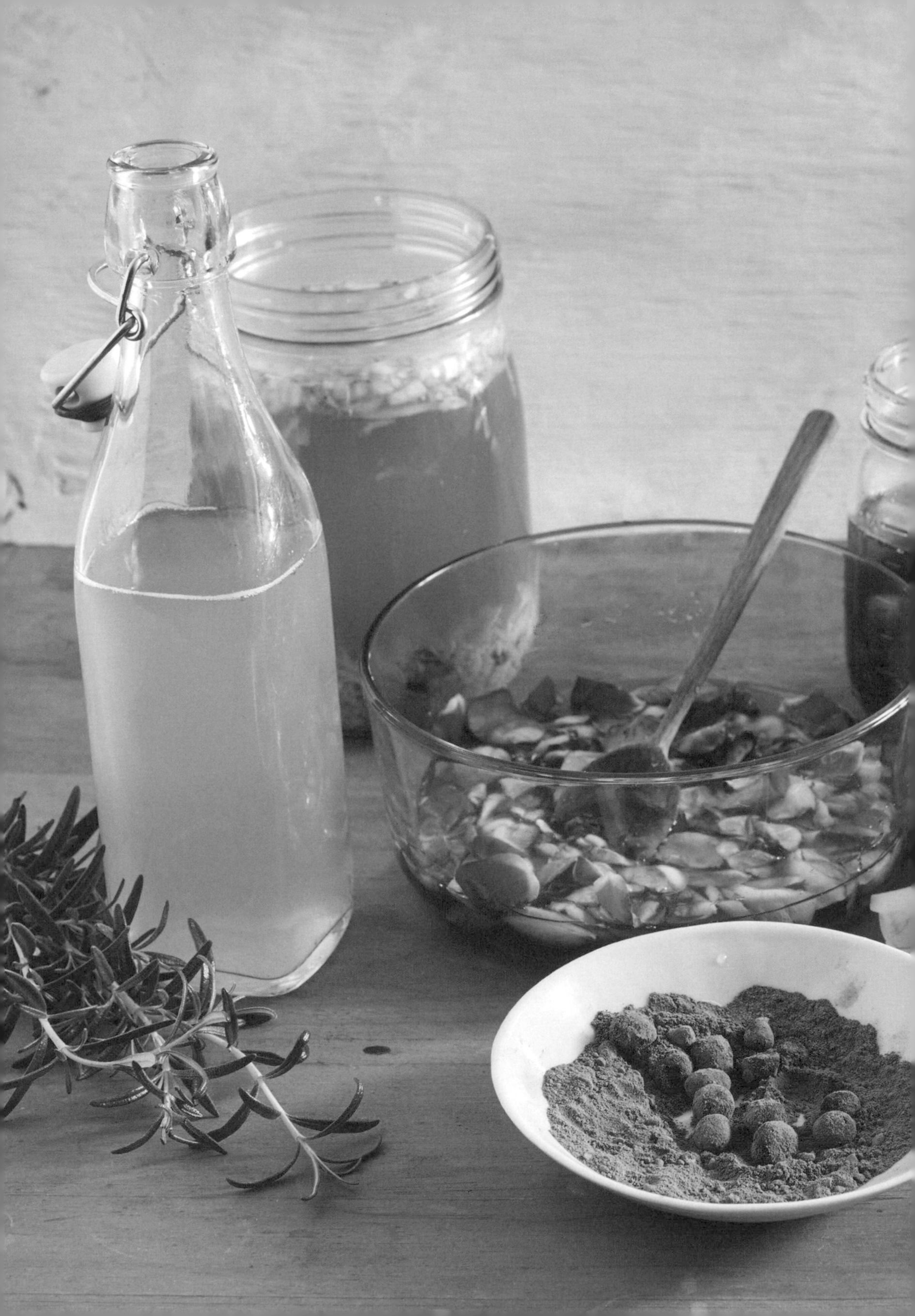

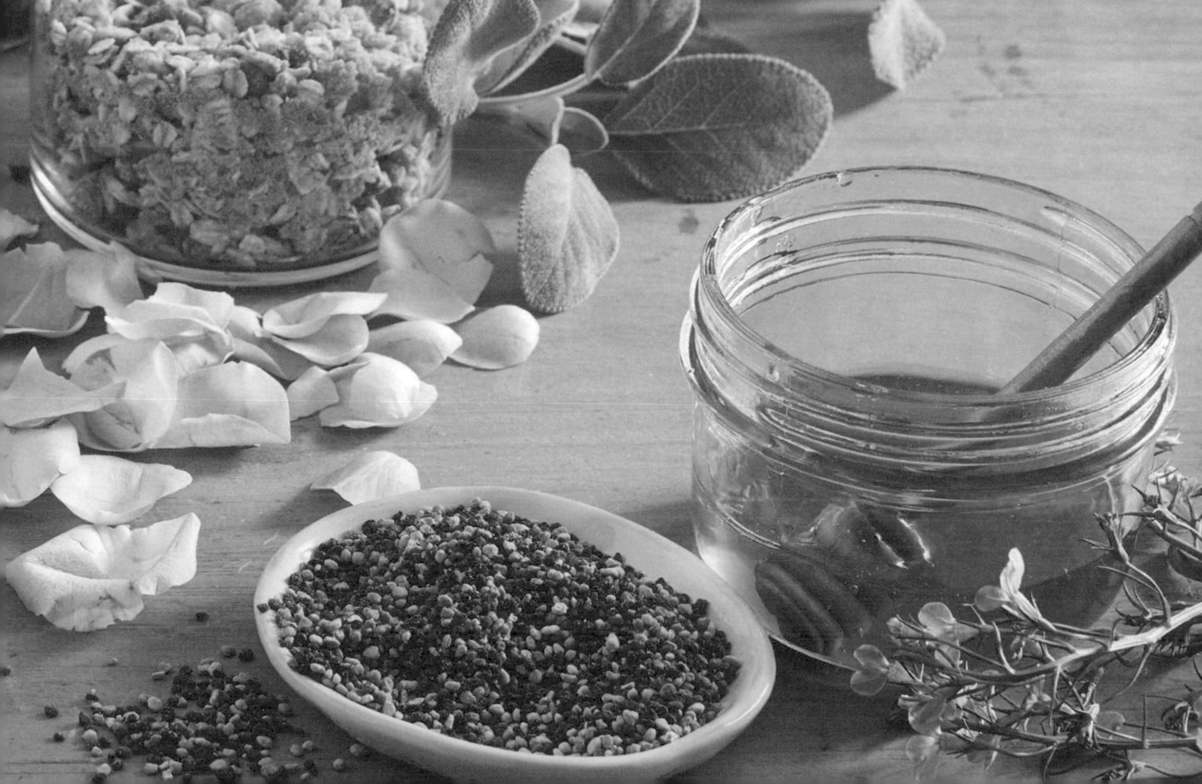

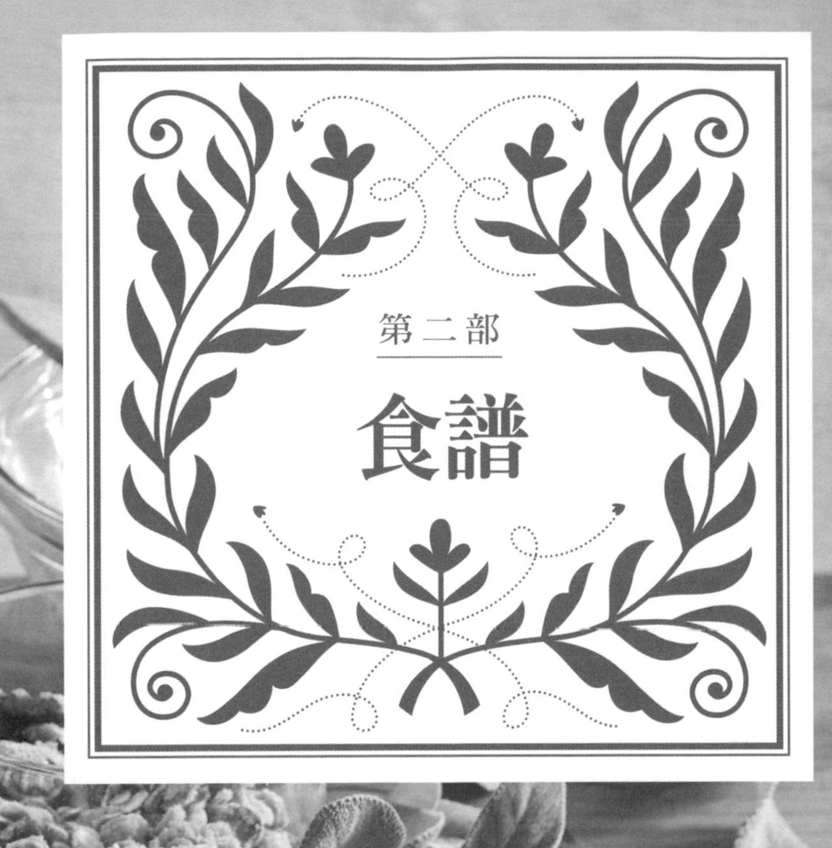

第二部

食譜

「知更鳥草原」原創草本蜂蜜抹醬

第 4 章

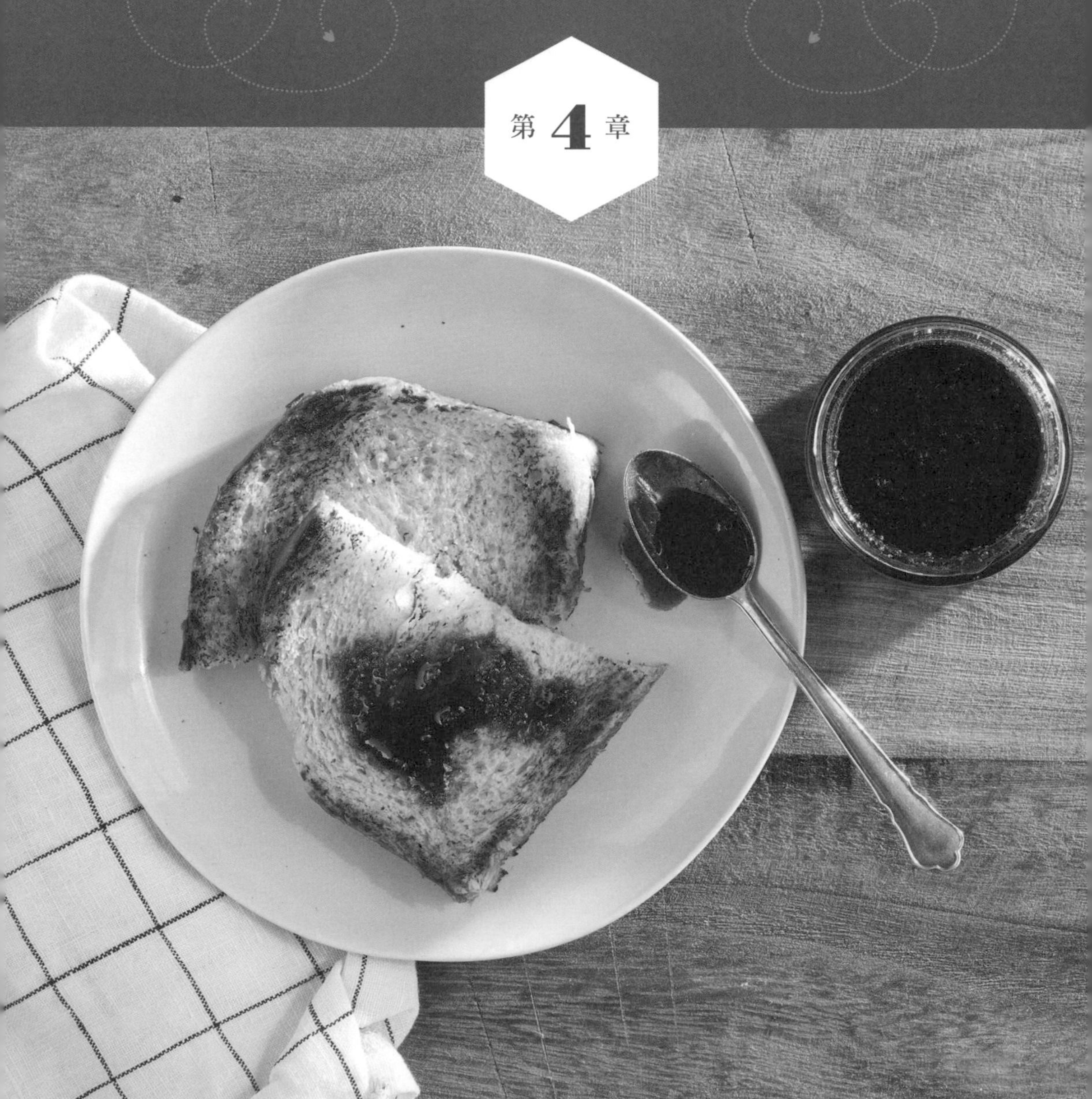

這些是我們農場從一開始就在製作的原創蜂蜜抹醬。有些到現在仍固定生產，有些則是季節限定商品。起初，我不知道太多關於蜂蜜與香草療效的歷史或科學，完全是仰賴直覺與五官，調製能與蜂蜜搭配又美味的香草配方。開始製作抹醬是因爲家中孩子年紀小，需要一些香甜又美味的方式讓他們接受藥用香草（有一些特別苦）。我希望每個配方背後的故事與「香草的功用」能呈現一款蜂蜜抹醬的發想與創造過程，並提供你靈感做出自己的配方。

保健蜂蜜抹醬

這是我用蜂蜜創造的第一個配方！針對需要提升健康能量，或鍛鍊後需要天然修復補給品的人而設計。許多人會帶去健身房，或是去露營、健行或泛舟時，放一罐在後背包裡。原創的可可配方非常受歡迎。

香草粉末配方

- 2 份可可粉
- 2 份瓜拿納（guarana）粉
- 1 份刺五加（eleuthero）粉
- 1 份可樂果（kola nut）粉
- ½ 份人參粉
- ¼ 份肉桂粉

蜂蜜抹醬

- 5 茶匙香草粉末配方
- ¼ 茶匙生蜜蜂花粉（raw bee pollen）
- 1 杯生蜂蜜

將香草粉末配方與花粉拌入生蜂蜜。置於陰涼乾燥處可無限期保存。

使用方式：

每日享用1-3茶匙。

香草的功用

於運動前、中、後攝取蜂蜜，被證實有諸多益處。運動前，能夠穩定釋放、作為良好持久的能量來源；運動中，被證實能提升表現；運動後，能促使肌肉復原、肝糖恢復與運動修復。我調整了許多香草與蜂蜜的組合，最後才選定人參（*Panax ginseng*）、刺五加（*Eleutherococcus senticosus*）、瓜拿納（*Eleutherococcus senticosus*）、可樂果（*Cola acuminata*）、肉桂（*Cinnamomum verum*）與可可（*Theobroma cacao*）。許多市售的「能量飲」都含有高劑量維生素與咖啡因，並加入化學穩定劑與甜味劑。若過量飲用是很危險的，可能會傷害肝臟與腎臟。相較之下，這款蜂蜜抹醬結合了滋補香草與天然咖啡因來源，創造平衡的能量來源。滋補香草與蜂蜜本身一樣，能幫助調節身體壓力與修復。

好眠蜂蜜抹醬

開發這款配方是爲了幫助我經常失眠的母親。許多天然產品會使用纈草（*Valeriana officinalis*），但對某些人來說，這可能是興奮劑而非鎮靜劑。其他產品則使用退黑激素（melatonin），儘管這個辦法較化學處方安全，但仍然是一種荷爾蒙。每當我們將一種荷爾蒙導入身體精巧的平衡，便可能造成其它荷爾蒙失控，影響自身的內分泌系統，並衍伸出其它問題。本食譜可依個人口味偏好，自由調整每種香草的比例。

香草粉末配方

1 份啤酒花（hops）粉
1 份西番蓮（passionflower）粉
1 份黃芩（skullcap）粉

蜂蜜抹醬

6 茶匙香草粉末配方
1 杯生蜂蜜

將香草粉末配方拌入生蜂蜜。置於陰涼乾燥處可無限期保存。

使用方式：

對於有入睡困難的人，於睡前30分鐘，食用 1 茶匙即可。半夜中途醒來的人，我建議少量、更頻繁的攝取，每 10-15 分鐘食用½-1 茶匙，至再次入睡。

香草的功用

我想使用功能強大、同時亦溫和於適用每個人的植物。我相中了啤酒花（*Humulus lupulus*）的鎮靜特性，與西番蓮（*Passiflora incarnata*）的鎮靜和鎮痙效果。黃芩（*Scutellaria lateriflora*）亦有鎮痙特質，能使運轉的腦袋放鬆。這三種香草在大自然裡即為補品，能滋養神經系統。這種溫和的神經系統補品，無嗜睡作用，能於一日當中任何時刻食用，以達鎮靜效果。神經系統的補品不會使人昏厥，反而能支持其健康與長期正常運作。許多在辦公室或其它高壓環境工作的人，會使用此配方幫助緩解緊張的神經。

快樂蜂蜜抹醬

此配方源自於我自己的產後憂鬱症。當時我使用一種名爲卡瓦胡椒（kava kava）的香草，但香草業界存在的一些摻假問題，使我在使用時有些疑慮。許多人向我尋求對付焦慮與憂鬱的方法，因此我知道必須做出適用於每個人的配方。幾年來，我不斷調整此配方的香草比例，讓它能符合大眾的口味。每一種香草都等同重要，但可以依照個人口味自由挑整比例。

香草粉末配方

- 1 份洋甘菊粉
- 1 份刺五加根粉
- 1 份薰衣草粉
- 1 份玫瑰花瓣粉
- 1 份聖約翰草（St. John's wort）

蜂蜜抹醬

- 6 茶匙香草粉末配方
- ¼ 茶匙生花粉
- 1 杯生蜂蜜

將香草粉末配方與花粉拌入生蜂蜜。置於陰涼乾燥處可無限期保存。

使用方式：

每日享用1-3茶匙。

備註：

薰衣草適量即可，太多會讓配方變得很苦。

香草的功用

薰衣草（*Lavandula angustifolia*）用於治癒憂鬱與焦慮已有很長的歷史。我加入聖約翰草（*Hypericum perforatum*）與洋甘菊（*Matricaria recutita*），基於其對神經系統的安撫效果，與被證實能提振心情的特性。每當身體感到憂鬱或焦慮時，便是對神經系統施加壓力。我加入刺五加以幫助管理神經系統的壓力與疲勞程度。配方中的新鮮蜜蜂花粉是一種完全蛋白質（*complete protein*），含有大量胺基酸、維生素、礦物質，與完整的B群。蛋白質與維生素B經常被用於矯正造成憂鬱與焦慮的失衡。

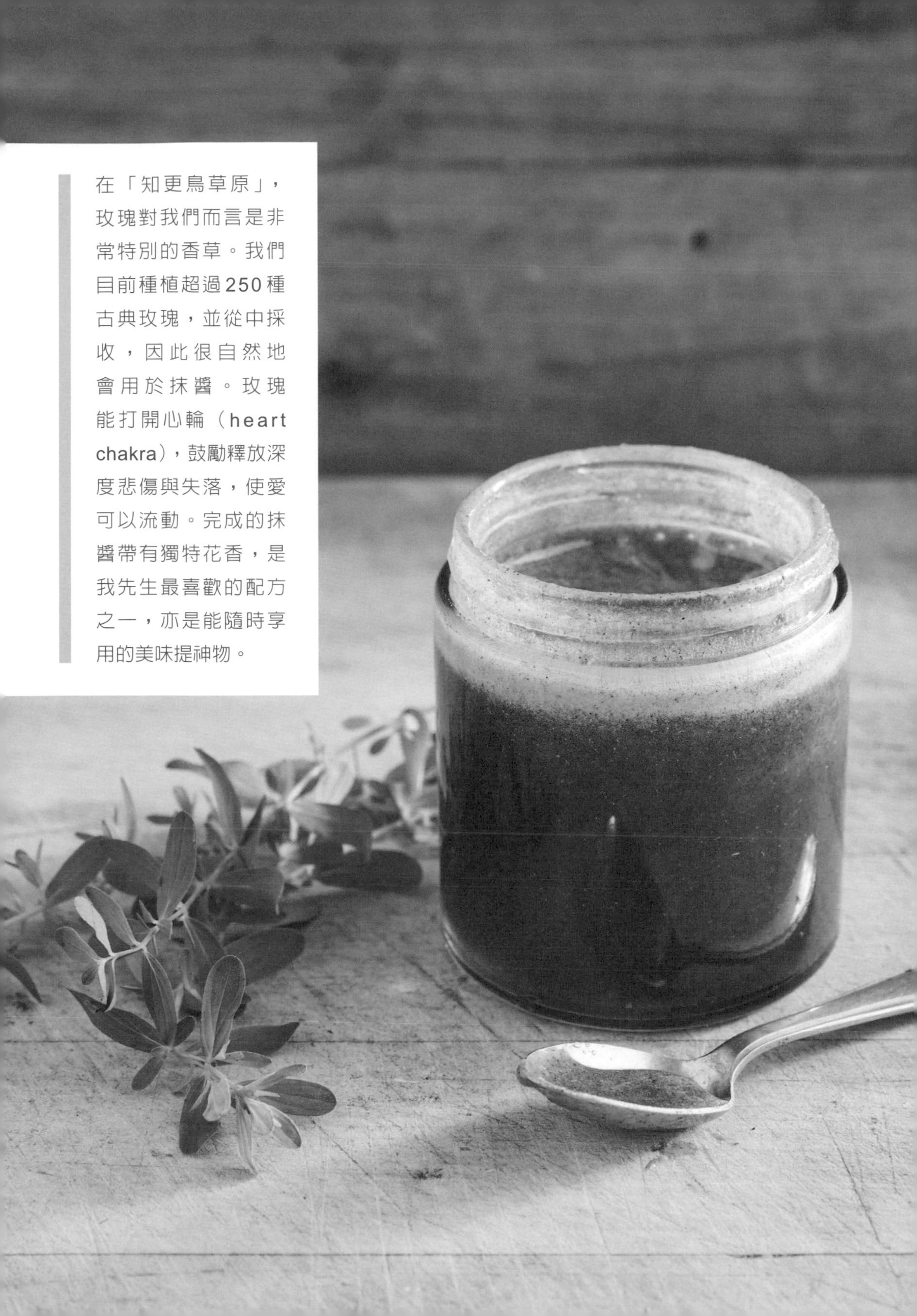

在「知更鳥草原」，玫瑰對我們而言是非常特別的香草。我們目前種植超過250種古典玫瑰，並從中採收，因此很自然地會用於抹醬。玫瑰能打開心輪（heart chakra），鼓勵釋放深度悲傷與失落，使愛可以流動。完成的抹醬帶有獨特花香，是我先生最喜歡的配方之一，亦是能隨時享用的美味提神物。

護心蜂蜜抹醬

護心抹醬支持著心血管系統的整體健康。特別是洛神花（*Hibiscus sabdariffa*）對於維持健康血壓與膽固醇很有幫助。

香草粉末配方

2 份洛神花粉
1 份益母草粉（motherwort）
1 份西番蓮粉
½ 份山楂果粉
¼ 份纈草粉
少許卡宴辣椒粉

蜂蜜抹醬

6 茶匙香草粉末配方
1 杯生蜂蜜

將香草粉末配方拌入生蜂蜜。置於陰涼乾燥處可無限期保存。

使用方式：
每日享用1-3茶匙。

香草的功用

山楂果（*Crataegus species*）是知名的心臟補品，負責支持心臟與整體循環系統的狀況。我選擇益母草（*Leonurus cardiaca*）也是因為其長期被當作心臟補品。中華文化認為，適量攝取益母草是活了數個世紀的古代智者們，其長生不老的秘訣。我喜歡加一點卡宴辣椒，因為它具有血管舒張劑的效果，對於心臟與循環系統是很重要的香料。若發生血管堵塞或收縮問題，這簡單的小辣椒可能成為救命仙丹，所以應該要放在唾手可得的廚房香料架上。最後，纈草最為人知的功效是使肌肉鬆弛與鎮靜，能幫助心臟穩定且有效率地跳動。西番蓮是神經系統的鎮痙劑與鎮靜劑，亦可應用於循環系統。為了維護心臟健康，我們必須維持神經系統的鎮靜與健康，因為壓力程度與膽固醇和高血壓之間是有關連的。

舒緩痠痛蜂蜜抹醬

這款配方原先是爲了我的父親而設計。他當時脖子罹患關節炎，入睡幾小時後，劇烈的疼痛經常將其喚醒。我將這罐抹醬送給他當過節禮物。裡頭的每種香草都等同重要，但可以依照個人口味自由調整比例。

香草粉末配方

- 1 份八角粉
- 1 份黑升麻（black cohosh）粉
- 1 份芹菜籽（celery seed）粉
- 1 份肉桂粉
- 1 份旋果蚊子草（meadowsweet）粉
- 1 份薑黃粉

蜂蜜抹醬

- 5 茶匙香草粉末配方
- 1 杯生蜂蜜

將香草粉末配方拌入生蜂蜜。置於陰涼乾燥處可無限期保存。

使用方式：
每日享用1-3茶匙。

香草的功用

我曾用黑升麻（*Actaea racemosa*）與芹菜籽（*Apium graveolens*）為一位客戶成功調製應用於關節炎疼痛的酊劑，因此我從這兩種香草開始。這些香草與旋果蚊子草（*Filipendula ulmaria*）都具有消炎特性，特別是針對關節炎。製作任何抹醬時，我將重點先擺在療效，但必須兼具良好風味。我知道香料可以滿足這個需求，所以何不使用具有強烈消炎特性的香料呢？一般來說，肉桂與薑黃（*Curcuma longa*）會非常適合，但產生的風味不平衡又過於強烈。最後我決定放入八角（*Pimpinella anisum*），其芬芳的揮發油是最適合結合所有原料的媒介。我的父親使用這款抹醬後，開始睡得比較好，當我再次見到他帶著空瓶來訪，好讓我續裝蜂蜜時，我開始思考要和朋友與其他人分享這款新的抹醬。眾人的反應是立刻見效，舒緩痠痛抹醬隨即登上暢銷寶座。自此，我們經常收到原先懷疑其功效的使用者表示，嘗試過後，長期的疼痛才首次得以舒緩。

小蜜蜂安定蜂蜜抹醬

小蜜蜂安定抹醬是根據兒童的記憶、腦霧（**brain fog**）與注意力不足過動症（**ADHD**）等領域研究，所調製的配方，幾年來不斷進化。這款抹醬的成功由於其成分簡單，加上我不停關注科學研究的新發展。可以在這款抹醬裡，試著加入假馬齒莧（*Bacopa monnieri*）與纈草。

香草粉末配方

- 3 份檸檬香蜂草（lemon balm）粉
- 1 份花菱草（California poppy）粉
- 1 份貓薄荷粉（catnip）
- 1 份西番蓮粉

蜂蜜抹醬

- 6½ 茶匙香草粉末配方
- 1 杯生蜂蜜
- 1 顆檸檬皮

將香草粉末配方拌入生蜂蜜，加入檸檬皮。置於陰涼乾燥處可無限期保存。

使用方式：
每日享用 1-3 茶匙。

香草的功用

我研發此款抹醬是為了幫助孩子無法集中精神的父母。起初也是因為我們家有這樣的需求。我兒子四歲時經歷了一個戲劇性的階段。每當撞到或碰到，便會立即情緒失控大崩潰。我們很難向他解釋這沒什麼，因為他無法冷靜下來聽我們說話。為了幫助艾丹（Aidan），我選用檸檬香蜂草（*Melissa officinalis*），除了在歷史上一直被當作神經鎮定劑使用之外，臨床研究亦顯示檸檬香蜂草能幫助治療注意力失調與伴隨而來的焦慮症狀。貓薄荷（*Nepeta cataria*）具有鎮痙劑特性。西番蓮與花菱草（*Eschscholzia californica*）則有鎮定劑與鎮痙劑的特性，對於兒童的神經系統很溫和。

當我做出第一批小蜜蜂安定抹醬時，給孩子們各吃一匙，看看味道是否無誤。等我回到廚房時，他們哀求著還想再吃。這款抹醬很快便成為我們家日常生活重要的環節（睡前也要吃一些）。我發現使用這種抹醬最好的方式，就是讓孩子們在需要的時候可以自行取用。我們將蜂蜜與一根湯匙，放在孩子們能取得的地方，想吃隨時可以拿。這能使他們於平常無法控制的事情上獲得掌控感。

緩解反胃蜂蜜抹醬

這款抹醬的靈感源自於我懷孕時期。九個月的懷胎過程，一直感到噁心反胃，非常折磨人。這款配方適合用於肚子不適，亦能幫助暈車與孕吐症狀。

香草粉末配方

2 份胡椒薄荷粉
1 份野生山藥根粉
½ 份薑粉
¼ 份螺旋藻（spirulina）粉

蜂蜜抹醬

2 茶匙香草粉末配方
¼ 茶匙新鮮生花粉
½ 茶匙生蜂蜜
1 顆檸檬皮

將所有食材拌入蜂蜜。這款抹醬不需要冷藏可無限期保存。

使用方式：
每日享用1-3茶匙。

香草的功用

在這款抹醬裡看到薑（*Zingiber officinale*）應該不會太驚訝。無論造成反胃的原因是什麼，薑是最常被推薦使用的植物。胡椒薄荷中的揮發油是舒緩胃部不適的著名療方。野生山藥（*Dioscorea villosa*）是一種鎮痙劑，較不熟知用於舒緩孕吐症狀。噁心反胃的感覺，亦可透過攝取維生素B減緩不適。為提供這些營養補給，要加入新鮮蜜蜂花粉與足量的螺旋藻（*Arthrospira platensis*）。最後，檸檬皮鮮明的柑橘風味，能幫助平衡香草與螺旋藻的苦澀。

世界各地的甜蜜療法

在傳統醫學中，曾有先例透過香草與蜂蜜的協同作用提供健康益處。現代科學研究則提出強力的證據，支持將這類協同作用重新帶入日常生活。世界各地的傳統方法，提醒著我們在享受現代科學研究成果的同時，也應該回顧過去。這些歷久彌新的配方，與我在現代西方世界創造的食譜有著相同的基礎與效用。

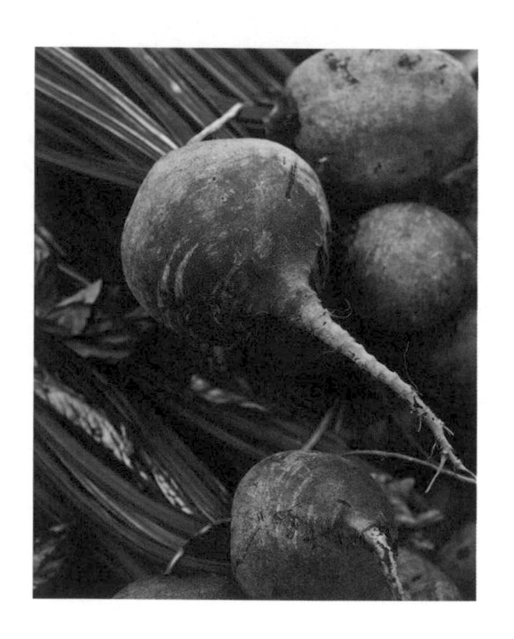

改善貧血

一種傳統印度飲料，富含鐵、銅與錳；蜂蜜則幫助吸收。

- 1 大顆甜菜根
- 2 茶匙生蜂蜜

將1大顆甜菜根榨汁或攪碎。將果汁、甜菜根渣與蜂蜜混合成飲品，剩餘的部分放入冷藏。

使用方式：製作1份；每日飲用。

提振精神強度與活力

一種傳統印度配方，可加強精神強度與活力、支持男性精力，亦能利用杏仁的營養價值，提升體能訓練強度。在印度，杏仁被用於幫助精神發展，因含有支持腦部健康的核黃素與左旋肉鹼（l-carnitine）而備受推崇。

1 顆泡水杏仁（泡水8小時，或至軟化）
1 茶匙生蜂蜜
1 杯冰牛奶

將杏仁磨成泥後加入蜂蜜。將兩者與冰牛奶混合。

使用方式：冬天時，於睡前30分鐘飲用，持續2個月。

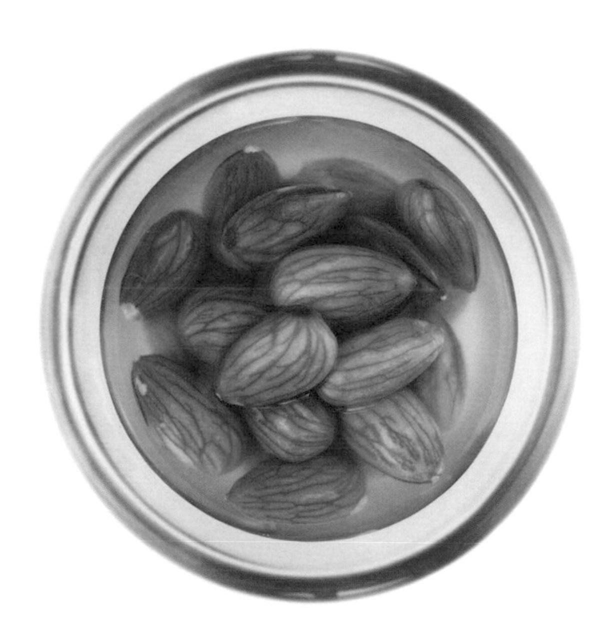

過敏急救蜂蜜抹醬（Allergency® Honey Spread）

過敏急救配方的發想始於在農夫市集擺攤的日子。多年來，人們經常問我們：蜂蜜是否真的能改善過敏？令人感到沮喪的是，儘管我們的蜂蜜能幫助對季節性花粉過敏的患者；卻不能改善對灰塵、黴菌、寵物或特定食物過敏的症狀。多年來，我推薦一些過敏的人食用生蜂蜜，並建議另一群人試試看香草。最後，我決定將兩者結合，做成簡單又美味的產品。此配方的香草可依照相同比例、或依個人口味偏好，調整喜歡的比例。

香草粉末配方

- 1 份蒲公英根粉
- 1 份刺五加粉
- 1 份蕁麻（nettle）粉
- 1 份柳橙皮粉
- 1 份野生山藥根粉

蜂蜜抹醬

- 5 茶匙香草粉末配方
- ¼ 茶匙生花粉
- 1 杯生蜂蜜

將香草粉末配方與花粉拌入生蜂蜜。置於陰涼乾燥處可無限期保存。

使用方式：
每日享用1-3茶匙。

香草的功用

過敏急救配方結合生蜂蜜與生花粉，為季節性過敏患者提供了非常強大的抗過敏補品。蕁麻（*Urtica dioica*）、添加了天然抗組織胺成分。蒲公英根（*Taraxacum officinale*）與野生山藥的重要性在於對肝臟的去淤功能。組織胺反應（histamine response）是受到任何一種過敏源刺激，而產生發炎、打噴嚏、咳嗽、眼周紅腫、呼吸困難等症狀。這些症狀有時會日趨嚴重，若身體在接觸過敏原後無法緩解，日後碰到新的過敏源便會更敏感。我們的肝臟勢必要出手相救，因為它能過濾血液中外來蛋白質，與避免組織胺反應發生。若肝臟被堵塞，無法好好執行這項功能，外來蛋白質便能自由地在血液中循環，造成更多發炎症狀。

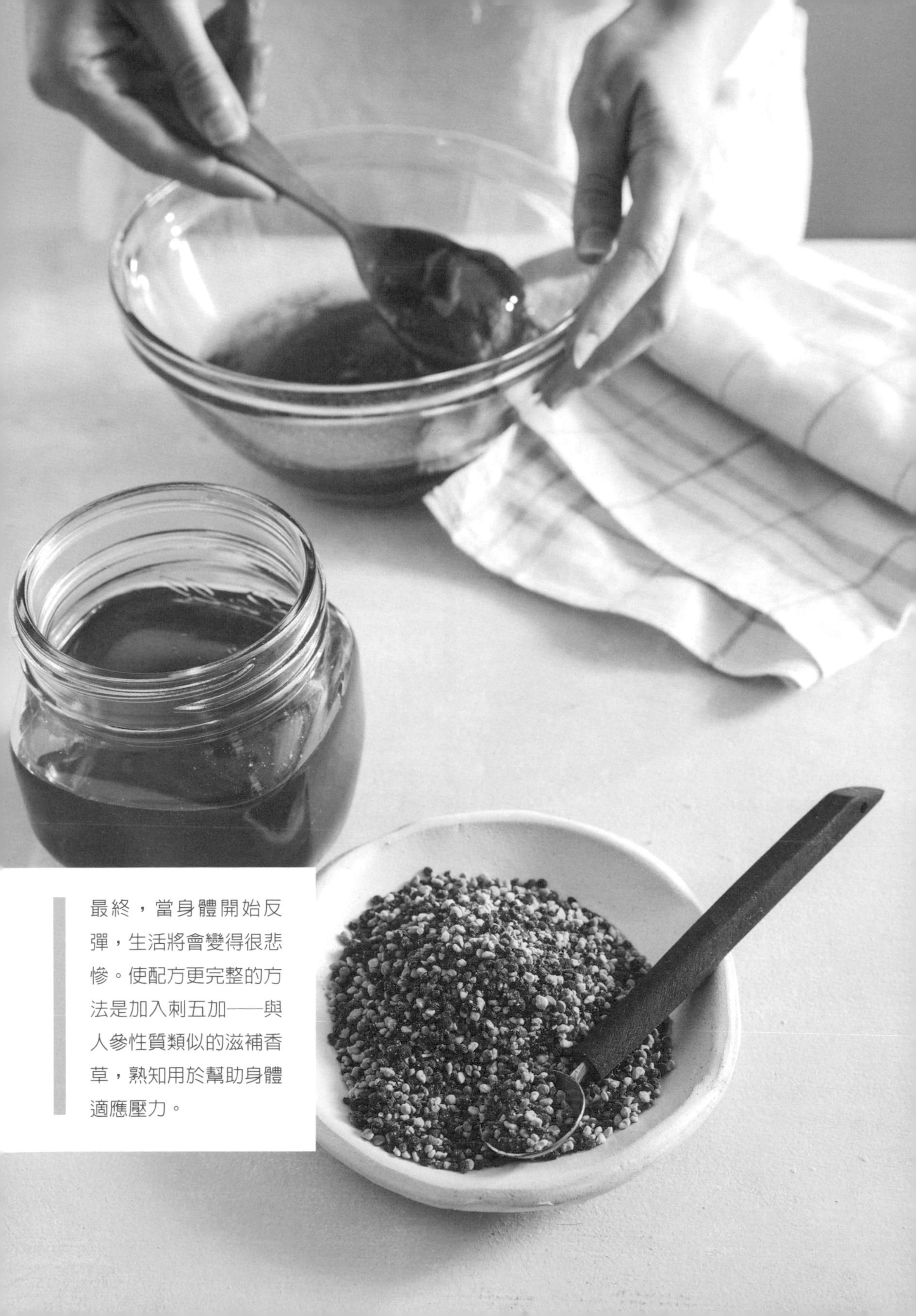

最終，當身體開始反彈，生活將會變得很悲慘。使配方更完整的方法是加入刺五加——與人參性質類似的滋補香草，熟知用於幫助身體適應壓力。

女性均衡蜂蜜抹醬

這款抹醬能支持女性生命中的各個階段。使用的香草配方，不是爲了刺激單一荷爾蒙，而是促進黃體激素（progesterone）、雌激素（estrogen）與睪固酮（testosterone）維持平衡狀態。

香草粉末配方

- 2 份蒲公英根粉
- 1 份蕁麻粉
- 1 份覆盆子葉（Raspberry Leaf）粉
- 1 份黃荊（Vitex）粉
- 1 份野生山藥根粉
- ½ 份薑粉
- ½ 份甘草根粉

蜂蜜抹醬

- 5 茶匙香草粉末配方
- 1 杯生蜂蜜

將香草粉末拌入生蜂蜜。置於陰涼乾燥處可無限期保存。

使用方式：

每日享用1-3茶匙。

香草的功用

黃荊（*Vitex agnus-castus*）與野生山藥熟知用於幫助一般荷爾蒙平衡。蒲公英根與野生山藥搭配，能幫助肝臟去淤塞。蕁麻、薑與覆盆子葉（*Rubus idaeus*）添加營養成分，特別是高劑量的鐵、維生素A與C，同時還能滋養女性生殖與内分泌系統。蕁麻與甘草（*Glycyrrhiza glabra*）能支持副腎腺（adrenal gland），是女性一生中荷爾蒙平衡的關鍵。到了更年期，當卵巢慢下來，副腎腺會分泌雌激素。這些滋補香草的功效是將不平衡的狀態導正，而非治癒症狀。我們聽到許多女性反應，這款抹醬對付潮熱非常有效。其他人則表示經期較規律、較少經前綜合症，與改善情緒平衡。

男性活力蜂蜜抹醬

這款抹醬是由女性均衡配方衍生而來的產品。儘管許多處方藥物是針對男性生殖與內分泌系統失衡而設計，要找到天然的選項實屬不易。我們起初販賣這款抹醬時，會在瓶身正面貼上標籤，說明此設計是為了「讓你走路有風」，男性顧客經常笑著購買。

香草粉末配方

- 2 份何首烏（fo-ti root）粉
- 1 份醉茄（ashwagandha）粉
- 1 份巴西榥榥木（muira puama）粉
- 1 份印度菝葜（sarsaparilla）粉
- 1 份鋸棕櫚（saw palmetto）粉
- ½ 份山楂果粉
- ½ 份甘草根粉
- ⅛ 份肉桂粉
- ⅛ 份柳橙皮粉

蜂蜜抹醬

- 6 茶匙香草粉末配方
- 1 杯生蜂蜜

將香草粉末拌入生蜂蜜。置於陰涼乾燥處可無限期保存。

使用方式：

每日享用1-3茶匙。

香草的功用

這款抹醬利用山楂果支持心臟與循環系統。每個人的心臟都需要多一點保護，而男性較容易罹患循環系統疾病，並進而影響其生殖功能。我決定加入鋸棕櫚（*Serenoa repens*）以保護攝護腺健康。為了生殖與生育健康，需要添加巴西榥榥木（*Ptychopetalum olacoides*）、印度菝葜（*Hemidesmus indicus*）與何首烏（*Polygonum multiflorum*）。使荷爾蒙長期保持平衡，我們需要照顧好腎上腺，為此，我加入了甘草。加入肉桂與柳橙皮（*Citrus sinensis*）是出於其溫潤風味特性。最後，為了生理與情緒壓力，我選擇滋補香草以促進神經系統健康。醉茄（*Withania somnifera*）是補身體最好的香草，能幫助身體用健康的方式對付壓力。這些全部的身體系統，都在合力打造健康的男性系統。

三果實蜂蜜抹醬

三果實（**Triphala**）字面上翻譯爲「三個果實」。由印度醋栗（**Amalaki**）、欖仁（**Bibhitaki**）、訶子（**Haritaki**）組成，皆生長於喜馬拉雅山。這些果實分別都有很好的特性，但混合後的協同作用，成爲印度人用了幾個世紀的消化均衡劑。

阿育吠陀醫學認爲，均衡的消化系統與健康地排放人體廢棄物，能使人健康又有活力。同樣地，西方草藥學注重消化，是因爲了解其對於我們的免疫、神經與內分泌系統有著重要的影響。三果實不僅是單一的輕瀉劑或收斂劑，而是一個腸胃調節劑。但它不會促使或阻止你上廁所，而是幫助身體增加養分的吸收，使消化道更強健。

一般來說，人們將三果實粉溶於水中喝掉，但帶有苦澀粉狀感，因此我想將其變得容易下嚥。爲了遵照阿育吠陀注重身體平衡與季節性的理念，我做出兩種配方：一種「涼性」配方，選用的香草能協助平衡燥熱性質的人；另一個配方則希望可以溫暖身體。

三果實涼性蜂蜜抹醬

三果實涼性配方，是針對春末、夏季與初秋時節而設計，適合用綠薄荷（spearmint）與蒔蘿（dill）降溫。可依照個人口味喜好，調整香草比例。

香草粉末配方

1 份三果實粉

½ 份綠薄荷粉

蜂蜜抹醬

8 茶匙香草粉末配方

1 杯生蜂蜜

¼ 茶匙新鮮蒔蘿

1 顆萊姆皮

將香草粉末拌入生蜂蜜，加入新鮮蒔蘿與萊姆皮。置於陰涼乾燥處可無限期保存。

使用方式：

每日於睡前30分鐘，享用1茶匙。

香草的功用

所有的薄荷裡，綠薄荷（*Mentha spicata*）通常被認定為冰涼的。蒔蘿（*Anethum graveolens*）亦屬於涼性香草，也算是夏天必備之物。這兩種香草的搭配，是為了蓋掉三果實的苦澀；而其中內含的高濃度揮發油，亦能幫助平衡消化。「三果實涼性」配方適合用於阿育吠陀醫學裡，被認定為火型（pitta）體質的人；但在正確的季節與情況下，對風型（vata）與水型（kapha）體質的人也可以是有益的。若你對於阿育吠陀醫學的三種督夏（dosha）/能量體質定義不熟悉，上網查一下就會找到有趣的連結，測試自己屬於哪一種體質。我會建議嘗試幾種不同的網站，確保答案一致。

開心肚蜂蜜抹醬

這個配方原先稱作「三果實溫性」（Triphala Warm）抹醬。適合秋末、冬季與初春使用，因為含有許多溫潤屬性的香料，如肉桂與丁香。可以依照個人口味喜好，調整香草比例。

香草粉末配方

1 份三果實粉
½ 份肉桂粉
少許丁香粉

蜂蜜抹醬

8 茶匙香草粉末配方
1 杯生蜂蜜

將香草粉末拌入生蜂蜜。置於陰涼乾燥處可無限期保存。

使用方式：
每日於睡前30分鐘，享用1茶匙。

香草的功用

在許多文化裡，一般入菜用的香料，於每天進餐的過程中，都能發揮一些療效。香料與香草同樣依季節性被使用，以改變身體隨時節產生的變化。肉桂與丁香（*Syzygium aromaticum*）都是溫性香料，能緩和三果實的苦味；其內含的高濃度揮發油，亦有舒緩腸胃的特性。在我們的文化裡，使用香料或香草時，並沒有這一層考量。「開心肚蜂蜜抹醬」適合用於阿育吠陀醫學裡，被認定為風行與水型體質的人；但在正確的季節與情況下，對火型體質的人也可以是有益的。上網查一下就會找到有趣的連結，測試自己屬於哪一種督夏/能量體質。

止痛蜂蜜抹醬

這款抹醬是由我們農場最受歡迎的酊劑之一改造而來。成分很簡單，卻非常有效。

香草粉末配方

2 份毒萵苣粉
1 份黃芩粉
1 份聖約翰草粉

蜂蜜抹醬

6 茶匙香草粉末配方
1 杯生蜂蜜

將香草粉末拌入生蜂蜜。置於陰涼乾燥處可無限期保存。

使用方式：
每日享用 1-3 茶匙。

香草的功用

多年來我一直對毒萵苣的優點讚譽有加，但直到近期才開始在主流市場中看到其相關資訊。這是非常有價值的植物，卻時常被忽視、甚至被視為惱人的雜草。毒萵苣的止痛程度如同鴉片，卻沒有不好的副作用或成癮風險。我將其與另一種受歡迎的止痛劑——聖約翰草結合。最後，黃芩不只是一種止痛劑，也是鎮痙劑。在我寫下這些的同時，許多美國人都在疼痛中過日子，卻找不到非鴉片的辦法。若你是這樣的人，這款抹醬是很好的選擇。

快速康復蜂蜜抹醬

在經歷一次猛烈的感冒與流感季節時，我們創造了這款抹醬以維持全家人的免疫力。我需要一個可以抵抗冬日細菌、且美味程度足以讓我不必追著孩子餵食的聖品。過去幾年裡，我一直在調整此配方的香草原料比例。等量的效果很好，但亦可以依照個人口味喜好，調整各種香草的比例。

香草粉末配方

1 份黃耆（astragalus）粉
1 份紫花馬蘭菊粉
1 份接骨木莓（elderberry）粉
1 份香菇粉

蜂蜜抹醬

7 茶匙香草粉末配方
1 杯生蜂蜜

將香草粉末拌入生蜂蜜。置於陰涼乾燥處可無限期保存。

使用方式：

每日享用 1-3 茶匙。

香草的功用

接骨木莓（*Sambucus nigra*）具科學支持能縮短病程與舒緩症狀。紫花紫錐菊同樣是知名的免疫系統補品。免疫力下降時，通常伴隨著疾病造成的身體壓力，因此我加入黃耆（*Astragalus membranaceus*），其具有養生保健的特性，並能促使身體健康地面對壓力。最後，我加入香菇（*Lentinula edodes*）。許多我們視為理所當然加入蛋料理或披薩的菇類，都具有很高的藥用價值！香菇也不例外，能為我們的免疫系統提供諸多益處。

我第一次嘗試這個配方時，「菇味」太重。儘管我們的蜂蜜抹醬注重療效，但也必須是好吃的！經過多次實驗，我們做出莓果風味較重的抹醬，但尾韻保有香菇的風土味。每當家裡有人出現生病跡象，就會吃一大口「快速康復」抹醬。

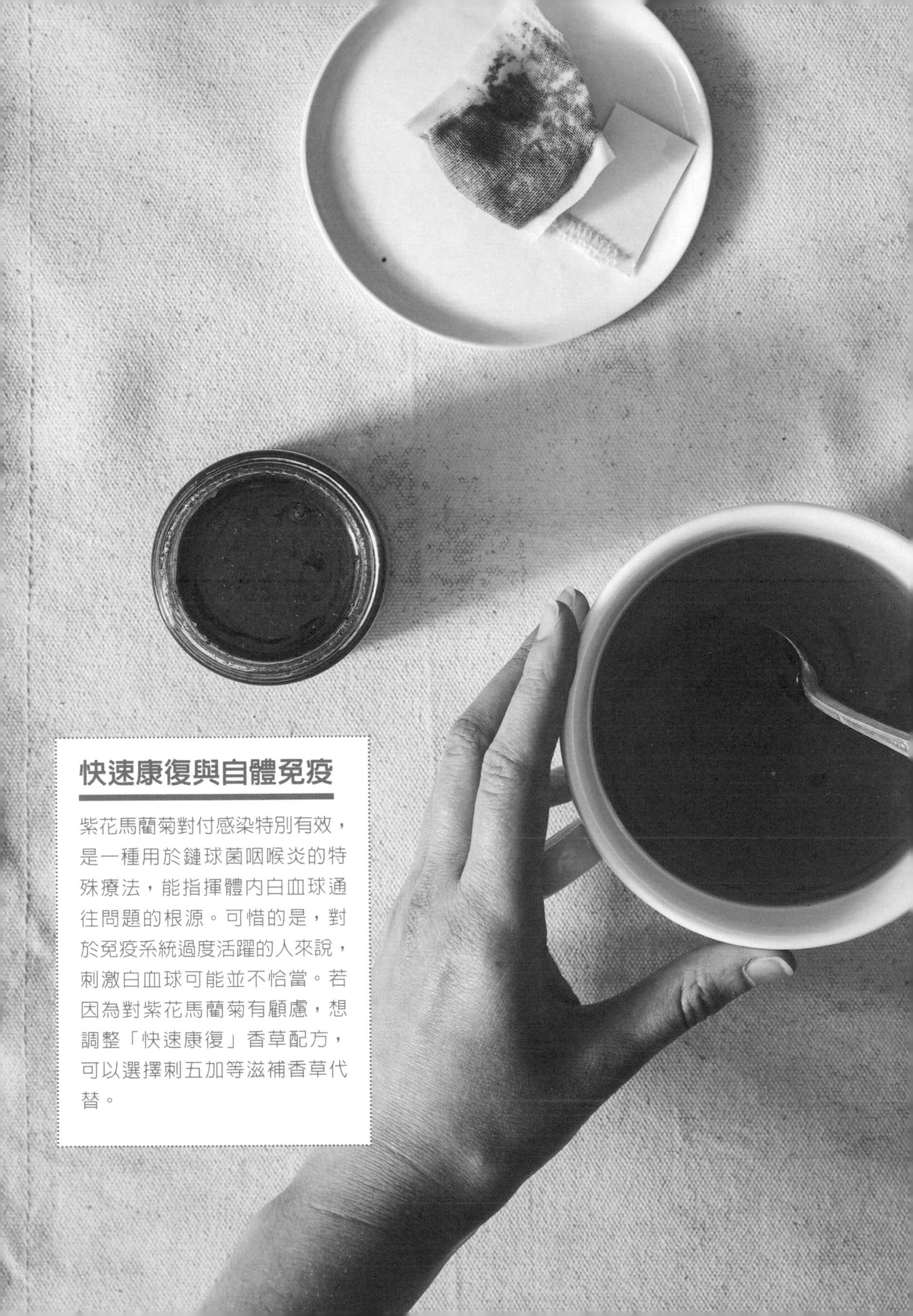

快速康復與自體免疫

紫花馬蘭菊對付感染特別有效，是一種用於鏈球菌咽喉炎的特殊療法，能指揮體內白血球通往問題的根源。可惜的是，對於免疫系統過度活躍的人來說，刺激白血球可能並不恰當。若因為對紫花馬蘭菊有顧慮，想調整「快速康復」香草配方，可以選擇刺五加等滋補香草代替。

綜合維生素蜂蜜抹醬

這款混合許多高營養價值的香草，做成的能量配方，最適合平日早晨，或任何需要提振精神的時候食用。

香草粉末配方

- 2 份紫花苜蓿（alfalfa）粉
- 2 份蕁麻粉
- 1 份繁縷（chickweed）粉
- 1 份洛神花粉
- 1 份木賊（horsetail）粉
- 1 份香茅粉
- 1 份薄荷粉
- 1 份西洋菜（watercress）粉
- ½ 份紅萩草（red clover）粉
- ½ 份玫瑰果（rosehip）粉

蜂蜜抹醬

- 5 茶匙香草粉末配方
- 1 杯生蜂蜜

將香草粉末拌入生蜂蜜。置於陰涼乾燥處可無限期保存。

使用方式：

每日享用1-3茶匙。

香草的功用

這個配方，可以將眾多香草用不同方式混合，做成自己的版本。挑選香草時，需注意風味。通常瞭解每種香草的風味，能幫助設想如何與其它香草搭配。在這個特定的配方裡，紫花苜蓿（*Medicago sativa*）、西洋菜（*Nasturtium officinale*）、蕁麻、繁縷（*Stellaria media*）、玫瑰果（*Rosa species*）、紅萩草（*Trifolium pratense*）與香茅（*Cymbopogon citratus*）皆提供大量營養與良好風味。我們選用特定植物作為配方時，不總是因為其具有某種厲害的新化學物質。通常簡單的營養——那些被科學家稱作「主要化學物質」（primary chemicals）的化合物，才是我們配方的主角。尋找具有高度平衡的維生素與礦物質之植物，而非具專門性、卻包含諸多問題的次級化學物質與副作用的植物。

簡單藥劑

儘管我喜歡創作具功能性的食譜，有時候簡單的舐劑即可派上用場。下面是幾個我最喜歡的食譜，遇到問題時再拿出來使用。

熱檸檬飲

½ 顆檸檬
½ 茶匙糖
1 茶匙「快速康復蜂蜜抹醬」（頁94）
180 毫升熱水

將半顆檸檬擠入馬克杯，加入糖與蜂蜜抹醬。待熱水冷卻至可飲用的程度，加入馬克杯攪拌均勻。

乾眼睡前調節劑

這個療法用於眼睛乾燥、搔癢、紅腫或刺激的症狀。非常適合盯著電腦螢幕一整天的人，因為據說能幫助增強疲勞的眼睛。

1 杯杏仁奶
½ 茶匙印度酥油
1 茶匙「開心肚蜂蜜抹醬」（頁92）

於爐火加熱杏仁奶。加入印度酥油與蜂蜜抹醬，攪拌均勻。

孕期綜合蜂蜜抹醬

我將經典配方稍作變化，以保持懷孕期間最健康的狀態。

香草粉末配方

- 3 份覆盆子葉粉
- 2 份蕁麻粉
- 2 份胡椒薄荷粉
- 1 份紫花苜蓿粉
- 1 份玫瑰花瓣粉
- ¼ 份玫瑰果粉

蜂蜜抹醬

- 6 茶匙香草粉末配方
- 1 杯蜂蜜

將香草粉末拌入生蜂蜜。置於陰涼乾燥處可無限期保存。

使用方式：
每日享用1-3茶匙。

香草的功用

覆盆子葉與蕁麻皆能替子宮健康提供眾多營養素。蕁麻能補血、支持血量變化與維持健康的血紅素含量，使身體有足夠的氧氣與能量。覆盆子葉能支持健康的收縮。但並非指會造成子宮收縮，而是能加強子宮壁的肌肉，使其該放鬆的時候放鬆，該收縮的時候則能強而有力的運作。紫花苜蓿是鈣與鎂良好的來源，若想要亦可用燕麥稈（oatstraw）或燕麥（*Avena sativa*）取代。胡椒薄荷能添加風味，並舒緩腸胃不適。放入玫瑰（*Rosa rugosa*）則是因為女性在懷孕期間，可能需要有被愛的感覺並減緩焦慮感。玫瑰果添加了維生素C與生物類黃酮，對於打造強健的胎盤非常重要。

泌乳綜合蜂蜜抹醬

這個配方裡的所有成分都是催奶劑，能幫助哺乳媽媽維持泌乳量。

香草粉末配方

3 份茴香（fennel）粉

1 份葫蘆巴（fenugreek）粉

1 份啤酒花粉

1 份蕁麻粉

1 份覆盆子葉粉

½ 份聖薊（blessed thistle）粉

蜂蜜抹醬

6 茶匙香草粉末配方

1 杯生蜂蜜

將香草粉末拌入生蜂蜜。置於陰涼乾燥處可無限期保存。

使用方式：

每日享用1-3茶匙。

香草的功用

將葫蘆巴（*Trigonella foenumgraecum*）、茴香（*Foeniculum vulgare*）、啤酒花、蕁麻、覆盆子葉與聖薊（*Cnicus benedictus*）結合，製作成美味又能幫助增加泌乳量的配方，此處的風味主角是茴香。

慾望蜂蜜抹醬

這個配方中的多數香草，在支持慾望方面皆榜上有名。性欲低下的男性與女性，可能是因通往性器官的血流不順暢導致。這類配方大多針對男性，但許多女性告訴我，若能創造提升女性性慾的配方，我一定會發大財，所以非得試試看。

香草粉末配方

- 3 份達米阿那（damiana，別名透納葉）粉
- 2 份瑪卡（Maca）粉
- 1 份醉茄粉
- 1 份銀杏粉
- 1 份辣木（moringa）粉
- 1 份天門冬（shatavari，別名印度蘆筍）粉
- ½ 份肉桂粉
- ¼ 份小豆蔻粉
- ¼ 份薑粉
- ¼ 份肉豆蔻粉
- ⅛ 份黑胡椒粉
- ⅛ 份丁香粉

蜂蜜抹醬

- 6 茶匙香草粉末配方
- 1 杯生蜂蜜

將香草粉末拌入生蜂蜜。置於陰涼乾燥處可無限期保存。

使用方式：

每日享用 1-3 茶匙。

香草的功用

達米阿那（*Turnera diffusa*）與銀杏（*Ginkgo biloba*）能改善通往骨盆的血流。瑪卡（*Lepidium meyenii*）是適用於男女性的催情藥；而醉茄、肉桂、肉豆蔻（*Myristica fragrans*）、薑與辣木（*Moringa oleifera*）據說對男性最有效。天門冬（*Asparagus racemosus*）與丁香則特別適合女性。我在調配這個配方時，風味越來越像印度奶茶。黑胡椒（*Piper nigrum*）與小豆蔻（*Elettaria cardamomum*）暖化了這個配方，也讓印度奶茶的風味更完整。

偏頭痛剋星蜂蜜抹醬

此處的許多香草，是我經常用於舒緩頭痛的原料，但這個配方是專門替長期偏頭痛的人而調製。

香草粉末配方

- 2 份胡椒薄荷粉
- 2 份黃芩粉
- 1 份蕁麻粉
- 1 份西番蓮粉
- 1 份纈草根粉
- ½ 份小白菊（feverfew）粉
- ½ 份薰衣草粉

蜂蜜抹醬

- 6 茶匙香草粉末配方
- 1 杯生蜂蜜

將香草粉末拌入生蜂蜜。置於陰涼乾燥處可無限期保存。

使用方式：

每日享用1-3茶匙。

香草的功用

有研究顯示若每日服用小白菊（*Tanacetum parthenium*），能有效預防偏頭痛。蕁麻的抗組織胺特性，對有些人亦有幫助。黃芩是我最喜歡的鎮痙劑，我將其用於多數治療頭痛配方。纈草根是非常強效的肌肉鬆弛劑，亦是優秀的止痛藥。西番蓮則是溫和的鎮靜劑，能舒緩導致偏頭痛的部分壓力與緊張感。最後，薰衣草與胡椒薄荷是溫和的神經鎮定劑，能幫助消除頭痛，並提供配方一些風味。

泌尿道救星蜂蜜抹醬

泌尿道感染時需要立即採取行動！首要事項需攝取大量水分。此配方裡的兩種利尿劑能幫助體內系統排淨。

香草粉末配方

2 份蕁麻葉粉

1 份蒲公英根粉

1 份熊果（uva ursi）粉

蜂蜜抹醬

3 茶匙香草粉末配方

½ 杯生蜂蜜

½ 杯冷凍野櫻莓（aronia berries，解凍）

將香草粉末配方拌入生蜂蜜。加入野櫻莓，攪拌的同時稍微壓碎莓果，擠出汁液。冷藏保存至多3個月。

使用方式：

每15-20分鐘，食用1茶匙，至症狀緩解；之後每日3次，每次1茶匙，至整個配方用完。

香草的功用

蒲公英根與蕁麻葉都是利尿劑。熊果（*Arctostaphylos uva-ursi*）能預防大腸桿菌附著在膀胱壁。傳統治療泌尿道感染的方法是將熊果酊劑與大量無糖蔓越莓汁混合。過去多年來我都是用這個方法，直到在俄亥俄州發現一種常見的雜草——野櫻莓（*Aronia melanocarpa*），其效果更好。

幫助消化綜合苦味物蜂蜜抹醬

這款抹醬能幫助消化，應於飯前食用。

香草粉末配方

2 份啤酒花粉

1 份樺樹皮（birch bark）粉

1 份蒲公英根粉

½ 份肉桂粉

½ 份黃龍膽（gentian）粉

½ 份柳橙皮粉

蜂蜜抹醬

5 茶匙香草粉末配方

1 杯生蜂蜜

將香草粉末拌入生蜂蜜。置於陰涼乾燥處可無限期保存。

使用方式：

於餐前10-15分鐘，享用1茶匙。

香草的功用

這個配方由一些經典的苦味物組成：黃龍膽（*Gentiana lutea*）、蒲公英根、啤酒花與柳橙皮，亦可使用一些消化系辛香料，如肉桂與樺樹皮（*Betula species*），熟知用於幫助舒緩消化道。這些香料同時替配方增添風味。苦味物能刺激適當消化過程，鼓勵肝臟、膽囊與胰臟製造消化酵素，並幫助胃部增加適量的鹽酸。若消化過程在食物抵達胃部前就開始作用，便更能吸收營養與完全消化食物。試吃的時候，記得要將抹醬完全覆蓋舌頭頂部，效果才會最好。

良好記憶蜂蜜抹醬

爲了提升腦部健康與記憶功能，試試這款抹醬。

香草粉末配方

3 份銀杏粉

2 份刺五加粉

1 份雷公根（gotu kola）粉

1 份檸檬香蜂草粉

1 份迷迭香粉

蜂蜜抹醬

5 茶匙香草粉末配方

1 顆檸檬皮

1 杯生蜂蜜

將香草粉末配方與檸檬皮拌入生蜂蜜。置於陰涼乾燥處可無限期保存。

使用方式：

每日享用 1-3 茶匙。

香草的功用

銀杏是能夠成功幫助記憶力的香草之一。搭配雷公根（*Centella asiatica*），能使良好的血流傳送至腦部。檸檬香蜂草因具有增加專注力的能力而被研究；迷迭香則自古便被認定能幫助記憶。我在配方中加入刺五加，作為滋補香草，能幫助健康地面對壓力與老化。

兒童補鈣蜂蜜抹醬

孩童時期有許多時刻，特別需要增添鈣質，例如長乳牙或換牙的時候。這個配方大致參考一個衆人熟知、由著名藥草醫師約翰·克里斯多福（**Dr. John Christopher**）所發表的鈣質吸收配方，但未添加康復力草（**comfrey**），因爲內含一些有疑慮的生物鹼。

香草粉末配方

- 2 份木賊粉
- 2 份燕麥粉
- 1 份羅勒粉
- 1 份檸檬百里香粉
- ¼ 份北美山梗菜（lobelia）粉

蜂蜜抹醬

- 6 茶匙香草粉末配方
- 1 杯生蜂蜜

將香草粉末拌入生蜂蜜。置於陰涼乾燥處可無限期保存。

使用方式：
每日享用 1-3 茶匙。

香草的功用

這個配方裡的多數香草，鈣質含量都很高，包括羅勒（*Ocimum basilicum*）、檸檬百里香與燕麥。木賊（*Equisetum arvense*）含有二氧化矽，能作為幫助鈣質吸收的補充劑。低血鈣會導致頭痛與腳抽筋（主要是成人），而北美山梗菜（*Lobelia inflata*）是重要的鎮痙劑，亦是良好的鈣質來源。

治癒喉嚨痛蜂蜜抹醬

這款抹醬集結了幾個我們最愛的喉嚨痛療法，成爲一個便利的配方。

香草粉末配方

2 份鼠尾草粉
1 份紫花馬蘭菊粉
¼ 份金印草（goldenseal）粉
⅛ 份卡宴辣椒粉

蜂蜜抹醬

6 茶匙香草粉末配方
2 茶匙純礦鹽
1 杯生蜂蜜

將香草粉末配方與鹽拌入生蜂蜜。置於陰涼乾燥處可無限期保存。

使用方式：
將1茶匙抹醬加入60毫升溫水，漱口後吞下，每日2-3次。

亦可將2茶匙抹醬加入茶裡啜飲（你可能會想省略加鹽）；或是做一個喉嚨發炎的噴劑，將1½茶匙蜂蜜抹醬與60毫升伏特加混合，倒入60毫升的噴霧瓶。

香草的功用

鼠尾草是我找到最能有效對付一般喉嚨發炎的香草。加入紫花馬蘭菊是為了避免喉嚨發炎由部分感染所引起；鏈球菌咽喉炎所引發的疼痛感不是紫花馬蘭菊的對手。卡宴辣椒與金印草（*Hydrastis canadensis*）則添加了一些辣度與抗菌能力。將這款抹醬與鹽和溫水混合，便是最好的漱口水，感冒病毒漫天飛時，最好備有這一罐。

最強去痰蜂蜜抹醬

此配方混合多種能有效當作祛痰劑的香草（能排出黏液）。

香草粉末配方

1 份尤加利粉
1 份牛膝草（hyssop）粉
1 份毛蕊花（mullein）粉
1 份覆盆子葉粉
¼ 份薑粉
¼ 份北美山梗菜（lobelia）粉

蜂蜜抹醬

2 茶匙現刨辣根（horseradish）
1 杯生蜂蜜
5 茶匙香草粉末配方

將現刨辣根立即加入生蜂蜜混合，拌入香草粉末配方。冷藏保存至多3個月。

使用方式：
每日3次，每次1茶匙，至症狀緩解。這款抹醬加入熱水做成茶飲特別好喝。

香草的功用

強效祛痰劑包含辣根（*Armoracia rusticana*）、尤加利（*Eucalyptus globulus*）、毛蕊花（*Verbascum thapsus*）與牛膝草（*Hyssopus officinalis*）。尤加利與毛蕊花能舒緩受到刺激的黏膜。北美山梗菜與胡椒薄荷對化痰、去痰特別有效。覆盆子葉能支持呼吸系統平衡。薑與辣根都具有抗菌和天然抗生素的特性。

傳統中醫藥片

「片」是柔軟的草本藥物，提供好玩又簡單的用藥方式。

草本蜂蜜藥片

這個通用的藥片食譜，可以搭配任何喜歡的草本蜂蜜抹醬製作。

- 4 茶匙自選香草粉末配方
- 2 茶匙藥蜀葵粉
- 2 茶匙生蜂蜜
- 1 茶匙自選草本粉末（如可可粉或肉桂粉）或更多香草粉末配方

將香草粉末配方、藥蜀葵粉與生蜂蜜混合。將混合物分成約½茶匙大小，滾成豌豆狀，裹上剩餘 1 茶匙的自選草本粉末。放入冷藏保存至多2-3個月。

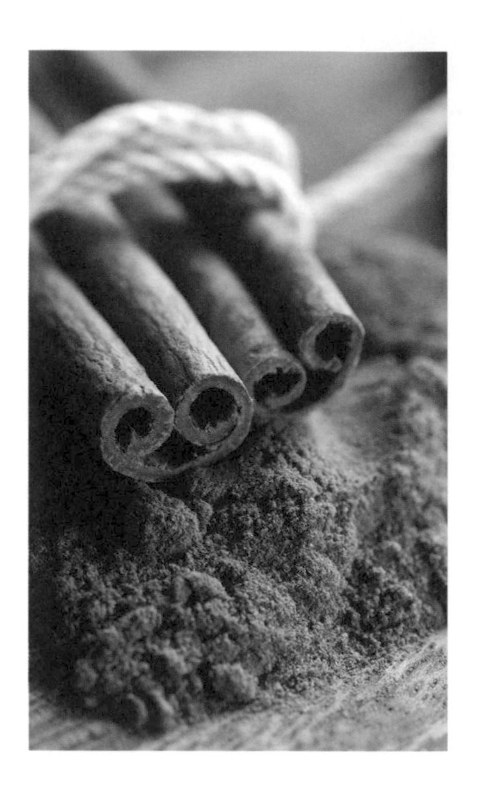

頭痛藥片

我很喜歡用這些軟藥片配方對付頭痛。
我會將藥片放入玻璃罐，讓訪客自由取用。

- 3 份啤酒花粉
- 2 份檸檬香蜂草粉
- 1 份迷迭香粉
- 1 份黃芩粉
- ½ 份薑粉
- 2-3 茶匙生蜂蜜
- ½ 茶匙可可粉（當作裹粉）
- ½ 茶匙瓜拿納粉（當作裹粉）

將啤酒花、檸檬香蜂草、迷迭香、黃芩、薑粉與生蜂蜜混合。將混合物分成約½茶匙大小，滾成豌豆狀。將可可粉與瓜拿納粉混合，放入藥片裹上一層粉。置於冷藏保存至多2-3個月。

使用方式：
每30分鐘服用1-2顆豌豆般大小的藥片，至症狀緩解。

香草的功用

檸檬香蜂草、啤酒花、黃芩、迷迭香與薑都具有活躍的止痛特性，亦是有效的鎮痙劑。

裹粉用的可可與瓜拿納，兩者中含有的咖啡因成分，能加速新陳代謝以吸收配方中的其它成分，並快速輸送至身體各部位。

酸甜湯底蜂蜜抹醬

將這個配方當作常備食材，即可快速製作美味湯底。

香草粉末配方

21 份雞/蔬菜高湯粉
2 份大蒜粉
2 份洋蔥粉
1 份萊姆粉
½ 份辣根粉
¼ 份薑粉
⅛ 份黑胡椒粉
⅛ 份卡宴辣椒粉

蜂蜜抹醬

¼ 杯香草粉末配方
1 杯蜂蜜
3 茶匙羅望子醬

將香草粉末配方拌入生蜂蜜。加入羅望子醬拌勻。放入玻璃罐上蓋儲存，置於陰暗乾燥處可無限期保存。

備註：此食譜不能使用液狀高湯，因為成品將無法長期保存。

使用方式：

將 1-3 茶匙抹醬加入熱水，若想要可用鹽調味，攪拌均勻。

香草的功用

當然，這個配方裡的許多香草，都只是為了增添風味，然而味道並非其唯一的貢獻。辣根能提升泌尿道與呼吸系統的健康，對關節炎患者也非常有幫助。薑、洋蔥與大蒜對於幫助心血管，與支持免疫力極為重要。黑胡椒能加強營養吸收，並與卡宴辣椒共同支持消化系統。最後，加入羅望子（*Tamarindus indica*）是希望用酸味平衡整體甜味，能幫助消化，亦具有消炎作用。總觀而言，這款湯底配方能隨時飲用，在遇到發炎或免疫系統問題時，更是特別有幫助。

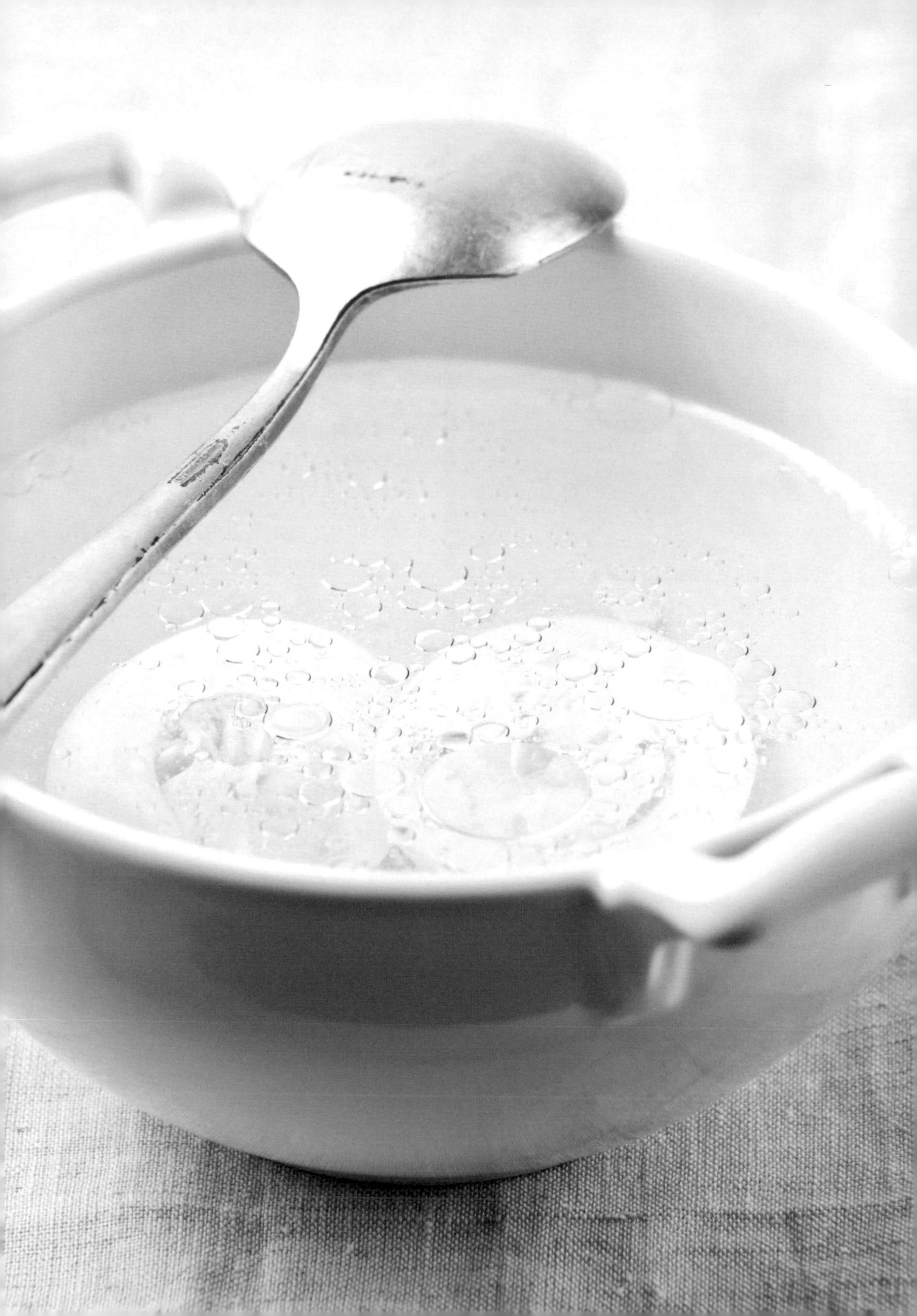

抹茶拿鐵

抹茶是由綠茶（*Camellia sinensis*）茶葉研磨而成的粉末。幾個世紀以來，已在亞洲各國被使用於冥想的儀式，鼓勵大家保持沉靜。近幾年來，在西方主流社會亦日趨熱門。

香草粉末配方

2 份抹茶粉
1 份肉桂粉
½ 份香草莢粉
¼ 份肉豆蔻粉

蜂蜜抹醬

8 茶匙香草粉末配方
1 杯生蜂蜜

將香草粉末拌入生蜂蜜。置於陰暗乾燥處可無限期保存。

使用方式：

取2-3茶匙抹醬，拌入 1 杯起泡的溫杏仁奶。

香草的功用

適當採收的高品質抹茶粉富含抗氧化物與消炎劑，是一種輕微的興奮劑，但不會引發顫抖或無法專心等副作用。加入優質的肉桂、肉豆蔻與香草莢粉（*Vanilla planifolia*），能與抹茶的興奮特性互補，並滿足對拿鐵香甜又濃郁的期待。

阿茲特克穆夏拿鐵

這個配方的命名，是爲了向阿茲特克的辣味巧克力飲致敬。書中只有這個配方未使用全株香草植物。我敬重的香菇專家們說服我，香菇不應該生吃，必須煮熟才能食用。當然，這和我們處理蜂蜜的方式不符。因此配方裡的香菇粉，是依照傳統中醫製藥方式，將浸漬過的香菇乾燥後再製成粉末。亦可在網路上購買香菇粉。

香草粉末配方

- 2 份可可粉
- 1 份肉桂粉
- ½ 份冬蟲夏草（cordyceps）粉
- ½ 份靈芝（reishi）粉
- ½ 份香草粉
- ⅛ 份卡宴辣椒粉

蜂蜜抹醬

- 6 茶匙香草粉末配方
- 1 杯生蜂蜜

將香草粉末拌入生蜂蜜。置於陰暗乾燥處可無限期保存。

使用方式：

取 1 茶匙抹醬，拌入 1 杯起泡的溫杏仁奶。

香草的功用

靈芝（*Ganoderma lucidum*）與冬蟲夏草（*Cordyceps militaris*）是世界各地藥用菇類中，最具代表性的兩種。傳統被用於增強免疫力與支持全身系統，這裡則是希望能增添活力與持久力。跟抹茶拿鐵一樣，加入香草、肉桂與卡宴辣椒是為了增添風味，與增強這款拿鐵的天然刺激性。

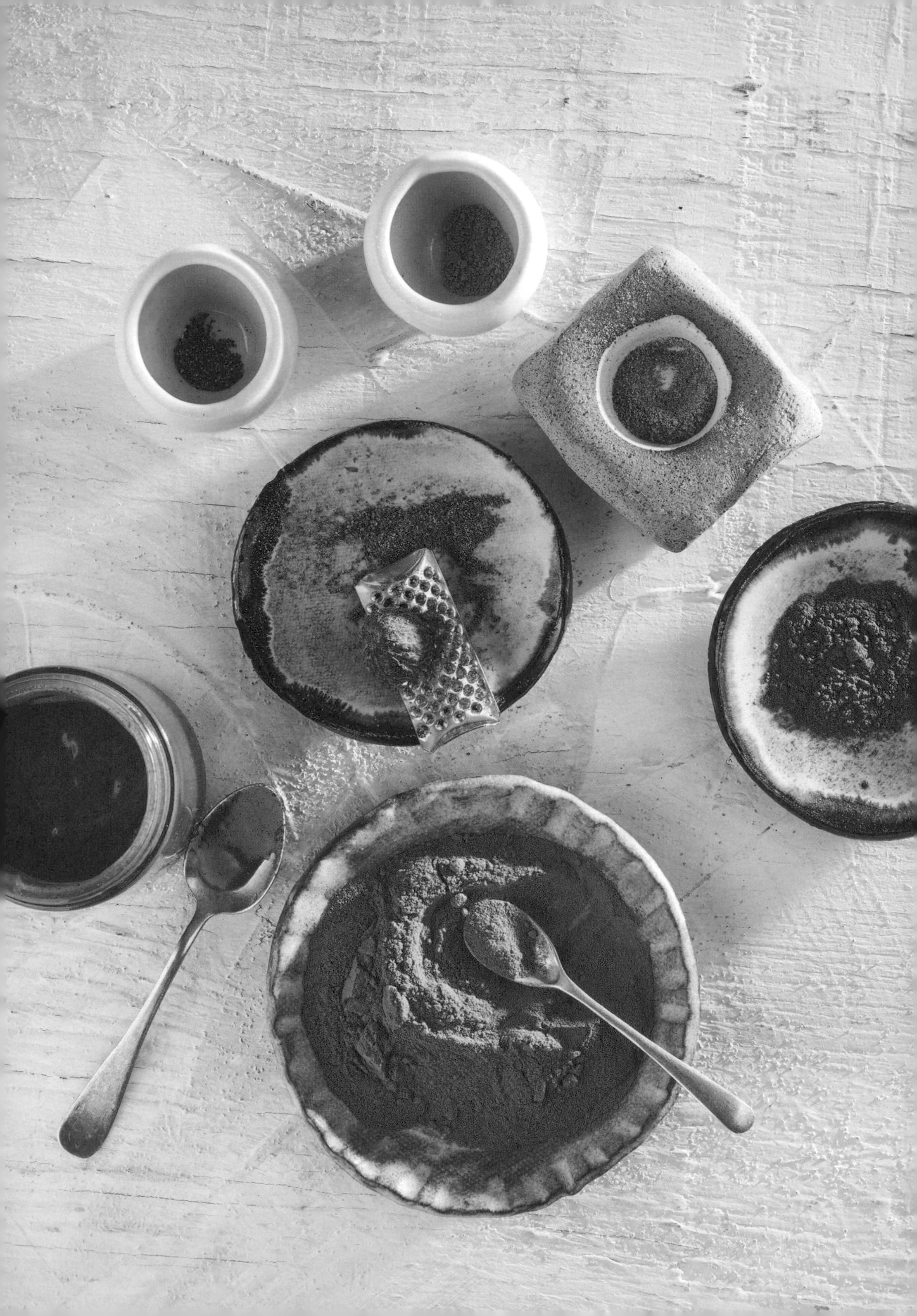

黃金牛奶蜂蜜拿鐵

黃金牛奶是一個很受歡迎的配方，由薑黃提供抗菌與抗發炎的特性。在阿育吠陀醫學裡，將蜂蜜與薑黃結合已有很長的歷史，被當作有效的抗生素。

香草粉末配方

- 6 份薑黃粉
- ½ 份肉桂粉
- ¼ 份小豆蔻粉
- ¼ 份薑粉
- ¼ 份肉荳蔻粉
- ⅛ 份黑胡椒粉

蜂蜜抹醬

- 6 茶匙香草粉末配方
- 1 杯生蜂蜜
- 3 茶匙初榨椰子油

將香草粉末拌入生蜂蜜。加入椰子油，攪拌均勻。置於陰暗乾燥處可無限期保存。

使用方式：
取2-3茶匙抹醬，拌入 1 杯起泡的溫杏仁奶。

香草的功用

多數的黃金牛奶食譜會要求將所有食材，包括蜂蜜，拌勻後再加熱，但我們建議不要加熱蜂蜜。這款性質穩定的配方，因含有椰子油而變得更便利，到哪裡都可以隨身攜帶，只需要加入水或喜歡的溫熱奶類。黑胡椒能強化吸收，亦能替由肉桂、肉豆蔻與薑組成的類印度香料奶茶基底增添風味。

維生素 B 早安果昔

果昔能提供濃縮的草本精華，並讓每日早晨的日常規律更輕鬆與享受。

香草粉末配方

2 份蕁麻粉
2 份菠菜粉
1 份蜜蜂花粉
1 份甜菜根粉
½ 份紅菽草粉
½ 份綠薄荷粉
¼ 份柳橙皮粉

蜂蜜抹醬

7 茶匙香草粉末配方
1 杯生蜂蜜
3 大匙初榨椰子油

將香草粉末拌入生蜂蜜。加入椰子油，攪拌均勻。置於陰暗乾燥處可無限期保存。

使用方式：

將1-3大匙抹醬加入早晨果昔，倒入自選牛奶、堅果奶或優格，與喜歡的新鮮或冷凍水果。

香草的功用

這個果昔的基底包含許多植物與香草，各個都是營養豐富的能量來源。此處的目標是透過菠菜（*Spinacia oleracea*）、甜菜根（*Beta vulgaris*）、蕁麻、紅菽草與蜜蜂花粉，作為能提供活力的維生素B群來源。柳橙皮與綠薄荷亦含有少量維生素B，所以適合加入此配方讓風味更完整。有時候身體不容易吸收蔬果裡所有的營養，但配方中的蜂蜜，提高了這些維生素與礦物質的生體可用率（bioavailable，藥品有效成分由製劑中吸收進入全身血液循環或作用部位之速率與程度之指標）。

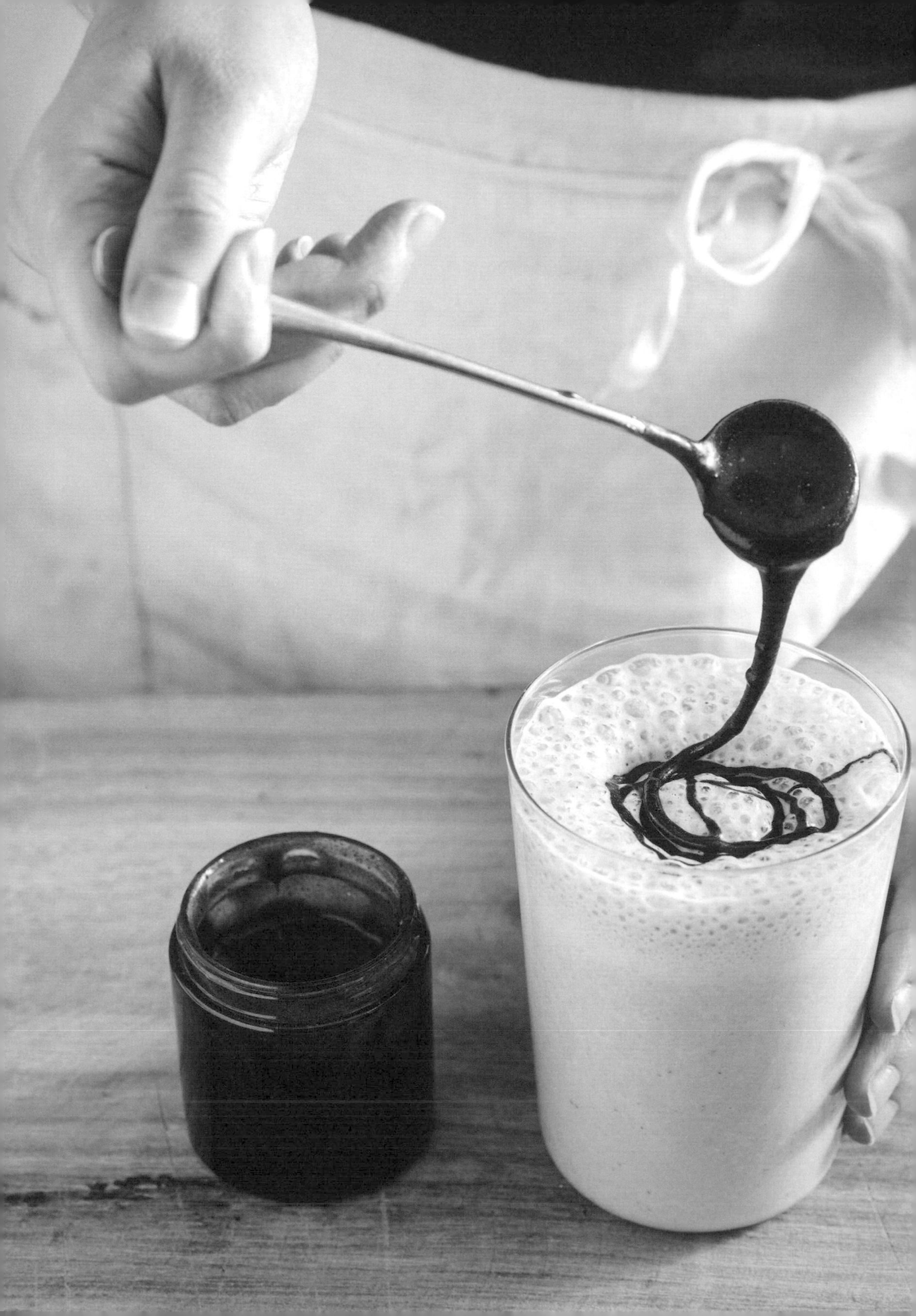

草本蜂蜜外用膏

多年來，大家一直想把我們的療癒草本蜂蜜抹在身上，而不是吃下去。當然，蜂蜜對皮膚非常好，有些時候甚至有極好的療效。此處提供一些蜂蜜抹醬，讓大家可以開心的於外部使用，而不是吃下去！

草本蜂蜜萬用膏

塗抹於一般燒燙傷、割傷、瘀青或痠痛處，以幫助修護。

香草粉末配方

- 1 份康復力草粉
- 1 份金印草粉
- 1 份百里香粉

蜂蜜外用膏

- 7 茶匙香草粉末配方
- ¼ 杯生蕎麥蜂蜜

將香草粉末配方拌入蜂蜜。剩餘的部分可以穩定保存，並隨時拿來使用。使用外用膏時，用棉花棒或棉片沾取，避免用手直接接觸，即可無限期保存。

使用方式：

少量塗抹於患部，並用繃帶覆蓋。

香草的功用

蕎麥蜂蜜是一種深色、帶有苦味的蜂蜜，富含抗氧化物與礦物質。相當於源自紐西蘭的超人氣品種——麥蘆卡蜂蜜，這是我們北美洲當地的版本。儘管單獨將蜂蜜塗抹於外部即可抗菌，此處還加入了具抗黴菌與抗生素特性的金印草、抗菌的百里香，以及能修復傷口的康復力草（*Symphytum officinale*）。

牛皮癬草本蜂蜜外用膏

這款配方能稍微舒緩牛皮癬帶來的皮膚不適。

香草粉末配方

1 份奧勒岡葡萄根（Oregon grape root）粉
1 份薑黃粉
¼ 份卡宴辣椒粉

蜂蜜外用膏

6 茶匙香草粉末配方
¼ 杯橄欖油
¼ 杯蜂蠟
1 茶匙蘆薈膠
¼ 杯生蜂蜜

1. 將香草粉末配方、橄欖油與蜂蠟隔水加熱至融化。
2. 離火。
3. 拌入蘆薈膠與生蜂蜜，至混合均勻。
4. 倒入乾淨的玻璃罐，置於乾燥陰暗處。

備註：

用玻璃罐保存尤佳，因為外用膏的蜂蜜成分容易使一般鐵罐褪色。用棉花棒或棉片沾取，避免用手直接接觸，即可無限期保存。

使用方式：

塗抹於患部，每日2-3次。若想要更明顯的效果，將外用膏與去角質物質混合，如鹽或糖粒磨砂膏，每週使用數次，以溫和去除壞死表皮。

香草的功用

臨床研究發現，此配方中的香草：奧勒岡葡萄根（*Mahonia aquifolium*）、薑黃、卡宴辣椒與蘆薈，對於清除牛皮癬症狀，皆有不同程度的效果。最有潛力的臨床應用方式，是將這些香草與蜂蜜、橄欖油與蜂蠟混合。

浸漬蜂蜜、醋蜜與酊劑

第5章

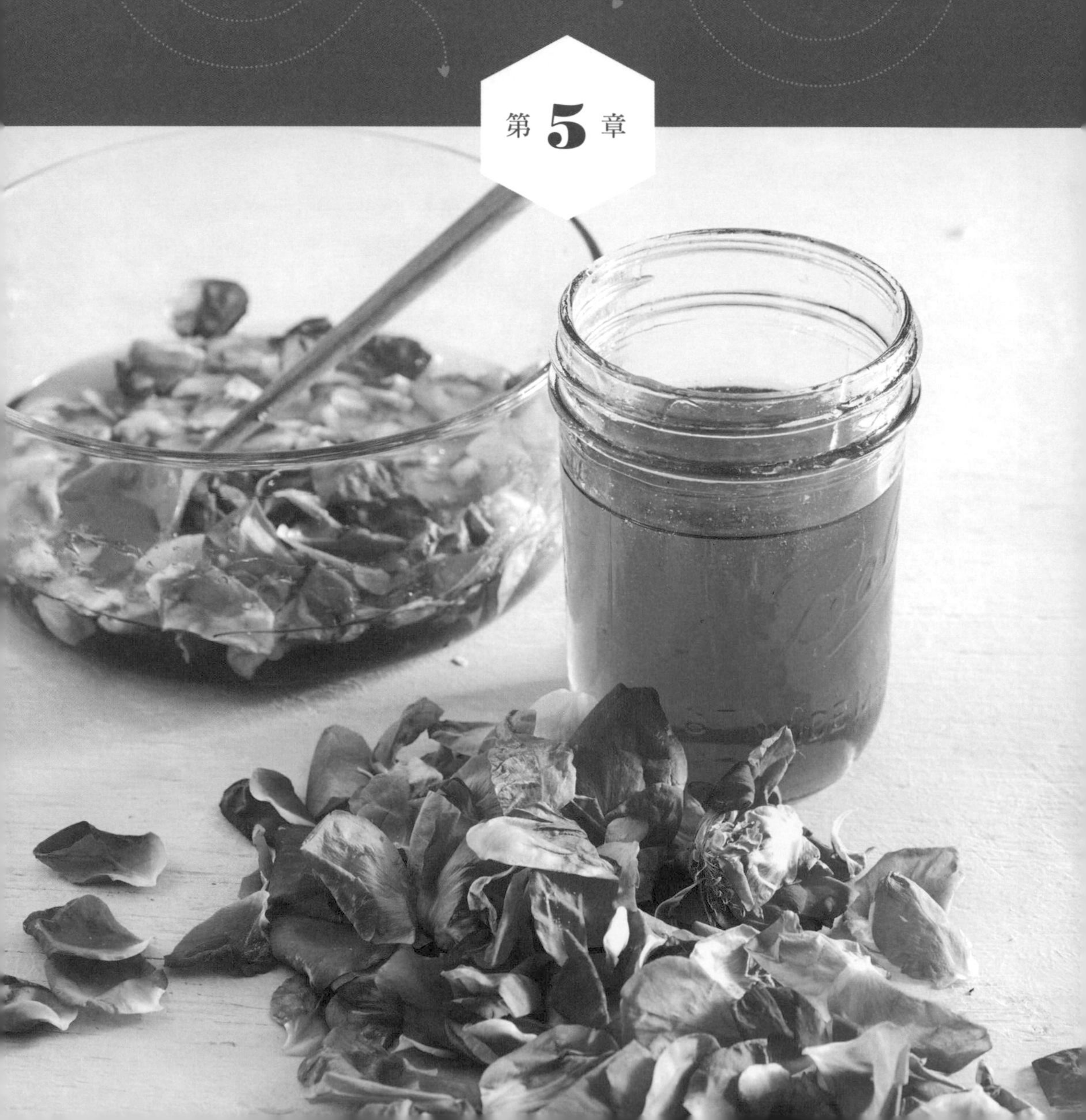

浸漬蜂蜜是最簡單與最美好的自製甜蜜療方。成功的浸漬蜂蜜需仰賴製造者與配方之間的連結，將個人的直覺和口味，與化學萃取的科學結合。因此，每一個浸漬蜂蜜的成品都會是完全獨特的創作。有時候，將香草與蜂蜜混合產生的協同作用，可能在加入其他食材後，會更加強化。無論是用醋製成的「醋蜜」，或是用酒精製成的「酊劑」，皆能分離出更多化學成分，也提供了更多益處。

檸檬薑蒜浸漬蜂蜜

這款浸漬蜂蜜是舒緩咳嗽與對抗病毒的美味方式。出現在許多我們的家常食譜中，能當作熱托迪（hot toddy，頁167）的基底、補品、或是製作沙拉醬的食材。

2 大匙檸檬皮
½ 杯蒜末
½ 杯薑末
約 1 公升生蜂蜜

1. 將檸檬皮放入玻璃罐。
2. 加入蒜末與薑末。
3. 倒入蜂蜜，至距離瓶口約½-1公分處。等待香草開始浸入蜂蜜並釋出氣泡。食材沉澱後，視情況再加一些蜂蜜。

備註：切出各½杯的薑末與蒜末，需要約2顆大蒜與30公克薑。這些不一定需要凋萎。事實上，將切好的蒜末儘速蓋上，能保留更多有效用的化學成分。

4. 蓋上蓋子。
5. 將罐子置於陽光下，或放入食物乾燥機設定35˚C浸漬。
6. 經常試吃。這款浸漬蜂蜜很少需要再次添加其它食材，約2-3週即可完成。
7. 將香草瀝出，但不要丟棄！這些香草依舊美味，能直接放入沙拉享用。亦可將其作為浸漬蜂蜜酊劑的基底配方。檢查蜂蜜的含水量（見頁47，「如何判讀折射計」），或是保險起見直接放入冷藏。於3個月內食用完畢。

開胃柑橘浸漬蜂蜜

這個配方適合用於夏天烤肉，我很喜歡淋在蝦或雞肉上。

2 大顆柳橙皮
¾ 杯辣椒
約 1 公升生蜂蜜

1. 將柳橙皮放入玻璃罐。
2. 將辣椒切碎。請慎選品種！我們喜歡將聖納羅辣椒（serrano）與哈瓦那辣椒（habanera）混合，但可依照個人偏好的辣度選擇。此步驟的要點是讓辣椒有時間凋萎。作法是將切好的辣椒，置於砧板上4-8小時，至其凋萎。辣椒含水量很高，若沒有花時間處理，很快會衍生出許多問題。
3. 將凋萎的辣椒加入柳橙皮。
4. 倒入蜂蜜，至距離瓶口約½-1公分處。等待香草開始浸入蜂蜜並釋出氣泡。食材沉澱後，視情況再加一些蜂蜜。
5. 蓋上蓋子。
6. 將罐子置於陽光下，或放入食物乾燥機設定35° C浸漬。
7. 經常試吃。這款浸漬蜂蜜很少需要再次添加其它食材，約2-3週即可完成。
8. 瀝出固體食材，並自行應用。將浸漬蜂蜜放入冷藏，於3個月內食用完畢。

戀愛浸漬蜂蜜

在《華盛頓郵報》與《美國時尚婚紗》報導這款食譜前，我就很愛它了！不過得到這樣的認可，讓我能更容易地和先生炫耀，畢竟他起初還反對我做這個配方。這款蜂蜜很適合用於情人節或任何特殊節日，向人示愛。裡頭含有大量催情劑與美味的香料，適合搭配水果、巧克力或冰淇淋。

1 根香草莢
¼ 杯達米阿那（乾燥）
½ 杯新鮮玫瑰花瓣
約 1 公升生蜂蜜

1. 將香草莢切開，刮下香草籽放入玻璃罐。
2. 加入乾燥達米阿那。我知道我曾說不應該用乾燥香草，但此處是例外。達米阿那香氣十足，乾燥過後風味亦能浸入蜂蜜。
3. 將玫瑰花瓣置於溫暖遮蔽處½-1小時，使其凋萎。接著放入玻璃罐。
4. 倒入蜂蜜，至距離瓶口約½-1公分處。等待香草開始浸入蜂蜜並釋出氣泡。食材沉澱後，視情況再加一些蜂蜜。
5. 蓋上蓋子。
6. 將罐子置於陽光下，或放入食物乾燥機設定35˚C浸漬。
7. 經常試吃。這款浸漬蜂蜜通常需要再加入2-3次的玫瑰花瓣。不用試圖將花瓣取出，而是慢慢加入更多花瓣。讓蜂蜜浸漬約4週。
8. 瀝出固體食材，可當作美味利口酒的基底。這款浸漬蜂蜜置於陰涼乾燥處，應該能穩定地無限期保存。

巧克力狂想曲浸漬蜂蜜

這款浸漬蜂蜜融合了其它配方，是一款美味、易塗抹的巧克力甜食，很快便成爲暢銷款。

2 杯切碎的 55% 巧克力
約 1 公升「玫瑰花瓣浸漬蜂蜜」、「戀愛浸漬蜂蜜」或「咖啡浸漬蜂蜜」（頁 128、124、129）

1. 將巧克力加入玻璃罐。
2. 倒入浸漬蜂蜜，至距離瓶口約 ½-1 公分處。等待巧克力開始浸入蜂蜜，並釋出氣泡。食材沉澱後，視情況再加一些蜂蜜。
3. 蓋上蓋子。
4. 讓蜂蜜浸泡幾天，偶爾攪拌使其混合均勻。待巧克力融入蜂蜜，呈現較均勻的狀態即可。
5. 此款蜂蜜能穩定儲存。若想維持完成時的質地，可以放入冷藏。可直接以湯匙取用、抹上吐司、稍微加熱淋在冰淇淋上……等各種美味搭配！於 3 個月內食用完畢。

百里香浸漬蜂蜜

在法國，將百里香與蜂蜜混合是傳統治療喉嚨痛的方法。百里香富含水溶性維生素C和B群。法國人經常將這款浸漬蜂蜜搭配牛奶飲用，如此便能攝取其中的脂溶性維生素A、K與D。試試看這款既美味又營養的浸漬蜂蜜。

2 杯百里香
約 1 公升生蜂蜜

1. 將百里香切碎，置於砧板上凋萎數小時。
2. 將凋萎的百里香放入玻璃罐。
3. 倒入蜂蜜，至距離瓶口約½-1公分處。等待香草開始浸入蜂蜜並釋出氣泡。食材沉澱後，視情況再加一些蜂蜜。
4. 蓋上蓋子。
5. 將罐子置於陽光下，或放入食物乾燥機設定35°C浸漬。
6. 經常試吃。這款浸漬蜂蜜很少需要再次添加其它食材，並且約2-3週即可完成。
7. 瀝出百里香，可自由運用！這款浸漬蜂蜜置於陰涼乾燥處，應該能穩定地無限期保存。

浸漬蜂蜜美味又簡單的妙用

- 於每杯鮮奶油中加入 **2** 茶匙，可做成打發鮮奶油。
- 加入熱茶。
- 加入沙拉醬。
- 淋在新鮮水果上。
- 拌入水果沙拉。
- 淋在冰淇淋上。
- 加入燕麥。
- 拌入優格或茅屋起司（**cottage cheese**），或淋在羊乳酪上。
- 拌入熱可可或咖啡。
- 淋在鬆餅或格子鬆餅上。

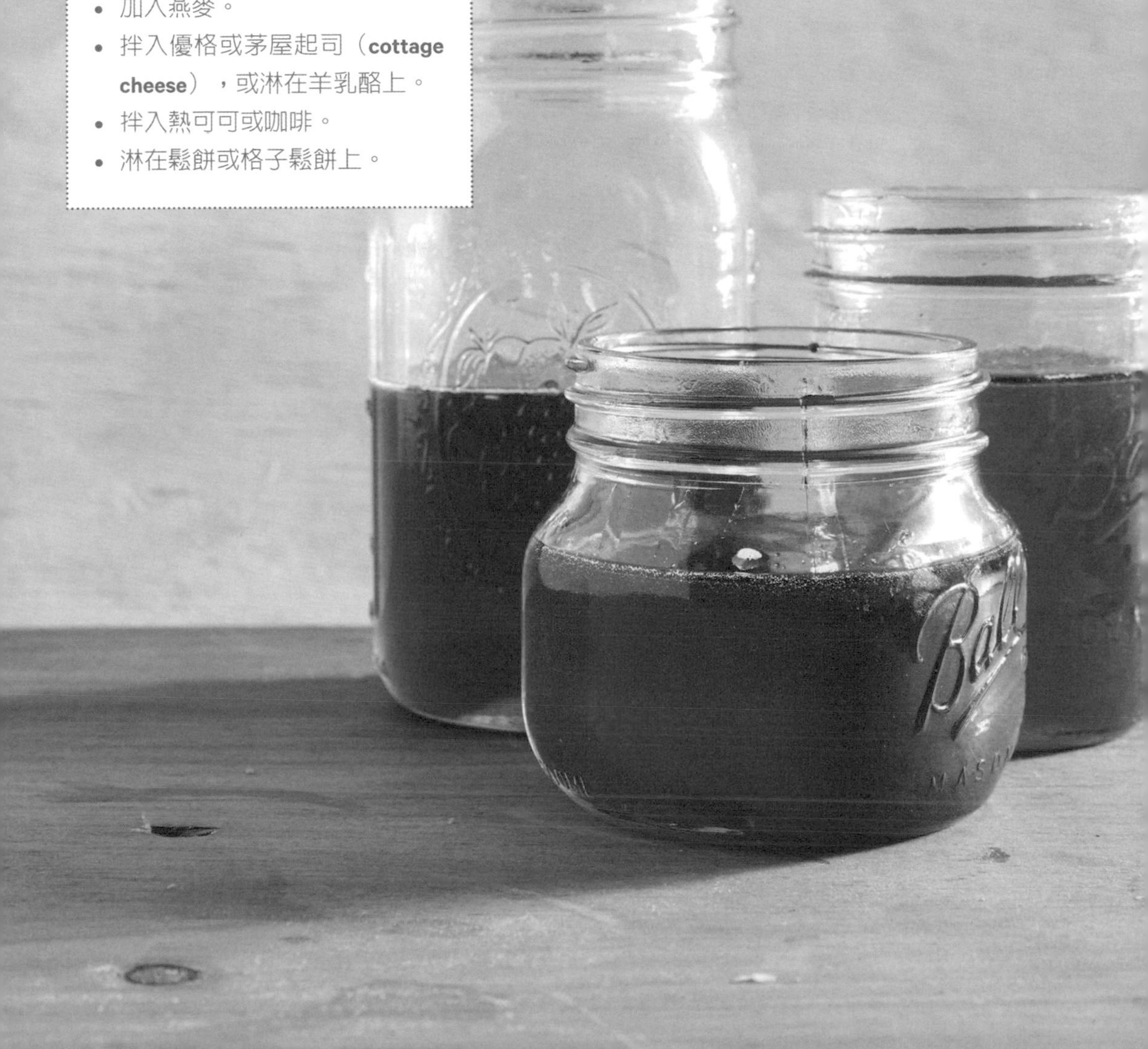

玫瑰花瓣浸漬蜂蜜

我們的農場裡有超過250棵玫瑰花，五月底與六月初開花時，我每天早上要花一個小時摘花！只有在開花的這兩週，我們會製作玫瑰花瓣蜂蜜，是一種充滿愛與收穫的體力活。

1 杯新鮮玫瑰花瓣，若需要可另備更多
約 1 公升生蜂蜜

1. 將玫瑰花瓣置於溫暖遮蔽處½-1小時，進行凋萎。接著放入玻璃罐。
2. 倒入蜂蜜，至距離瓶口約½-1公分處。等待香草開始浸入蜂蜜並釋出氣泡。食材沉澱後，視情況再加一些蜂蜜。
3. 蓋上蓋子。
4. 將罐子置於陽光下，或放入食物乾燥機設定35°C浸漬。
5. 經常試吃。這款浸漬蜂蜜通常需要再加入2-3次的玫瑰花瓣。將舊花瓣瀝出的步驟很重要，如此浸漬蜂蜜才不會變苦。當花瓣萎縮、顏色變深，即可將它們換掉。基本的玫瑰花瓣浸漬蜂蜜，需浸泡約2-3週、並替換3-4次花瓣。
6. 將花瓣瀝出，可自由運用（做成美好的風味茶）。放入櫃子儲存前，檢查浸漬蜂蜜的含水量（見頁47，「如何判讀折射計」），或保險起見直接放入冷藏。於3個月內食用完畢。

咖啡浸漬蜂蜜

我其實不是一個會喝咖啡的人，但當一位了解咖啡的朋友建議我製作咖啡浸漬蜂蜜，我心想必須試試看。我們使用一款有機與公平交易的豆子，其果香風味與我們蜂蜜的花香很搭。完成的浸漬蜂蜜帶有鮮明的焦糖味與巧克力調性，經常供不應求，特別是《紐約時報》報導過後更是熱銷。這款浸漬蜂蜜很適合淋在冰淇淋、巧克力、起司蛋糕與提拉米蘇上。有些人甚至用來當作牛肉的醬汁！

1 杯新鮮烘焙咖啡豆
約 1 公升生蜂蜜

1. 將咖啡豆磨成粗粒狀，倒入玻璃罐。
   備註：請慎選咖啡豆，其特性會直接影響蜂蜜的風味。
2. 倒入蜂蜜，至距離瓶口約½-1公分處。等待香草開始浸入蜂蜜並釋出氣泡。食材沉澱後，視情況再加一些蜂蜜。
3. 蓋上蓋子。
4. 將罐子置於陽光下，或放入食物乾燥機設定35°C浸漬。
5. 經常試吃。這款浸漬蜂蜜很少需要再次添加其它食材，約3-4週即可完成。
6. 瀝出咖啡渣，可用於好喝的法式濾壓咖啡！將蜂蜜置於陰涼乾燥處，可無限期保存。

世界各地的甜蜜療法

在奈及利亞，使用當地治療者於野外採集的草藥，與當地農夫專門種植的居家保健藥用植物，是很常見的做法。我有幸認識一位奈及利亞朋友，和我分享一些當地將蜂蜜與香草混合的傳統療方。

糖尿病

這個傳統療法經常被用於管理血糖。在奈及利亞，若被醫生診斷出糖尿病並開立處方藥物後，當地人會衝回家開始服用此配方。洋蔥富含鉻，血糖不穩定的人經常缺乏此微量元素。在美國，鉻經常被當作協助管理血糖的天然補充品。蜂蜜能將植物的植物性化合物放大，此處，將洋蔥內鉻的生物可用度（bioavailability）提高，將更益於食用者。因為其存在於真實的食物系統，而非被單獨分離做成藥丸的形式補充。

6 顆大洋蔥
約 450 公克生蜂蜜

將洋蔥放入食物調理機打碎，倒入玻璃罐。拌入蜂蜜。

使用方式：每日 3 次，每次 1 茶匙。持續服用 1 個月。

關節炎

研究顯示，酪梨果核含有大量抗氧化物質與消炎成分，如兒茶素（catechins）與花青素（procyanidins）。酪梨果核或許亦能改善心血管運作，幫助消除關節發炎。果核中含有草酸鹽（oxalates）與植酸鹽（phytates）等其它植物性化合物。必須注意的是，有些研究顯示長期食用果核，可能因過度累積草酸鹽（吃太多菠菜或羽衣甘藍亦會發生），導致腎臟問題或營養吸收不良。但依照配方建議服用六天，應該不成問題。

1 顆酪梨果核
6 大匙生蜂蜜

保留一顆酪梨果核，切成2.5公分塊狀。於通風良好、無太陽直射處將其乾燥至易碎。將乾燥的果核，放入香草專用咖啡豆研磨機，磨成粉末。取1½大匙酪梨果核粉末拌入生蜂蜜，至呈糊狀。放入密封容器保存。

使用方式：每日3次，每次1茶匙，共服用6天。

猴麵包樹咳嗽療法

猴麵包樹（*Adansonia digitata*）是非洲具代表性的樹木，以其醫藥應用聞名。帶有酸味，所以拌入蜂蜜較容易下嚥。能幫助舒緩喉嚨、放大維生素C與抗氧化成分，並加強免疫力。這款蜂蜜是如此美味，我每次都想直接用湯匙取用！也很適合加入「熱檸檬飲」（頁97）。

2 大匙猴麵包樹果實粉
¼ 杯生蜂蜜

將果實粉末與蜂蜜拌勻，形成糊狀。

使用方式：需要的時候，吃2茶匙。

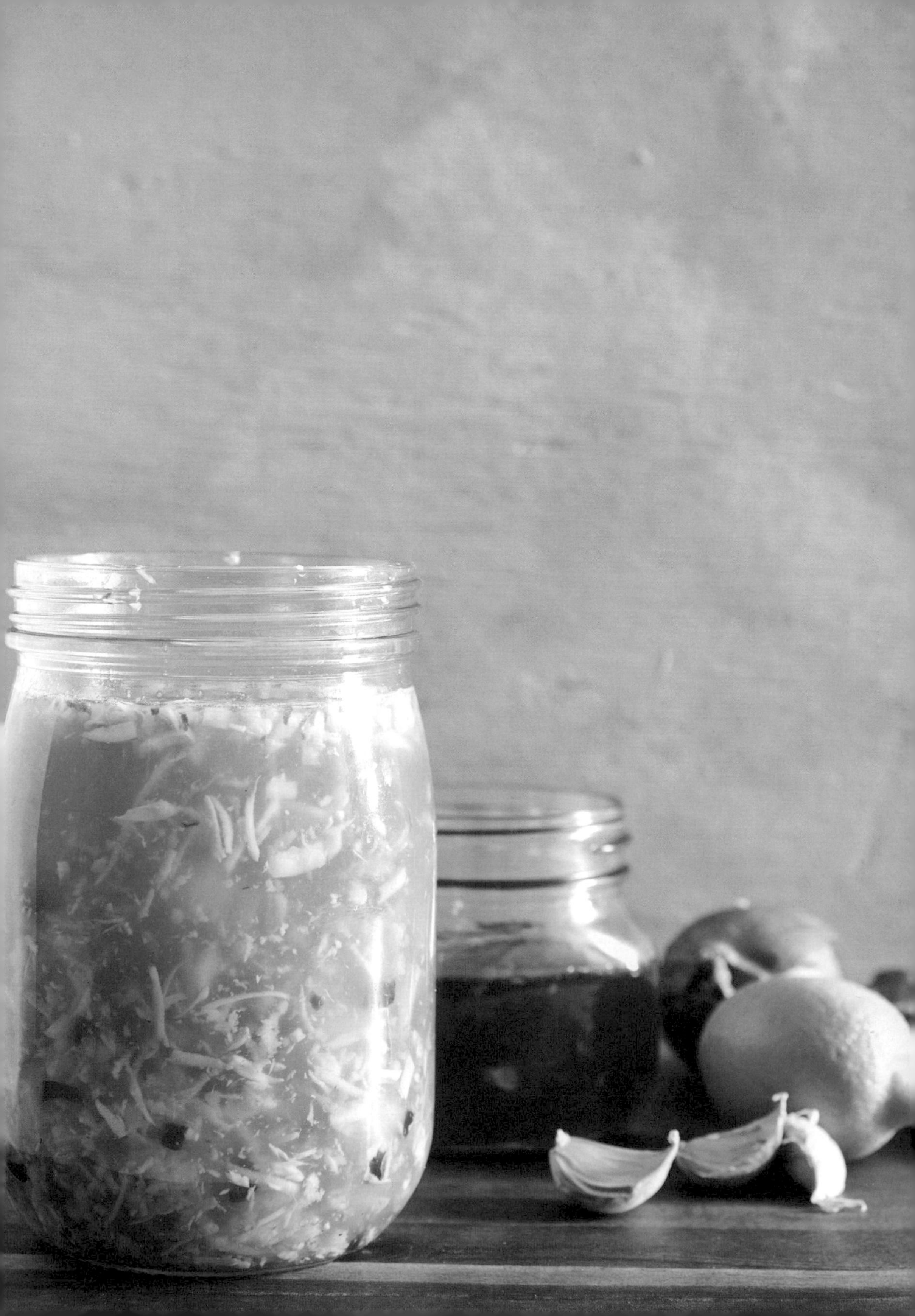

蘿絲瑪莉的火焰蘋果醋蜜

蘿絲瑪莉·格拉德斯塔在1970年代，寫下這份食譜並取名爲火焰蘋果醋（fire cider）。這款重要的配方應該盡可能地被製作、分享與傳授。這款醋蜜使用了對免疫力最好的所有香草，能幫助任何症狀。

½ 杯現磨有機生薑
½ 杯現磨有機辣根
1 顆中等大小有機洋蔥，切碎
10 瓣有機大蒜，壓碎或切碎
2 根有機卡宴辣椒，切碎
1 顆有機檸檬皮
1 顆有機檸檬汁
約 1 公升有機蘋果醋
¼-1 杯當地生蜂蜜，若需要可另備更多

1. 將備好的薑、辣根、洋蔥、大蒜、辣椒、檸檬汁與皮，以及足以將食材覆蓋的蘋果醋，倒入約1公升的玻璃瓶。用一張烘焙紙覆蓋瓶口，避免醋直接接觸金屬蓋子（或使用塑膠蓋子）。
2. 搖晃均勻！置於陰涼處1個月，記得經常搖晃。
3. 一個月後，用廚房濾網將固體食材瀝出，剩餘的醋倒入乾淨的玻璃罐。將食材瀝出時，盡可能將精華擠壓出來。
4. 拌入¼杯蜂蜜。試試蘋果醋的味道，並再次加入¼杯蜂蜜，至達到喜歡的甜度。

使用方式：當其他人感冒或生病時，只要食用1大匙，就能增強免疫力。但任何時候都能隨意享用這款醋蜜。

匈牙利皇后醋蜜

這個傳統的配方據說就是讓匈牙利皇后保持青春永駐的方法。一般不會做成醋蜜，但我還是無法克制。你必定也能替這款美麗的配方，找到許多內服外用的方式。

6 份檸檬薄荷
4 份洋甘菊
4 份玫瑰花瓣
3 份金盞花（*Calendula officinalis*）
1 份檸檬皮
1 份迷迭香
1 份鼠尾草
3 份康復力草（若打算使用於外部才加）
約 1 公升有機蘋果醋
玫瑰水（份量見步驟4）
生蜂蜜（份量見步驟4）

1. 於約 1 公升玻璃罐加入檸檬薄荷、洋甘菊、玫瑰花瓣、金盞花、檸檬皮、迷迭香、鼠尾草、與康復力草（若有使用）。
2. 將醋加溫（不要煮滾或開始冒蒸氣），倒入玻璃罐。蓋上塑膠蓋子靜置一旁，每天搖晃，持續至少 2-3 週。我喜歡浸漬約 6 週，但若急著使用，或醋味很重，亦可以提前結束。
3. 瀝出香草。
4. 每 1 杯草本醋液加入 ½ 杯玫瑰水與 ½ 杯蜂蜜。

使用方式：將此醋蜜倒入噴霧瓶或化妝棉上，可當作日常保養的收斂劑。這是古老的吉普賽療方之一，傳說對什麼都很好，這些傳聞可能不假。用於蘋果醋飲，可當作生薑果醋蜂蜜飲（switchel）的基底，或是替舒樂雞尾酒（shrub）增添深度。

傳統盜賊醋蜜

傳聞這款醋蜜曾在英國瘟疫盛行時，保護一幫盜賊免於染疫，其中的綜合香草具強烈抗菌與防腐特性。此處，做成內服與外用兼具的傳統醋蜜。

1 大匙薰衣草
1 大匙迷迭香
1 大匙鼠尾草
1 大匙百里香
2 瓣大蒜，壓碎
2-3 根肉桂，壓碎
一把新鮮檸檬皮
480 毫升蘋果醋
¼ 杯加 1-2 大匙生蜂蜜

1. 於約1公升玻璃罐加入薰衣草、鼠尾草、迷迭香、百里香、大蒜、肉桂與檸檬皮。
2. 將醋加溫（不要煮滾或開始冒蒸氣），倒入玻璃罐。
3. 蓋上塑膠蓋子靜置一旁，每天搖晃，持續至少2-3週。我喜歡浸漬約6週，但若急著使用，或醋味很重，亦可以提前結束。
4. 瀝出香草。每1大匙醋加入1茶匙蜂蜜。

使用方式：於預防或抵抗任何盛行瘟疫時，可盡情飲用。

世界各地的甜蜜療法

有許多印度療方專治咳嗽，而且都以蜂蜜爲基底！

紅洋蔥咳嗽配方

紅洋蔥是良好的維生素C來源，亦富含槲皮素（quercitin）——具抗氧化、抗真菌、抗菌與抗發炎等特性，研究顯示能有效對抗一般感冒與牛皮癬。

¼ 杯紅洋蔥
¼ 杯蜂蜜

將洋蔥放入食物調理機攪碎，拌入蜂蜜形成糊狀。

使用方式：每次1茶匙，可隨時食用。於1週內食用完畢。

生薑咳嗽配方

生薑能支持免疫系統、幫助消化與去痰；其中的薑油（gingerol）與生薑醇（shogaol）能幫助止痛與退燒。蜂蜜亦有強大的抗菌與舒緩黏膜之特性。

1 大匙生薑汁
1 大匙蜂蜜

將生薑放入食物調理機攪碎。瀝出薑汁並拌入蜂蜜。此配方應每隔一天做一次新的，剩餘的部分可冷藏保存。

使用方式：每日3次，每次食用1茶匙。

兒童甘草咳嗽配方

甘草是一種能軟化黏膜的緩和劑，亦是一種去痰劑，能幫助去除呼吸道中的阻塞物。傳統用於孩童，其舒緩效果可協助孩子放鬆與入睡。有人告訴我，這個配方也是許多印度歌手愛用的知名補品，用來照顧其喉嚨。

2 大匙甘草粉
¼ 杯生蜂蜜

將甘草粉與蜂蜜混合，形成糊狀。

使用方式：咳嗽時食用 1 茶匙。可能要花一點時間才能讓小孩適應這個味道。可以嘗試將其加入約 60 克的沖泡熱飲，稍微掩飾味道。

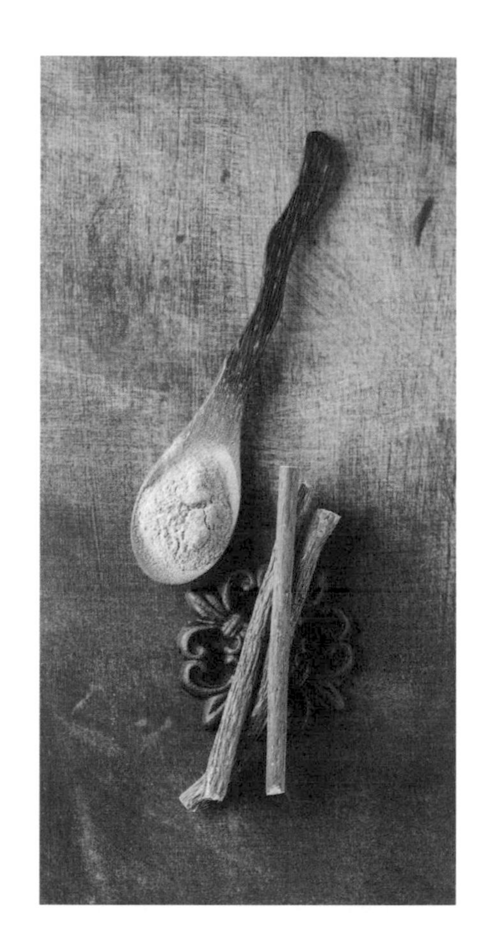

克拉斯的醋蜜漱口水

此配方源自於傑思羅·克拉斯（Jethro Kloss）的經典著作《回到伊甸園》，有無數的草藥學家將其融入自己的食譜。克拉斯原先將此配方加入酒精做成塗敷劑（liniment），但我的一位學生帶給我靈感，將其製成漱口水。

30 克金印草粉
30 克沒藥（myrrh）粉
7.5 克卡宴辣椒粉
2–3 杯醋
生蜂蜜

1. 將金印草、沒藥和卡宴辣椒放入玻璃罐。將醋加溫，倒入並裝滿玻璃罐。蓋上塑膠蓋子，稍微搖晃混合。
2. 靜置2-6週，經常搖晃混合。
3. 瀝出液體，每1大匙醋加入1茶匙蜂蜜。

使用方式：刷完牙後，取適量漱口。

桑椹舒樂雞尾酒

舒樂雞尾酒（shrub）是美國殖民時期的飲品，名字來自阿拉伯語「*sharab*」，意即「飲用」。一種用水果、醋和糖製成的濃縮糖漿，傳統與水混合，並經常加入酒精。

1½ 杯桑椹
1 杯生蜂蜜
4 顆萊姆皮
1 杯蘋果醋

1. 將桑椹、蜂蜜與萊姆皮放入碗裡拌勻。將桑椹壓碎，擠出果汁。
2. 蓋上碗，放入冷藏浸泡一天。
3. 用細篩網或濾袋瀝出糖漿。
4. 將醋加入瀝出的糖漿。可能需要用醋澆淋水果數次，以洗淨種子上的糖漿。
5. 將糖漿裝入玻璃罐，蓋上塑膠蓋子，放入冰箱熟成一週後再使用。
6. 取約 240 毫升的杯子，加入 60 毫升糖漿與冰塊，淋上氣泡水或酒精飲用。

經典生薑果醋蜂蜜飲

生薑果醋蜂蜜飲是由水、蘋果醋、生薑與一種天然甜味劑混合而成。起源於15世紀的加勒比海地區，用於使身體冷卻，過去經常被工人帶至田野飲用。

1 份蘋果醋
1 份水
1 份蜂蜜
30 克薑末

將全部食材拌勻，冰鎮後飲用。

柑橘生薑果醋蜂蜜飲

這款清新的生薑果醋蜂蜜飲，很適合搭配「蘿絲瑪莉的火焰蘋果醋蜜」。儘管原食譜內就有檸檬，許多人會結合各種柑橘類食材。實驗得越多，這款飲品的風味就越獨特。

2 大匙「蘿絲瑪莉的火焰蘋果醋蜜」（頁133）
2 大匙生蜂蜜（或是，何不加入有趣的浸漬蜂蜜？）
1 小顆或 ½ 大顆自選柑橘汁
蘇打水

將蘋果醋蜜、蜂蜜與柑橘汁混合。可加入更多蜂蜜增加甜味。均分至兩個約480毫升玻璃杯，加入冰塊。倒入蘇打水即可享用！

希臘火焰蘋果醋沙拉醬

使用經典醋蜜的另一種好方法，這種沙拉醬適合搭配各種沙拉。

½杯初榨橄欖油
2大匙「蘿絲瑪莉的火焰蘋果醋蜜」（頁133）
1大匙第戎芥末
1茶匙檸檬汁
½–1茶匙鹽
½茶匙奧勒岡
¼茶匙黑胡椒粉
¼茶匙馬鬱蘭（marjoram）
1瓣壓碎大蒜

將橄欖油、蘋果醋蜜、芥末、檸檬汁、鹽巴、奧勒岡、黑胡椒、馬鬱蘭與大蒜拌勻。倒入可搖晃的沙拉醬瓶，以冷藏保存。使用前於冰箱取出，回溫至室溫。

基本蜂蜜酊劑

這個配方適用於多數穀物酒或蒸餾酒。若想將化學物質容易萃取的原料（如玫瑰花瓣）製成酊劑，可使用酒精濃度40%的白蘭地或蘭姆酒。若原料的樹脂含量較高，如沒藥（myrrh），則需要用酒精濃度最高的穀物或蒸餾酒製作。若選用的植物原料其化學成分很難分離，通常會使用酒精濃度至少50%的伏特加製作酊劑。

2 杯穀物酒/蒸餾酒
1½ 杯生蜂蜜
180 克香草/自選香草配方
1 杯水

將酒、蜂蜜與香草倒入玻璃罐後密封，置於無陽光直射且溫度均勻的地方。經常搖晃或攪拌均勻，待酊劑浸泡1個月後，拌入1杯水並再次密封。接下來的2週持續攪拌或搖晃酊劑，最後將液體瀝出，放入玻璃容器密封儲存。

黑莓甜酒

並非所有酊劑都是藥用性質。一旦學會製作酊劑的步驟，便可以自由探索精釀與微量生產的利口酒世界。當整個花園長滿了新鮮香草與水果，這是我們最喜歡製作的酊劑之一。

4 杯黑莓
3 杯伏特加
1 顆檸檬皮
一大把聖羅勒（holy basil，打拋葉）
1 杯「浸漬蜂蜜簡易糖漿」（頁163）

1. 將莓果放入大玻璃罐，用大湯匙或叉子稍微擠壓。
2. 加入伏特加、檸檬皮與羅勒，緊緊蓋上蓋子。
3. 於陰涼處靜置3個月，過程中經常搖晃。
4. 3個月後，用濾袋將酒瀝出。
5. 將黑莓所有的汁液擠壓出來。
6. 加入簡易糖漿，攪拌均勻。
7. 待混合物熟成約4-6週後，即可飲用。

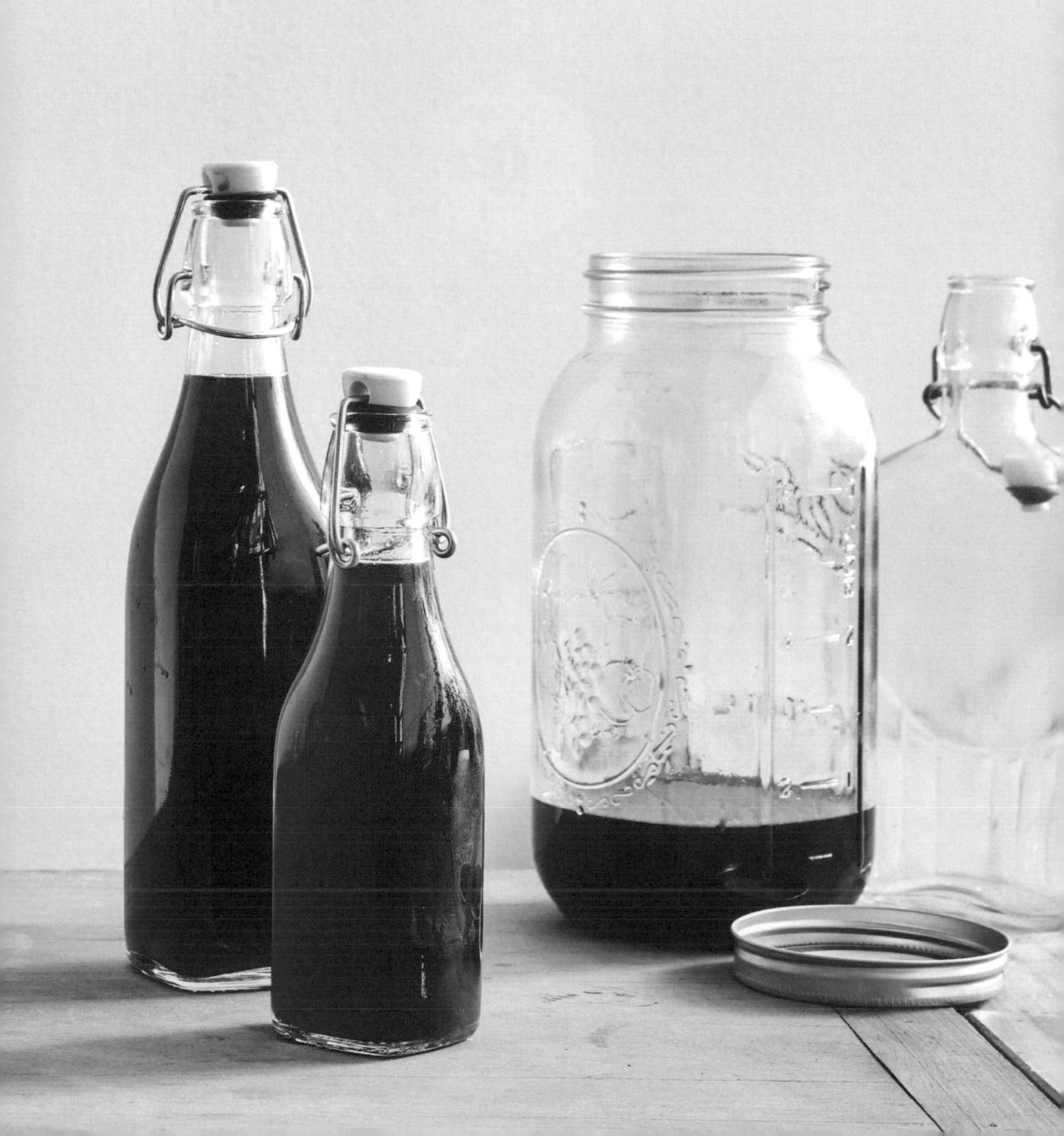

點心、飲料、甜點

第6章

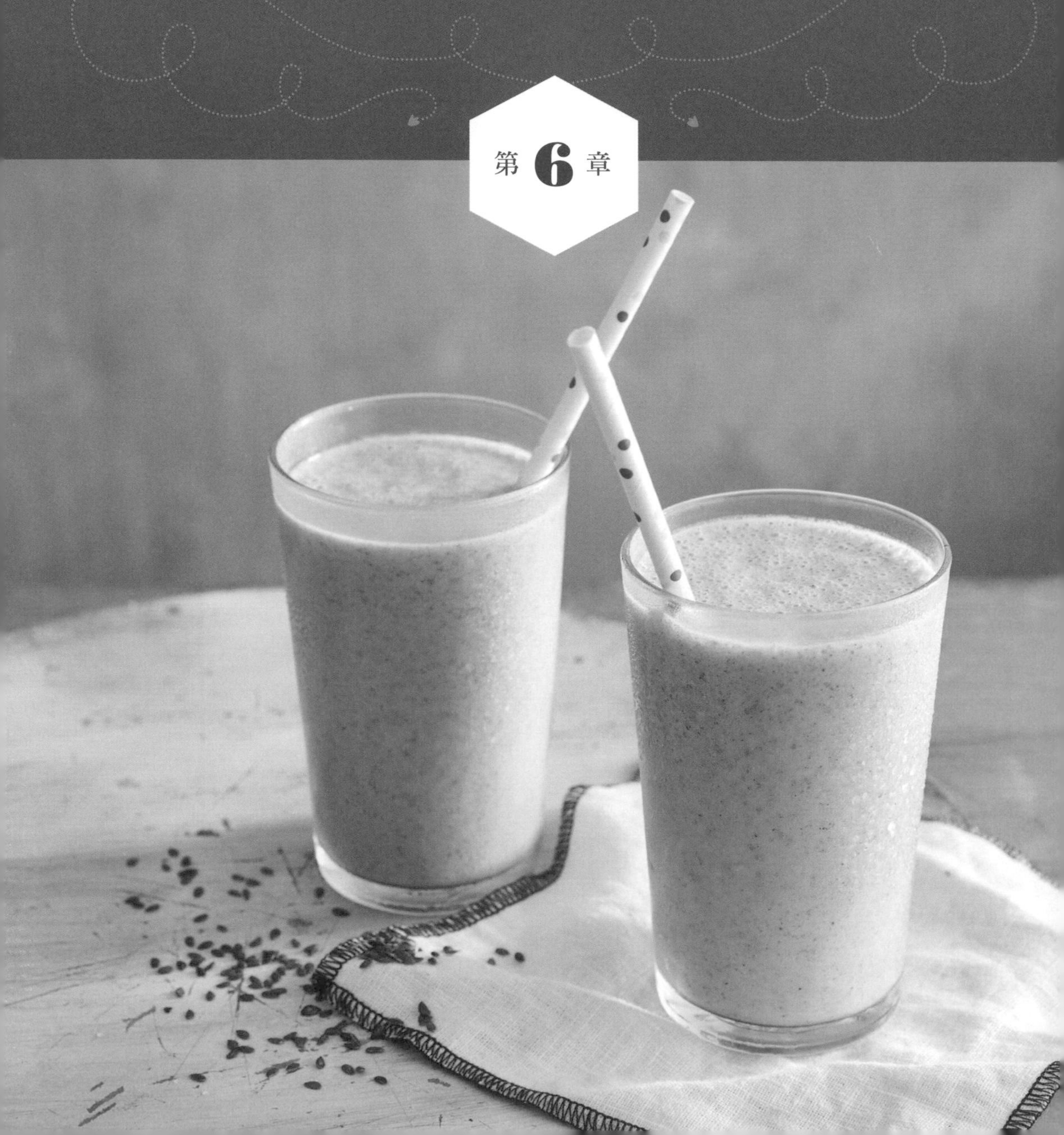

近年來，我試圖透過我們的商品與文字強調——健康不僅是不生病，而是應該充滿樂趣、活力與豐富度。當我熟悉各種草本蜂蜜的製作方式後，嘗試將其用於不同食譜，並製作成方便攜帶的形式（因爲我們經常旅行），似乎是很合理之事。此處是我們實驗過的幾種方式，可以將草本蜂蜜融入居家生活與旅途中。就算在移動過程中，也能隨手取用這些蜂蜜補品。

瑪卡媽媽果昔，
頁153

草本巧克力堅果抹醬

你可以將任何草本蜂蜜抹醬拌入自己最喜歡的堅果抹醬，或是像這樣做出獨創的口味。適合搭配三明治或當作沾醬...眞是美味。

1 杯榛果
360 克 60-70% 巧克力
3 大匙自選蜂蜜抹醬 / 浸漬蜂蜜
2 大匙葵花油
1 大匙無糖可可粉
½ 茶匙杏仁精
¾ 茶匙鹽

1. 烤箱預熱至 180˚C。將榛果鋪在烤盤上，烘烤 10-12 分鐘，至表皮稍微上色。直接倒在微濕的布上，將皮搓揉掉，置涼。
2. 將巧克力以隔水加熱的方式融化。
3. 將榛果倒入食物調理機攪打成糊狀。加入蜂蜜 / 蜂蜜抹醬、油、可可粉、杏仁精、冷卻的巧克力與鹽，攪拌至滑順。若抹醬的狀態很稀，不用擔心，冷卻後會變濃稠。倒入約 500 毫升的密封玻璃罐，標註名稱。放入冷藏，於 2-3 個月內食用完畢。

免烤杏仁櫻桃球

此食譜適用於任何堅果與果乾。椰棗能當作美味的甜味劑，又能將食材結合，是很好的基底。這款點心非常適合放入便當盒，尤其是孩子需要補充能量的時候。

1½ 杯杏仁
⅔ 杯櫻桃乾
¼ 杯椰棗
¼ 杯自選蜂蜜抹醬
2 茶匙香草精
2 茶匙椰子油

將杏仁放入食物調理機打碎。加入櫻桃乾與椰棗，攪拌至滑順。加入蜂蜜抹醬，攪拌至食材成團。製作成 12 顆一口大小球狀；或是將食材壓入烤盤，切成 12 份條狀。若將食材增量，食用的份量也要調整。每一份皆提供「一劑」足量的香草與蜂蜜。

免烤哈爾瓦酥糖

哈爾瓦酥糖是傳統的波斯點心，於1226年首次被明文記載於一本巴格達的食譜書，至今仍流傳於中東與希臘地區。眞正的哈爾瓦酥糖用高溫將蜂蜜做成軟糖般的質地。有鑒於蜂蜜不宜加熱，以下是我的版本。

½ 杯開心果
½ 杯芝麻
¼ 杯杏仁
¼ 杯「快樂蜂蜜抹醬」（頁78）
1 茶匙椰子油/酥油
少量玫瑰水
裝飾用糖粉

1. 將開心果、芝麻與杏仁放入食物調理機打成粗粒粉狀。
2. 加入蜂蜜抹醬、椰子油與玫瑰水拌勻。
3. 揉成12顆圓球，或壓扁切成12份條狀，使食材均分成適當的「劑量」。撒上糖粉，避免儲存時沾黏。

特製椰子醬

椰子醬富含月桂酸、健康脂肪、胺基酸、鈣與鎂。能提升代謝並支持健康的免疫系統。此版本將這個美好的食物提升至另一個層次。可以塗抹在吐司上，或當作果昔的基底。

4 杯無糖有機椰絲
¼ 杯有機初榨椰子油，融化
⅓ 杯「痠痛舒緩蜂蜜抹醬」（頁81）或其他自選抹醬
2 大匙可可粉（可省略）
½ 茶匙香草精
⅛ 茶匙海鹽

1. 將2杯椰絲放入高速攪拌機，倒入適量融化椰子油，使椰絲開始攪碎。
2. 加入剩餘2杯椰絲，攪拌成質地滑順的抹醬。視攪拌機而異，約3-5分鐘。
3. 加入蜂蜜抹醬、可可粉（可省略）、香草精與鹽，攪拌至滑順。
4. 可製成約1½杯椰子醬，倒入乾淨玻璃罐置於室溫。於1年內食用完畢。

世界各地的甜蜜療法

這個印度食譜，根據地域性的不同有許多變化版本。在印度南部，有時會用熟香蕉代替糖。其它地區，則可能會加入聖羅勒或果乾。

長生不老藥（Panchamrita）

長生不老藥是一道神聖的佳餚：Pancha代表「五」、amrita則是「眾神的甘露」。於懷孕期間每日食用，據說能支持免疫系統、增進活力、能量與力氣，並支持健康的腦部功能。

1 杯牛奶
2 大匙凝乳（dahi）/優格凝乳（yogurt curd）
4 茶匙印度酥油
2 茶匙糖粉
2 茶匙生蜂蜜

於牛奶中分次依序拌入凝乳、酥油、糖粉與蜂蜜。

使用方式：早晨空腹時先吃2-4茶匙。

地域性版本：

當我在尋找這個食譜的例子時，發現有許多不同的比例可以將食材混合。印度幅員廣大！傳統的印度生活由許多方式構成，不是只有一種。取決於所到之處，長生不老藥可能會有不同的配方，例如：

- 5 大匙牛奶
- 4 大匙凝乳
- 3 大匙糖粉
- 2 大匙酥油
- 1 大匙生蜂蜜

冷藏果醬

這是一種免烹調就能讓新鮮水果保存、並享受將草本蜂蜜抹醬塗抹在吐司上的方式。

3 茶匙帕莫納萬用果膠（Pomona's Universal Pectin）
1 包鈣粉（帕莫納萬用果膠內附屬品）
1¼ 杯水
4 杯壓碎水果
½-1 杯自選蜂蜜抹醬
¼ 杯檸檬汁
1-2 杯濃縮甘蔗汁或糖（可省略）

1. 將鈣粉（果膠內附屬品）與½杯水混合。
2. 將壓碎水果放入大碗，加入蜂蜜與檸檬汁。
3. 將剩餘¾杯水煮滾。離火後加入果膠與甘蔗汁（可省略），攪拌至完全融化。
4. 將果膠水倒入水果混合物。
5. 加入4茶匙鈣水（步驟1）。若需要可加多一些，至質地呈膠狀。將剩餘的鈣水放入冷藏，用於其它食譜。
6. 將果醬舀入約500毫升的耐冷凍玻璃罐（至少需要3個），至距離瓶口至少1公分處。
7. 果醬可冷藏至多1週，無法於時間內食用的部分，應放入冷凍。

果凍

這些美妙的小果凍，最適合用於外出時享用最喜歡的香草蜂蜜配方。

1 杯備用咖啡（或花草茶）
3 大匙吉利丁粉
2 茶匙「保健蜂蜜抹醬」（頁76）或自選蜂蜜抹醬

1. 將咖啡/花草茶倒入一個小鍋子，拌入吉利丁粉。
2. 煮滾，攪拌至開始呈現濃稠狀。
3. 離火，拌入蜂蜜抹醬。
4. 倒入矽膠糖果模型，放入冷凍庫至定型。於1週內食用完畢。

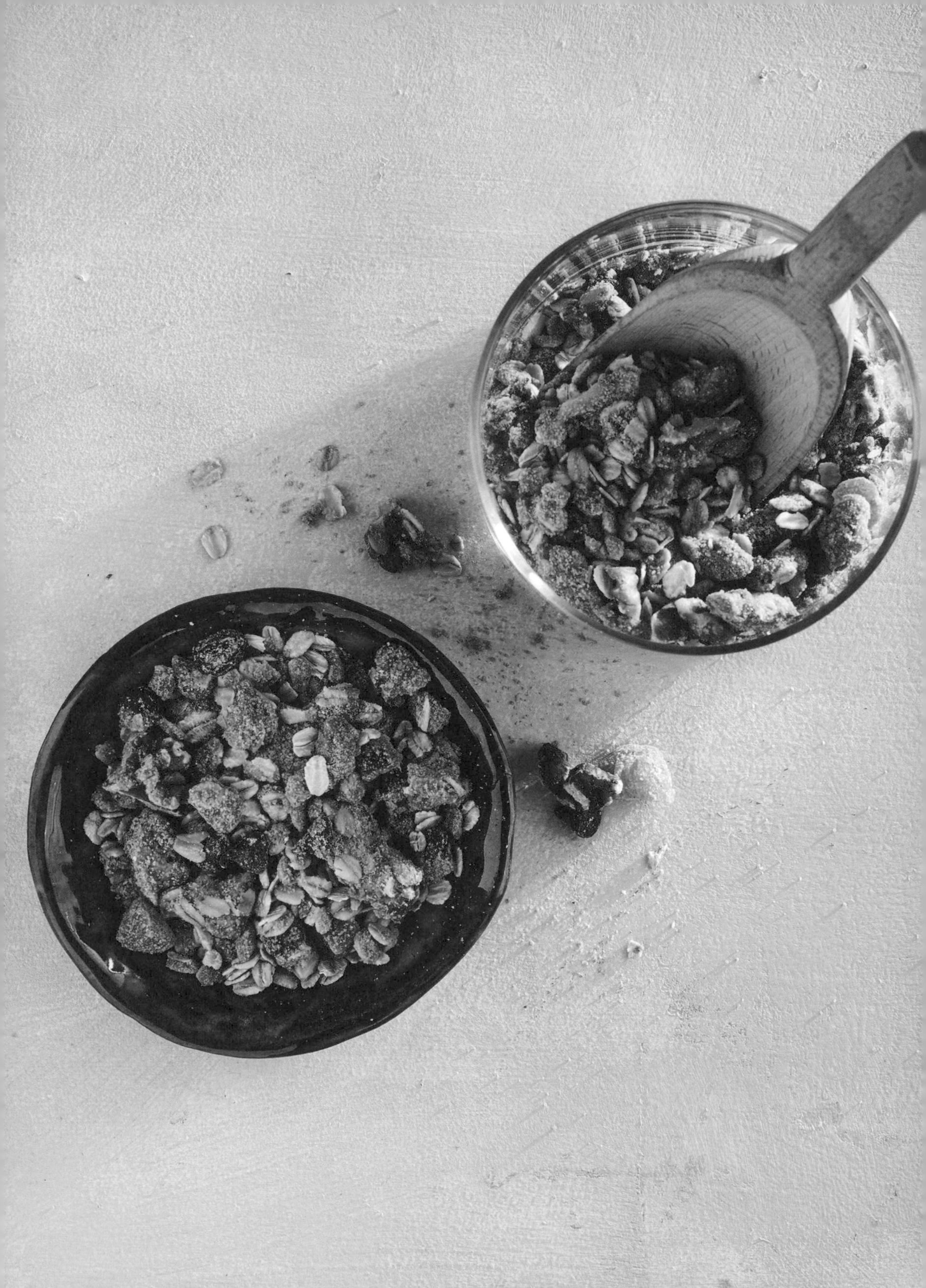

免烤蜂蜜格蘭諾拉麥片

我們很愛格蘭諾拉麥片，但多數的經典食譜都需要烘烤。我創造了一種美味、柔軟且免烘烤的版本，可當作最喜歡的早餐或點心。

3 杯燕麥
¼ 杯奶油
½ 杯紅糖
½ 茶匙肉桂粉
⅛ 茶匙鹽
1 茶匙香草精
¼ 杯自選蜂蜜抹醬
½ 杯自選堅果
½ 杯自選果乾
½ 杯巧克力碎片（可省略）

1. 將¾杯燕麥放入食物調理機，打成粗粒粉狀。
2. 將奶油融化。
3. 將燕麥粉、紅糖、肉桂、鹽與剩餘2¼杯燕麥倒入大碗，攪拌均勻。
4. 拌入融化奶油、香草精與蜂蜜抹醬。
5. 加入堅果、果乾與巧克力碎片（可省略），攪拌均勻。
6. 鋪在抹油或放有烘焙紙的烤盤裡。靜置30分鐘。
7. 將麥片剝成小塊，放入密封玻璃罐，置於陰涼乾燥處可儲存至多1個月。

蜂蜜瑪黛茶

我受到啓發，使用茶葉取代茶粉，將這款傳統南美洲飲品做成不同的版本。

2 大匙生蜂蜜
¼ 杯瑪黛茶葉（maté tea leaves）

取一個碗，將蜂蜜拌入瑪黛茶葉。

使用方式：
於每杯熱水加入 2 大茶匙蜂蜜茶葉。傳統會將茶注入中空的瓠果，用過濾吸管（bombilla）飲用。但即使無法用傳統瓠果盛裝，亦可用過濾吸管。有了這些吸管，不用事先將茶葉過濾，也能於外出時方便飲用瑪黛茶。剩餘的部分放入密封容器，可儲存1-2年。

基本配方果昔

果昔是將浸漬蜂蜜/蜂蜜抹醬的益處與複雜風味融合的絕佳方法。

¼ 杯自選「基本配方」（見步驟1）
2-3 杯蔬果
1-1½ 杯液體（見步驟3建議）
¼ 杯優格或「基本配方」

1. 製作「基本配方」：將1-2大匙蜂蜜抹醬/浸漬蜂蜜，與1-2大匙香料/其它有益食材如椰子、可可、脂肪或堅果醬等，放入碗中拌勻。亦可使用¼杯「特製椰子醬」（頁147）或「草本巧克力堅果抹醬」（頁146），其中已包含草本蜂蜜與脂肪。
2. 將2-3杯新鮮/冷凍蔬果放入果汁機。此處有無限可能，若不確定什麼組合好喝，可以尋找超市冷凍櫃搭配好的選擇。
3. 倒入1–1½杯液體。可以是最喜歡的果汁、牛奶、堅果奶、水，甚至是咖啡或花草茶。重點是啓動前要先加入液體，才能輕鬆將蔬果攪碎。
4. 加入優格。若不想使用優格，可以多加一些「基本配方」。
5. 加入步驟1的「基本配方」。
6. 將所有食材打至滑順，立即飲用。

瑪卡媽媽果昔

我的好朋友史蒂芬妮．托爾斯（Stephanie Tourles）著有多本利用生鮮蔬果製成果昔的書。我與她聯繫，請教該如何將蜂蜜抹醬加入調飲。她提供了幾個美味點子。

1½ 杯淨化水
3 根（中）/4 根（小）香蕉，切成2.5公分塊狀
4 大匙杏仁/腰果醬
2 大匙亞麻仁粉
1 大匙「慾望蜂蜜抹醬」（頁100）
1 茶匙天然香草風味劑
1 撮海鹽

將水、香蕉、堅果醬、亞麻仁粉、蜂蜜抹醬、香草與鹽放入果汁機，以高速攪拌至滑順，約30秒。（成品若看到少許亞麻仁粉是正常的。）倒入兩個玻璃杯或隔熱馬克杯，立即飲用。此飲品不能放入冷藏或保溫杯之後飲用，因為當亞麻仁粉開始膨脹，口感會變成滑溜的膠狀。這個果昔富含天然糖分與纖維，務必每一口都要「咀嚼」，以幫助消化。

紫葡萄堅果風味冰沙

這款清爽的冰沙提供均衡的維生素與礦物質來源。再次感謝史蒂芬妮．托爾斯分享這個好喝又營養的食譜！

3 杯冷凍紫葡萄，有籽/無籽
1½ 杯杏仁、核桃或腰果奶
1 大匙「快速康復蜂蜜抹醬」（頁94）
1 茶匙天然香草風味劑
1 撮海鹽

將葡萄、堅果奶、蜂蜜抹醬（任何含有適應原〔adaptogen，可保護人體免受環境、化學壓力源損害與還原身體健康機能的草本物質〕或接骨木的蜂蜜抹醬都是好的替代品）、香草與鹽放入果汁機，攪打至濃稠霜狀，約30-45秒。

倒入兩個玻璃杯或隔熱馬克杯。這個冰沙富含天然糖分與纖維，所以務必慢慢喝，每一口都要「咀嚼」，以幫助消化。

奶油乳酪蜂蜜糖霜

我們家盡可能食用眞正的食物，要找到好的糖霜抹在烘焙產品上很不容易。這個是我們常用的配方，可以搭配各種浸漬蜂蜜或蜂蜜抹醬。

240 克奶油乳酪
½-¾ 杯自選蜂蜜抹醬/浸漬蜂蜜

將奶油乳酪置於室溫軟化。接著與蜂蜜抹醬一同倒入直立型攪拌機，用槳狀軸攪拌至蓬鬆滑順。

我們最愛的南瓜慕斯

在我們的農場，這些甜蜜療方最常被用於特別的時刻與節慶。

¼ 杯冷水
1 包吉利丁粉（約1大匙）
½ 杯加2大匙新鮮南瓜泥
4 大顆雞蛋，分次加入
¼ 杯楓糖漿
2½ 大匙「開心肚蜂蜜抹醬」（頁92）
2 大匙黑蘭姆酒（dark rum）
½ 茶匙香草精
¼ 茶匙鹽
1 撮白胡椒
¼ 杯糖
1 杯鮮奶油

1. 將冷水加入小湯鍋，撒上吉利丁粉。靜置5分鐘。用中火加熱至吉利丁融化，但不要煮滾。靜置使其完全冷卻。
2. 將南瓜泥放入大碗，拌入冷卻的吉利丁。
3. 加入蛋黃、楓糖漿、蜂蜜抹醬、蘭姆酒、香草、鹽與胡椒，攪拌至完全混合。
4. 用電動攪拌機將蛋白與糖以中速打發，呈濕性發泡（soft peak）。
5. 輕柔地將蛋白霜拌入南瓜泥混合物。
6. 將鮮奶油打發至硬性發泡（stiff peak），並輕柔地拌入其它食材。
7. 將慕斯均分8份。包上保鮮膜，避免表層形成薄膜。放入冷藏定型，至少2小時或隔夜。食用前加上少量打發鮮奶油。

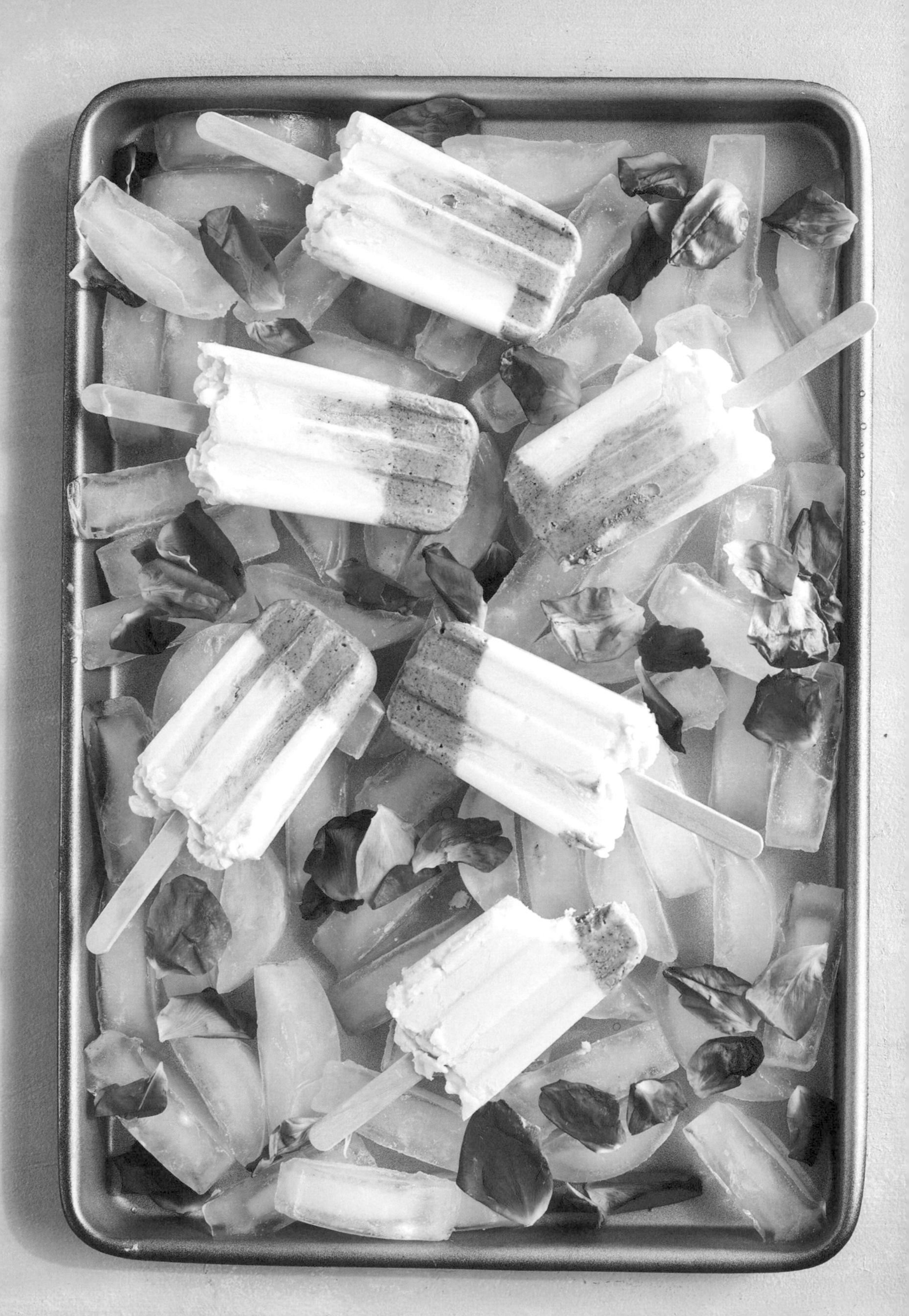

抹茶玫瑰優格冰棒

若偏好較濃郁的冰品，這是我們最喜歡的宴客食譜之一。聚會時端出這些冰棒，以增添好玩的氣氛。

2 杯原味全脂優格
2 大匙「抹茶拿鐵蜂蜜抹醬」（頁 112）
4 大匙「玫瑰花瓣浸漬蜂蜜」（頁 128）
½ 茶匙香草精

1. 將 ¼ 杯優格與抹茶拿鐵蜂蜜抹醬放入碗中拌勻。
2. 另取一個碗，混合剩餘的優格、玫瑰花瓣浸漬蜂蜜與香草精。靜置待步驟 6 使用。
3. 將步驟 1 的優格均分至 6 入冰棒模型。若質地太濃稠，使用擠花袋或可重複利用的塑膠袋，剪去一角，將優格注入模型。
4. 於工作檯面輕敲模型，待氣泡釋出後再放入冷凍庫。
5. 於每個模型中插入一根冰棒棍，冷凍 1 小時。
6. 從冷凍庫取出模型，填入步驟 2 的玫瑰花瓣優格混合物。
7. 放回冷凍庫，隔夜冷凍至定型。

蜂蜜冰棒

任何蜂蜜香草果昔都可以製成冰棒。只需保留 2½ 杯果昔，再倒入冰棒模型即可。這款冰棒口感近似雪酪（sorbet）而非冰淇淋。非常容易製作，且做成冰棒後完全不需要說服孩子「該吃藥囉」！

2 杯新鮮/冷凍莓果
½ 顆帶皮柳橙
1 杯過濾水，若需要可另備更多
2 大匙自選蜂蜜抹醬

1. 將莓果、柳橙、水與蜂蜜抹醬放入果汁機，以高速攪打。可中途暫停，將周圍食材刮下。若需要。可多加一點水。
2. 將混合食材倒入冰棒模型，蓋上蓋子（並插入冰棒棍，視模型種類而異），冷凍數小時。此份量剛好可以裝滿我的 6 入不鏽鋼冰棒模型。

世界各地的甜蜜療法

在印度某些地區，蜂蜜被視爲非常有價值的藥物，而非甜味劑。舐劑則被認爲會隨時間而濃縮，因此效果也會越強。有些印度人會將蜂蜜加入外用修復的療方。

優格護膚法

這個方法能使皮膚變得亮白，據說亦是良好的清潔與抗菌劑。薑黃是一種強大的抗發炎、抗氧化、抗病毒、抗菌與抗黴菌香草。將薑黃與蜂蜜結合，能放大其對抗面皰、皺紋、發炎與皮膚暗沉的效用。

1-2 杯蜂蜜
1-2 杯優格
2-3 茶匙薑黃

將蜂蜜、優格與薑黃拌勻，直接帶至浴室使用。

使用方式：這是塗抹全身的療方，最好在浴缸或淋浴間使用，避免弄得一團亂。從頭到腳都可使用，若想要亦可以塗抹於頭髮。待面膜乾燥後，以溫水輕輕洗淨。

紅扁豆面膜

「阿博坦」（ubtan）是一種能使肌膚光亮的泥狀面膜，起初用於治療臉部色素沉澱與提亮，此配方是其中一個種類。這些泥狀面膜經常混合了鷹嘴豆粉、紅扁豆、玫瑰水、柳橙皮、蜂蜜、薑黃、酥油與牛奶。除了清除皮膚廢棄細胞與減緩發炎，據說因塗抹時不斷畫圓的手勢，亦能抑制毛髮生長。這款面膜之所以有效，似乎是因爲增加扁豆中維生素與礦物質的生物可用度，即爲維生素B群——經常用於外用藥膏，幫助皮膚亮白、減少老人斑與色素沈澱。

2大匙紅扁豆

¼杯水

½茶匙蜂蜜

將紅扁豆隔夜泡水。隔天早上，將多餘的水分瀝乾，用杵臼或食物調理機磨成泥狀，同時加入蜂蜜。我發現食物調理機磨得不夠細緻，若必須使用這個方式，可先將乾燥的豆子磨成粉，篩出大塊的部分、或使用擂缽亦是不錯的選擇。

使用方式：塗抹於臉上，待乾燥後用冷水洗淨。這個面膜需要連續7天每日使用，因為需要時間累積其益處。

熱奶香蘭姆酒

我們花了一段時間研究，想做出像熱托迪般可以窩在火爐前慢慢享用的飲品。將香草冰淇淋與蜂蜜抹醬/浸漬蜂蜜混合，便做出了無比滑順的驅寒奶香飲品。

¼ 杯紅糖，壓緊實
¼ 杯奶油
¼ 杯自選蜂蜜抹醬/浸漬蜂蜜
½ 杯香草冰淇淋

自由選擇

½ 茶匙肉桂粉
¼ 茶匙肉豆蔻粉
⅛ 茶匙丁香粉

搭配飲用

120 毫升蘭姆酒
2 杯熱水
4 根肉桂棒

1. 將糖與奶油混合，放入小湯鍋以微火加熱至融化。
2. 將湯鍋的食材與冰淇淋、自由選擇食材、蜂蜜抹醬（我推薦「痠痛舒緩」、「黃金牛奶」、「開心肚」或「快速康復」配方，頁81、115、92、94）倒入果汁機，攪拌1-2分鐘混合均勻。
3. 飲用前，將冰淇淋混合物均分至四個馬克杯，倒入30毫升蘭姆酒與½杯滾水。
4. 這個食譜可以提前製作，冷藏至多2週、冷凍1個月。

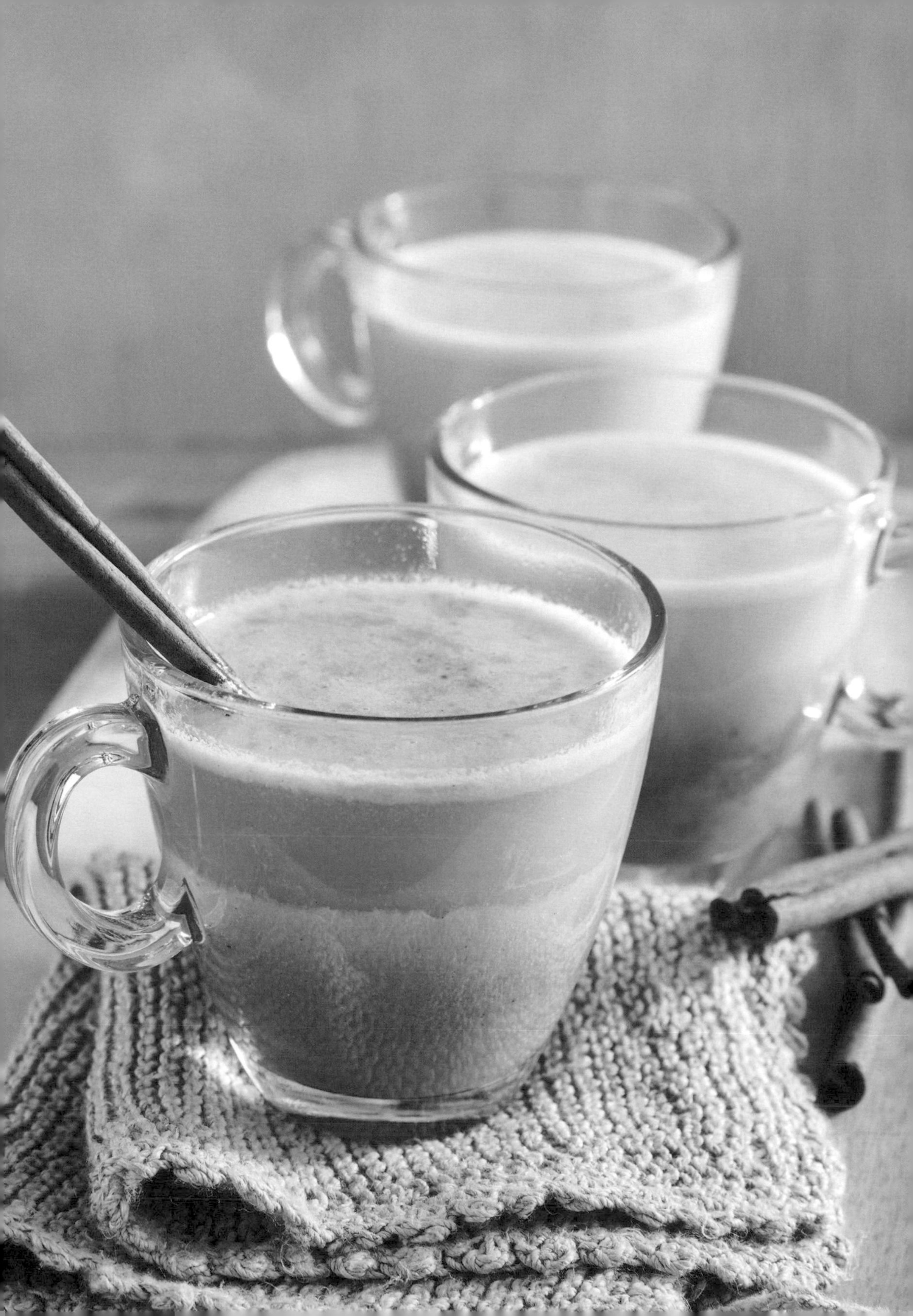

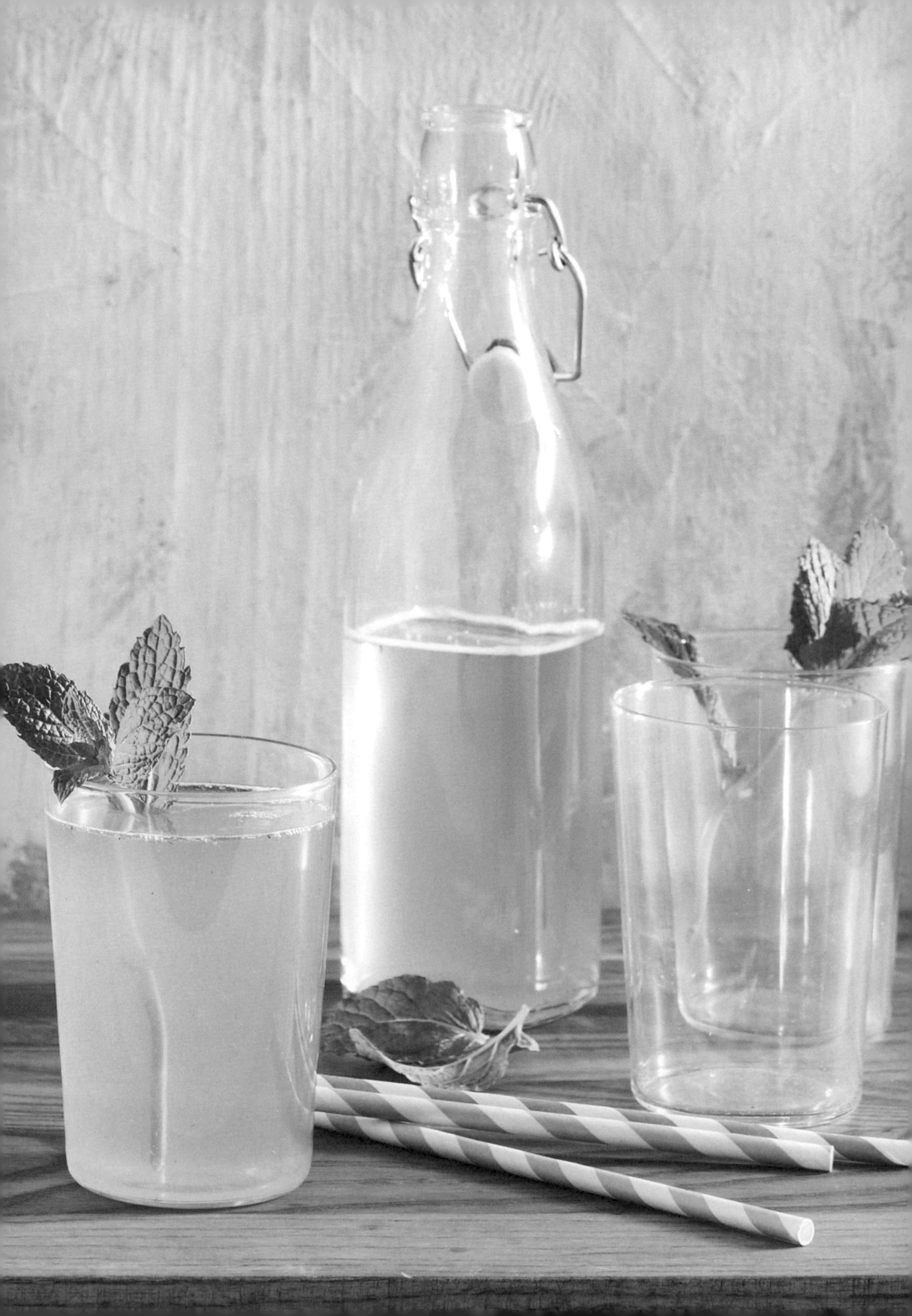

玫瑰蜂蜜蘇打水

這款蘇打水，使用薔薇科裡我最喜歡的兩種植物：玫瑰花與野櫻莓。我們非常喜歡這款蘇打水的酸甜風味；而野櫻莓自帶的天然酵母，也讓發酵過程變得更容易。

2 杯野櫻莓，新鮮/冷凍
1 杯切碎新鮮玫瑰花瓣
2 公升新鮮泉水
½ 杯生蜂蜜

1. 將野櫻莓與玫瑰花瓣放入2公升玻璃罐。
2. 將水煮滾後倒入玻璃罐，蓋過玫瑰花瓣與莓果即可。蓋住瓶口，讓食材浸漬直到水溫降至室溫。
3. 加入蜂蜜，注入足量的水將玻璃罐裝滿。攪拌均勻。
4. 用紗布巾、茶巾或咖啡濾紙蓋住瓶口，以橡皮筋固定。
5. 每日攪拌3-4次。約2-4天時會看到液體開始冒泡。
6. 一旦開始冒泡，將液體瀝出，裝入葛蘭斯式塞瓶。
7. 讓飲品於室溫繼續發酵12-24小時，再移入冷藏儲存。冰鎮過後，即可飲用。於9個月內飲用完畢。

浸漬蜂蜜簡易糖漿

簡易糖漿能替自製的利口酒與雞尾酒增添柔和的甜味，但通常由白糖製成。使用浸漬蜂蜜製作糖漿，不止對身體更有益，還能增添調飲的細緻度。

1 杯水
1 杯自選浸漬蜂蜜

1. 將水倒入小湯鍋，以小火稍微加熱，接著離火。
2. 加入蜂蜜，攪拌至融化。
3. 倒入擠壓式糖漿瓶儲存。

可可貓的蜂蜜巧克力

梅麗莎（Melissa）與陶德·坎坡（Todd Camp）於俄亥俄州哥倫布市，經營著獨特的可可貓烘焙坊。他們的巧克力和烘焙產品，都盡可能加入農場現採的季節性香草與生鮮蔬果。因此他們很自然地想到要將我們的蜂蜜，填入美味的巧克力殼。蜂蜜與巧克力簡直是天作之合！

500克70%巧克力
1杯「快樂蜂蜜抹醬」（頁78）

1. 將¾的巧克力切成小塊。保留剩餘的¼備用。
2. 將切好的巧克力放入碗裡，以隔水加熱方式調溫。
3. 使用煮糖溫度計測量，將巧克力緩慢升溫至45°C。
4. 離火。
5. 加入保留的巧克力塊，攪拌至融化。注意溫度變化，未融化的巧克力會幫助降溫。調溫的巧克力最終溫度是32°C。
6. 用湯匙取適量調溫巧克力，加入巧克力模型。
7. 於烘焙紙上倒出模型內多餘的巧克力。烘焙紙上的巧克力可以刮乾淨，重新融化使用！
8. 將模型內的巧克力置於室溫，等待其硬化；若趕時間，可放入冷凍庫10分鐘。
9. 外殼定型後，即可準備填入內餡。於每個巧克力殼填入蜂蜜抹醬，約¾滿即可。填好所有的外殼後，放回冷凍庫30-45分鐘，至完全定型。
10. 取出巧克力，以裝飾用的刷子沾取調溫黑巧克力將開口封住（可能需要重新調溫），確保邊緣完全覆蓋。
11. 將巧克力放入冷凍庫，或直接置於室溫。定型後，將模型倒扣輕敲，使巧克力脫膜。

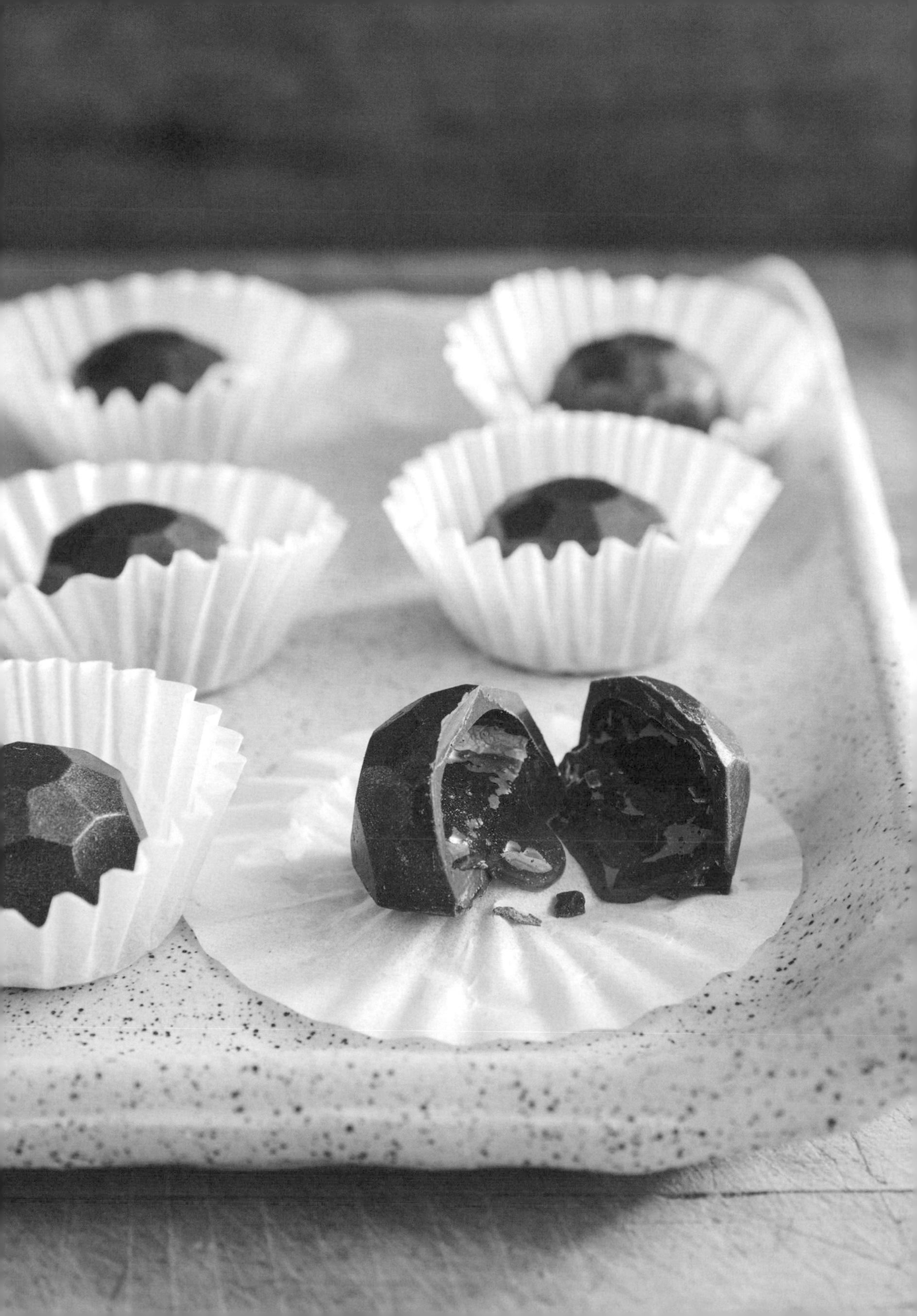

美味至極的蜂蜜雞尾酒

克里斯·德哈維（Cris Dehlavi）在俄亥俄州哥倫布市，經營 M at Miranova 餐廳其酒吧。有了她在幕後加持，絕對不只是單純的「喝一杯」這麼簡單。克里斯是將香草、美食與藥草融入雞尾酒的大師。當我在尋找調酒師，想看看我的蜂蜜能創造出什麼的時候，每個人都向我推薦她。卡爾森與我坐在酒吧旁，看著克里斯將我們的浸漬蜂蜜變成極具特色的雞尾酒。當我問她：「爲何選用蜂蜜而不是普通的簡易糖漿？」，她表示蜂蜜完全改變了雞尾酒的風味：「蜂蜜擁有獨特且濃郁的風味，而白糖卻只能讓飲料變甜。其天然的黏稠性與口感，是簡易糖漿所欠缺。蜂蜜能使飲料變得濃厚，在一些雞尾酒裡能完美展現，一些卻表現平平。透過蜂蜜可以不用將百里香等新鮮香草壓碎，就能融入飲料。因此大量製作時，可以省去一個步驟。」使用蜂蜜與香草，可以創造出更獨特的雞尾酒作品。

熱托迪 Rx

90 毫升熱水
30 毫升聖杰曼接骨木花利口酒（St-Germain liqueur）
30 毫升美格波本威士忌（Maker's Mark bourbon）
7.5 克「檸檬薑蒜浸漬蜂蜜」（頁122）
15 克「開胃柑橘浸漬蜂蜜」（頁123）
7.5 毫升現榨檸檬汁
肉桂棒

將水、利口酒、威士忌、浸漬蜂蜜與檸檬汁混合，加入肉桂棒。趁熱飲用。

玫瑰元氣飲

45 毫升聖杰曼接骨木花利口酒
7.5克「玫瑰花瓣浸漬蜂蜜」（頁128）
90 毫升香檳/氣泡酒
玫瑰花瓣，裝飾用

將利口酒與浸漬蜂蜜混合，攪拌至蜂蜜溶解。倒入氣泡酒，並以玫瑰花瓣裝飾。下次舉香檳杯敬酒時，不妨試試這款特調。

派對後神仙水

30 毫升現榨柳橙汁
30 毫升聖杰曼接骨木花利口酒
30 毫升美格波本威士忌
15 克「開胃柑橘浸漬蜂蜜」（頁123）
7.5 克「檸檬薑蒜浸漬蜂蜜」（頁122）
炙燒檸檬皮，裝飾用

將柳橙汁、利口酒、威士忌與浸漬蜂蜜倒入攪拌杯，混合至蜂蜜溶解。加入冰塊，攪拌至冷卻。倒入裝有冰塊的岩石杯（rock glass，威士忌杯），擺上炙燒過的檸檬皮裝飾，即可飲用。

玫瑰蜂蜜特調

60 毫升留名溪波本威士忌（Knob Creek bourbon）
1 調酒匙「玫瑰花瓣浸漬蜂蜜」（頁128）
7.5 毫升檸檬汁
玫瑰花瓣，裝飾用
檸檬皮，裝飾用

將威士忌、浸漬蜂蜜與檸檬汁倒入攪拌杯，混合至蜂蜜溶解。加入冰塊，攪拌至冷卻。於短玻璃杯中加入一塊大冰塊，倒入瀝出的特調飲。用玫瑰花瓣與檸檬皮裝飾。

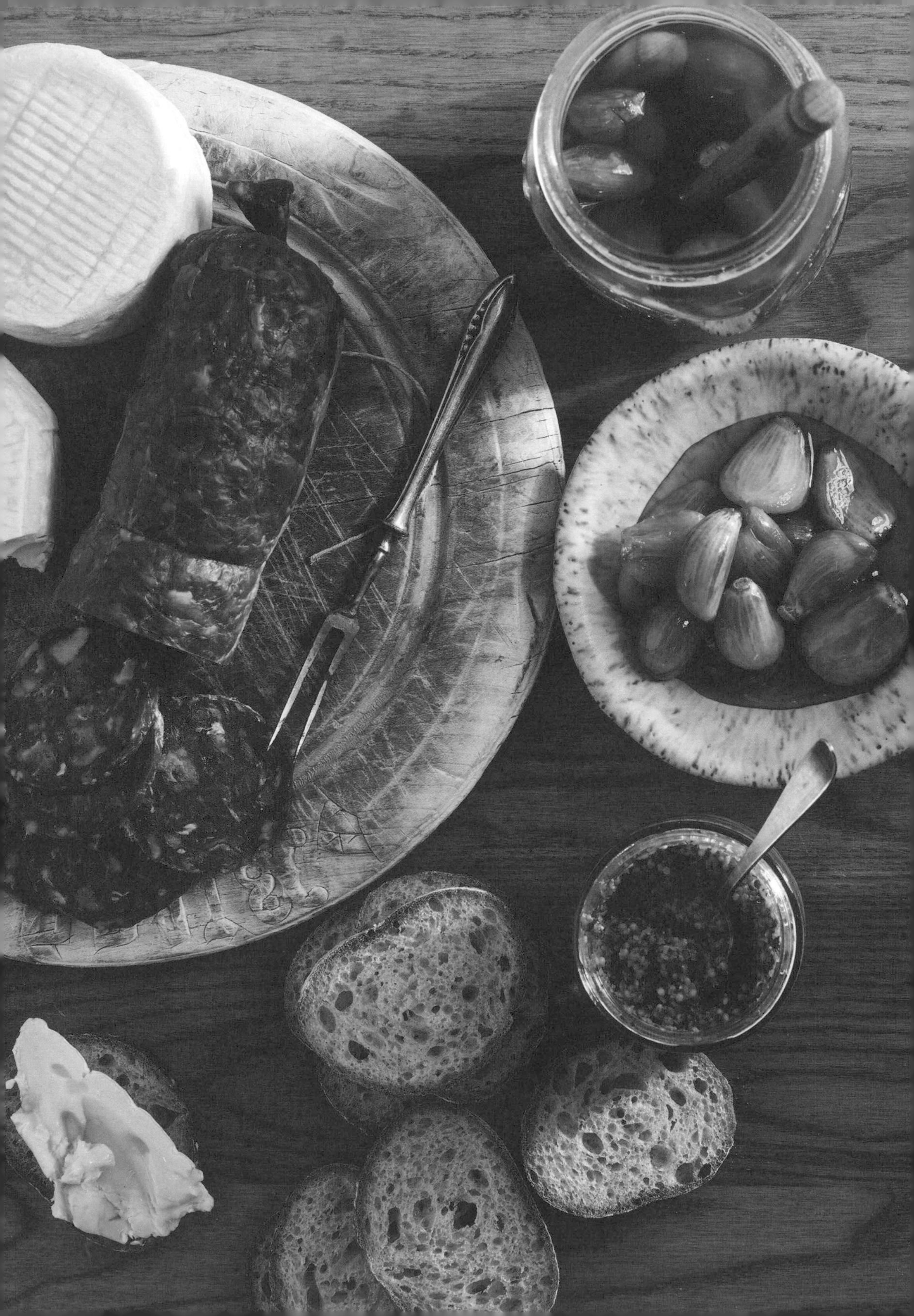

用蜂蜜發酵

醃漬物、德國酸菜與優格等發酵食物，內含能幫助消化的益生菌，因而有益於身體。基本上，發酵是一種由微生物或酵素誘發的化學反應，透過酵母將複雜的有機化合物（如糖）分解成相對簡單的物質（如二氧化碳與酒精）。在好奇心的驅使下，我想知道蜂蜜能否用於發酵。我聯絡了兩位朋友，剛好他們都是發酵專家。

漢娜 · 克魯姆（Hannah Crum）是知名的「康普茶媽媽」，亦是《康普茶聖經》（The Big Book of Kombucha）的作者。克爾斯汀（Kirsten）與克里斯多福 · 夏奇（Christopher Shockey）是網路平台「發酵事」（Ferment Works）的創辦人，亦著有《發酵蔬菜》（Fermented Vegetables）與《火辣發酵物》（Fiery Ferments）。克爾斯汀向我解釋，蜂蜜的抗菌特性，對於發酵過程中所需要的微生物而言，可能會有問題。然而，將液體加入蜂蜜，會干擾其天然抗微生物環境，使健康的微生物得以存活。令人興奮的是，即使將蜂蜜稀釋，依舊能維持其攜帶與催化香草（或蔬果）中植物性化合物的能力。當我們將混合的蜂蜜與蔬菜進行發酵，製作的是一種真正的超級食物，能提供發酵的所有益處，如改善消化系統，亦能攝取蜂蜜與蔬菜本身的營養。

發酵蜂蜜大蒜

相信我，這將成爲你食物櫃裡的常備品。蜂蜜與大蒜的強力藥性，會隨著發酵作用而增強。可以直接食用一瓣蜂蜜浸漬蒜片，以增強免疫力、將大蒜浸漬蜂蜜塗抹於剛出爐的餐包上、或嘗試淋在披薩和乳酪拼盤上！非常感謝克爾斯汀・夏奇提供這份食譜。

1¼ 杯大蒜瓣

1½ 杯生蜂蜜，或能裝滿500毫升玻璃罐的量

1. 將大蒜去皮。用菜刀刀背將蒜瓣稍微壓碎。釋出的大蒜汁液，能幫助刺激蜂蜜進行發酵。
2. 將輕壓過的蒜瓣放入約500毫升的密封玻璃罐。倒入蜂蜜以蓋過大蒜，至距離瓶口約4公分處。這個空間很重要，因為蜂蜜將會冒泡且變得活躍，此空間能確保混合物不會溢出瓶罐。蓋緊蓋子。
3. 置於工作檯面，每隔一天（亦可更頻繁）將瓶蓋轉開，釋放二氧化碳。重新拴緊蓋子，並倒放瓶罐，使蜂蜜能重新包覆浮至表面的蒜瓣。
4. 發酵時間約1個月。完成時，內部的氣泡會逐漸穩定、蜂蜜變得較流質、大蒜產生溫和的風味。於室溫可無限期儲存。

發酵蜂蜜芥末

這款抹醬（同樣由克爾斯汀提供）的每種成分，互相創造出難以言喻的風味，還能幫助消化。

½ 杯水
¼ 茶匙整粒多香果（allspice）
¼ 茶匙整粒丁香
¼ 杯棕色芥末籽
¼ 杯淺色芥末籽
¼ 杯生蜂蜜
¼ 杯洋蔥丁
1 茶匙新鮮薑黃末

1. 將水、多香果與丁香倒入小湯鍋煮滾。轉小火，再煮10分鐘，稍微放涼。將芥末籽、蜂蜜、洋蔥、薑黃末，與¼杯煮好的香料水倒入果汁機；亦可倒入罐子，用手持攪拌機操作。
2. 攪拌至滑順，若需要可加入更多香料水。丟棄剩餘的香料水。當芥末籽攪碎時，會變得滑潤，能當作增稠劑。繼續攪拌至呈現糊狀。
3. 將混合芥末舀入約500毫升的玻璃罐，過程中將氣泡擠出。全部裝入玻璃罐後，可能需要用奶油刀將殘留的氣泡戳破。蓋緊蓋子。
4. 將罐子置於廚房一隅發酵。注意芥末中產生的氣泡。若有看到，打開蓋子將芥末籽壓下去。若蓋子開始膨脹，是發酵作用產生的二氧化碳造成。只要打開蓋子，讓發酵物「打嗝」即可。
5. 發酵 10-14 天。
6. 將芥末放入冷藏，可保存 10-12 個月。

草本蜂蜜康普茶

若你會製作康普茶（Kombucha），可以使用草本蜂蜜抹醬/浸漬蜂蜜進行二次發酵。這些簡單的指示來自「康普茶媽媽」漢娜·克魯姆本人！

1. 照常製作康普茶。
2. 取出菌母（SCOBY）與足量的熟成康普茶，以製作下一批次。
3. 加入草本蜂蜜抹醬/浸漬蜂蜜（30克糖漿：4公升康普茶）。
4. 重新蓋上布蓋，繼續發酵1-4天。
5. 裝瓶前不需要過濾，除非真的很想要。裝瓶後，置於室溫1-4天（或更久，以產生氣泡）、或放入冷藏以保留現有風味。若瓶中有加味食材，最好於1-2週內飲用完畢，否則會開始腐敗。將加味食材瀝出，則可以無限期保存。康普茶會繼續發酵，風味也會隨時間改變，所以若當下覺得好喝，就趕緊喝掉！

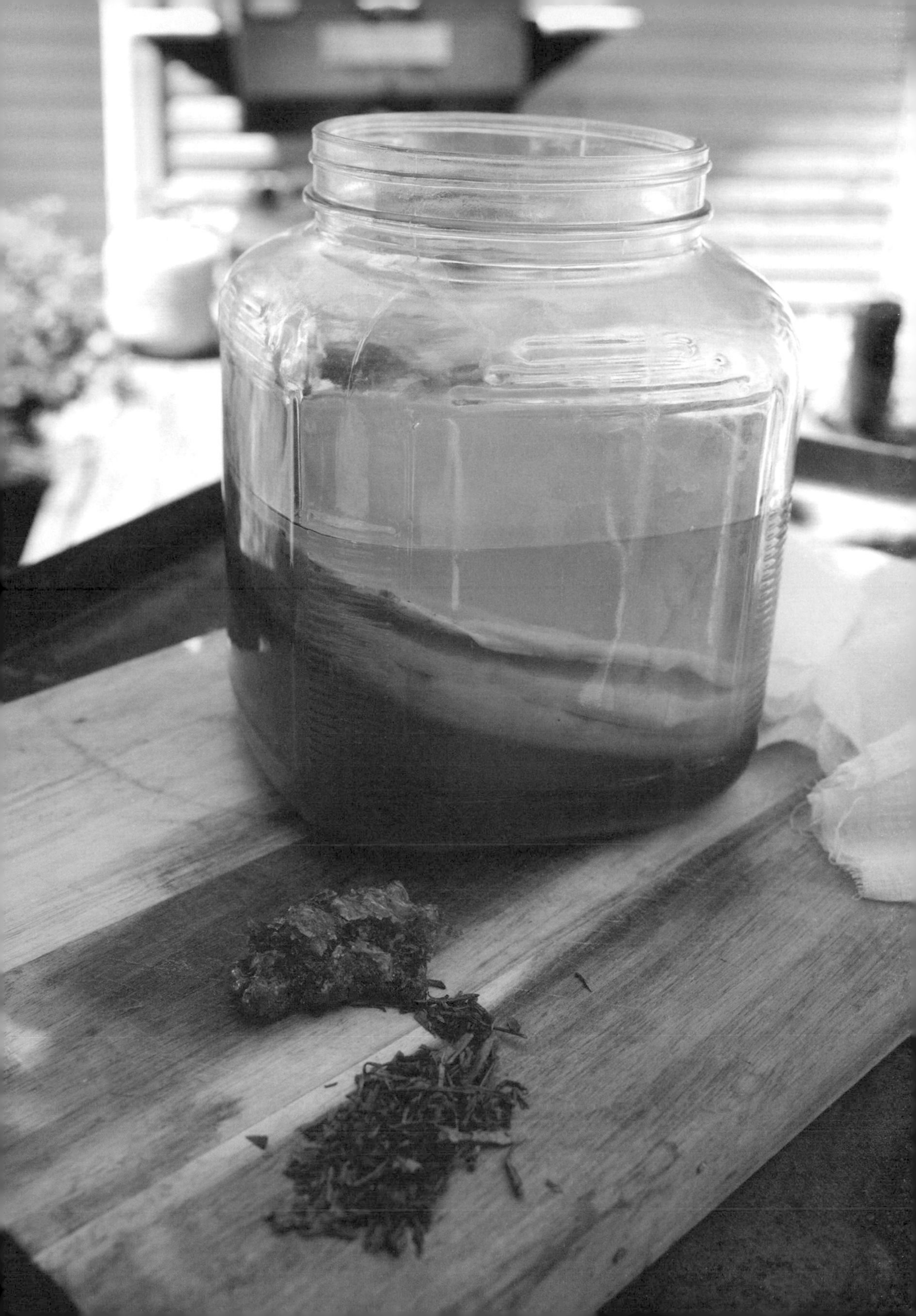

君茶——發酵蜂蜜氣泡飲

「君茶」（**Jun Tea**）是一種可以在家自製的發酵氣泡茶。使用的培養基類似康普茶菌母，但傳統的發酵方式是使用綠茶浸漬，並藉由生蜂蜜中的微生物創造出獨特的風味。關於君茶的神話很多，包含各種起源故事聲稱是由西藏僧侶暗自培養、且永遠無法再生的神奇菌種；以及未遵循其迷信的製作方式，而發生的悲慘故事。幸好，如今要找到眞正的君茶菌母不用這麼神秘。而我們究竟該如何唸「**Jun**」這個有趣的名字？多數的人採用六月「**June**」，或是與「**fun**」相同的壓韻發音。這個名字可能來自於中文的「菌」（***xun***），意指「細菌」。但只要有得喝，誰會考慮怎麼唸？！君茶若泡得恰到好處，會帶有酸甜滋味，像活力充沛的花蜜在舌尖上跳舞。風味類似康普茶，但香氣更輕盈與夢幻，很可能會成爲家中自製飲品的新寵兒！感謝漢娜·克魯姆在 **KombuchaKamp.com** 提供這份食譜。

約 3-4 公升淨化水

4-6 茶匙/包綠茶

1 杯生蜂蜜

1 個君茶菌母

1 杯發酵液（已發酵的君茶）

1. 用湯鍋或水壺，加熱約1公升淨化水。
2. 水煮滾後，關火冷卻1-2分鐘，倒入泡茶器皿。注意，若器皿太冷會產生龜裂。
3. 加入茶葉/茶包，浸泡7-15分鐘。
4. 取出茶葉/茶包。
5. 加入剩餘2-3公升淨化水；應該可以使滾燙的茶湯降至微溫狀態（用手測試確認，應不超過人體正常體溫38˚C）。加入的水量視器皿大小而定，並保留足夠空間倒入蜂蜜、菌母、發酵液，與一點空隙。
6. 加入蜂蜜，攪拌至溶解。水還熱的時候會讓人想加入蜂蜜，但這麼做會破壞天然的菌種與酵母。
7. 加入君茶菌母與發酵液。未來製作時，需保留1-2杯最上層的液體當作發酵液。
8. 用密度高的布料將瓶口蓋住，以橡皮筋固定。

   備註：不要用粗紗布，小果蠅會飛進去。

   可自由選擇，但建議這麼做：向君茶表明意圖與祝福，或簡單地說聲謝謝。
9. 將瓶罐置於溫暖、通風，且無陽光直射處3-7天（視口味而異）。21-27˚C是最好的範圍，但24˚C最恰當。君茶可能不會產生氣泡、菌母亦可能浮到表面或沉至底部，都沒關係。表面將形成新的菌母。
10. 準備好嚐試君茶的味道時，輕輕地將吸管插入新生菌母的下方，淺嚐一口。若酸甜風味達到平衡，即可完成。

將浸泡與調味後的君茶儲存於4-18˚C的環境。發酵過程會持續，但速度會慢很多。君茶和所有的發酵食物與飲品一樣，不會壞掉，但放太久可能會不太好喝。話雖如此，有些老的君茶風味仍是一絕！

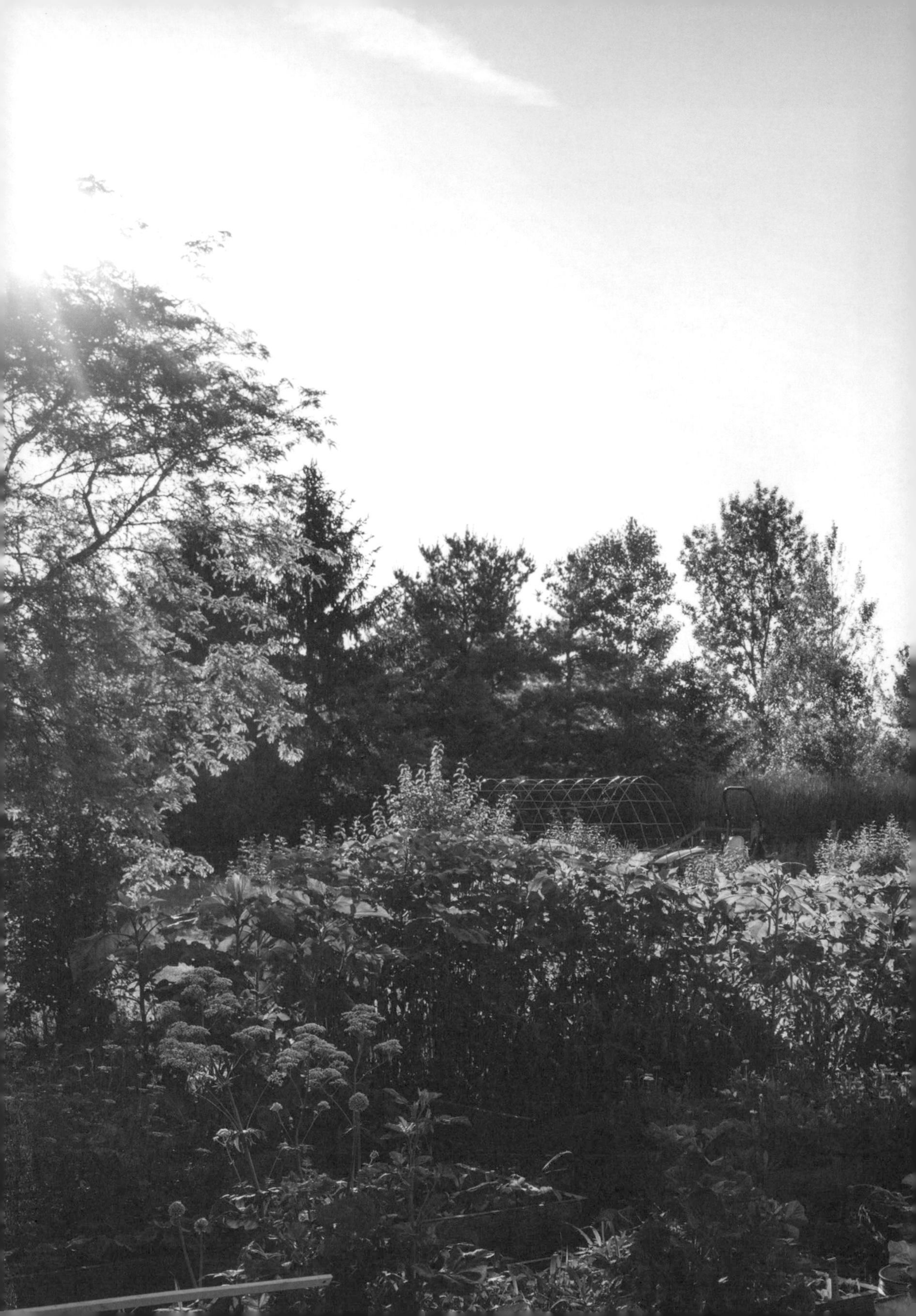

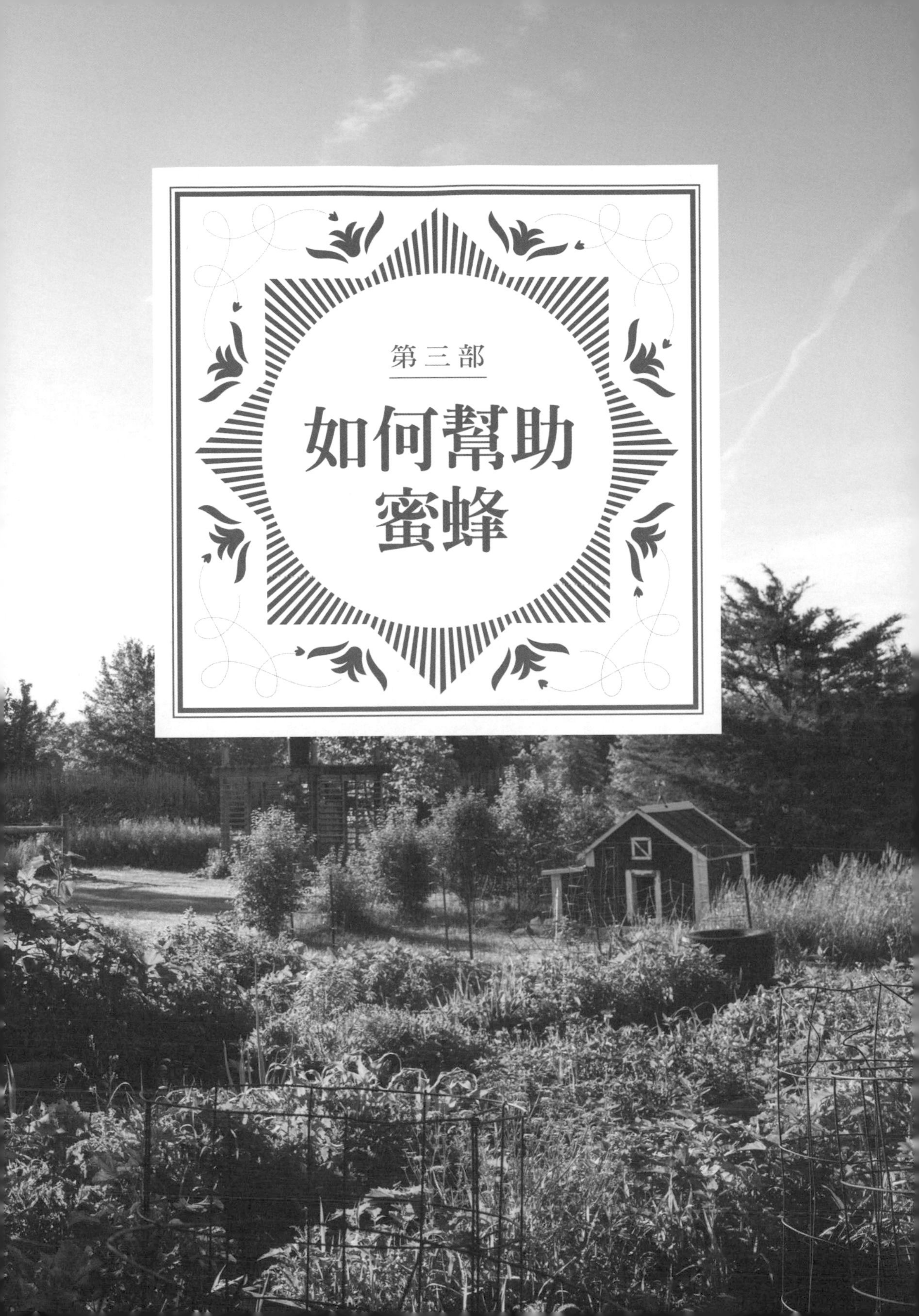

第三部

如何幫助蜜蜂

成爲對蜜蜂友善的園丁與消費者

第7章

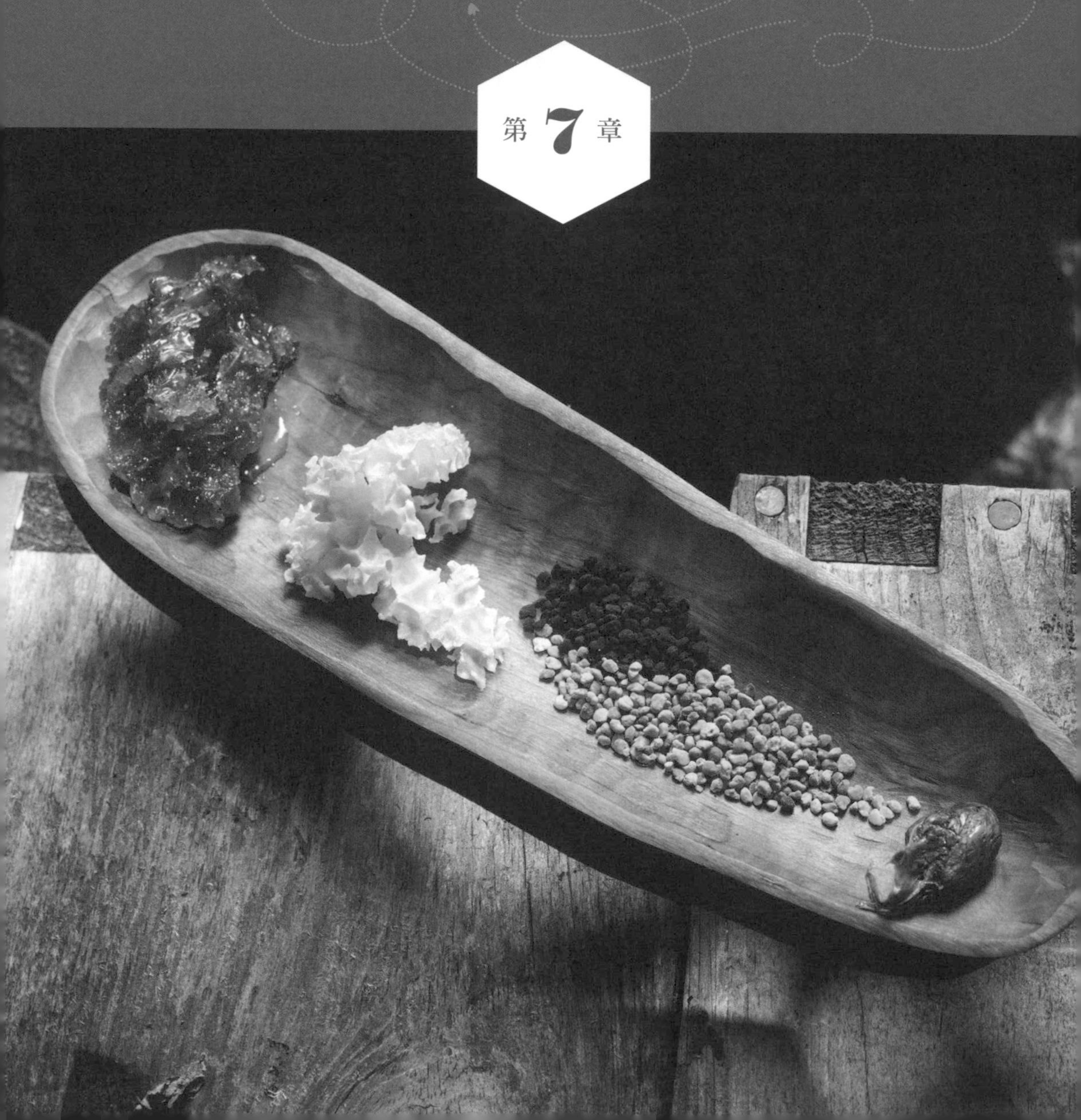

歐洲蜜蜂是長期被探討的全球議題之一。如今，有更多理論關注其減少的原因，而不是如何進行保育。我們所認識的蜜蜂，不是唯一進行授粉的昆蟲。事實上，許多食物與藥用植物，是透過風、或是當地非蜜蜂的蜂類、蠅、蛾、鳥類及其它生物進行授粉。

然而歐洲蜜蜂儼然已經成爲授粉界的象徵物。當其不再健康，其餘協助植物開花結果的微生物體，也會變得不健康。若蜜蜂眞如同「煤礦坑裡的金絲雀」能預知危機，我們便有必要自問，如何能保住其生存。方法有很多——成爲願意做出改變的養蜂人、擁有空間能種植實用植物的園丁、負責任的消費者、或是具有環保意識的大企業採購經理。我們如何合力解決蜜蜂的困境，亦能使鮮爲人知的授粉者受惠，長期而言，對大家都有好處。

隨著全世界逐漸意識到蜜蜂的困境，世人呼籲著要培養更多的養蜂人。僅在十年前，我們地區的蜜蜂俱樂部提供課程給入門養蜂者，每年吸引了20-30人參與。如今，隨著蜂群崩壞症候群（colony collapse）知識的散播，與眾多媒體報導著關於蜜蜂之事，報名課程的人數甚至破百！對於我們這塊領域有興趣的人，成長了五倍之多，同時替認眞的養蜂者與蜜蜂帶來許多影響。

維護蜂房（apiaries）的設備費用上漲，也日漸短缺，導致專業養蜂者的成本增加。

古希臘曾立法規定，每戶人家的蜂窩需保持至少90公尺的距離。這個考量，是基於若每戶人家都有一個蜂窩，勢必會對蜜蜂帶來實質的威脅。一個地區的蜜蜂若密度增加，則必須提供相對更大的覓食區域給授粉者，如此牠們才能夠採集生存所需的食物，並創造可觀的收穫。在我們的農場裡，就曾見過因周遭養蜂的人逐漸增加，而造成不利的結果。每當社區內設置了一個新的業餘蜂窩，我們的蜂窩其蜂蜜產量就會減少。養蜂人必須留意其蜂窩與附近其它蜂窩之間的距離。

支持健全農法

導致蜜蜂數量削減的另一個原因是，許多養蜂人居住在以種植穀物爲主的傳統耕作地區。多年來，美國政府對於穀物生產的補助已超過肉類，放牧地也因此減少。當土地逐漸被轉用於穀物種植，農夫便開始去除田野間的防風林。隨著這些重要覓食區域的縮減，意味著蜜蜂將更難找到需要的花蜜。我們能提供最簡單與最好的幫助，就是確保有天然地區能讓蜜蜂覓食。可以挪用自家草坪的一些區域，改種當地植物；或是讓幾畝農地休耕以促進保育。

除了放牧地與防風林的消失，其它農業改變亦傷害了蜜蜂採集花粉與花蜜的能力。基因改造生物（GMO）與化學處理過的種籽，造成蜜蜂食物來源的銳減。

挑選對蜜蜂友善的庭院植栽

- 認識種植者。他們是否使用處理過的種籽？他們是否噴灑大量的殺蟲劑與殺菌劑？
- 選擇本地植物，而非混種的園藝植物。本地植物生產的花粉與花蜜，比較有可能提供當地的授粉者使用。
- 若由種籽開始種植，挑選原生種籽（**heirloom seeds**），而非處理過的種籽。

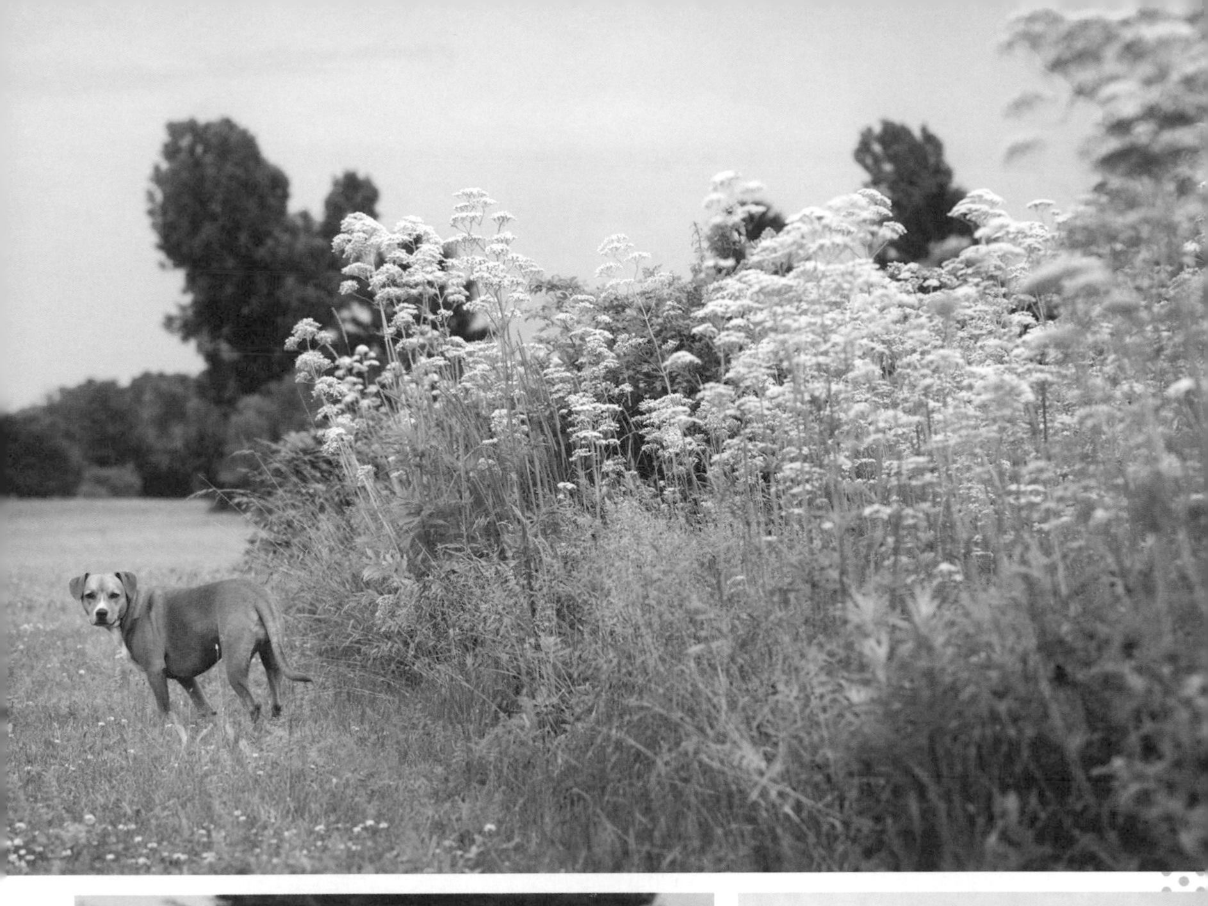

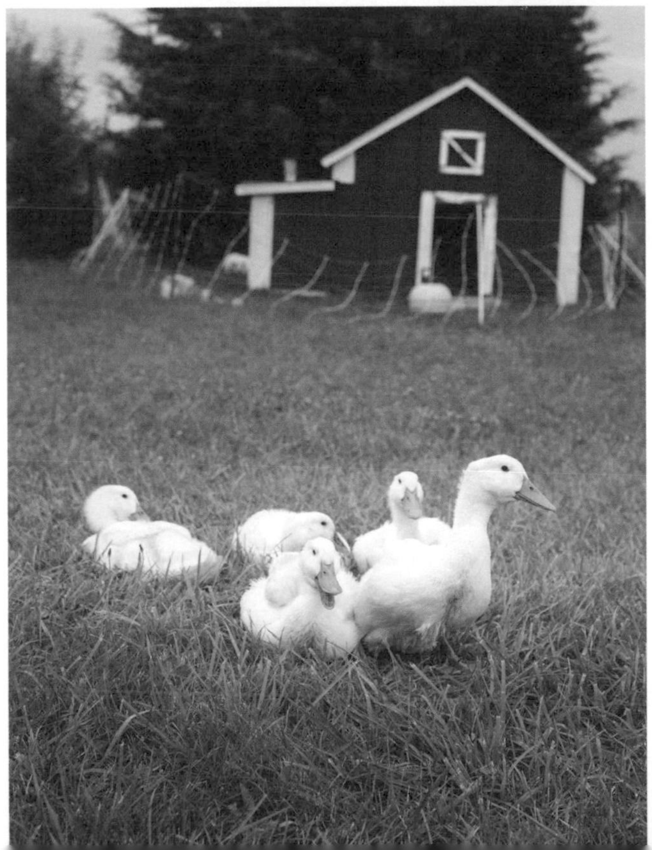

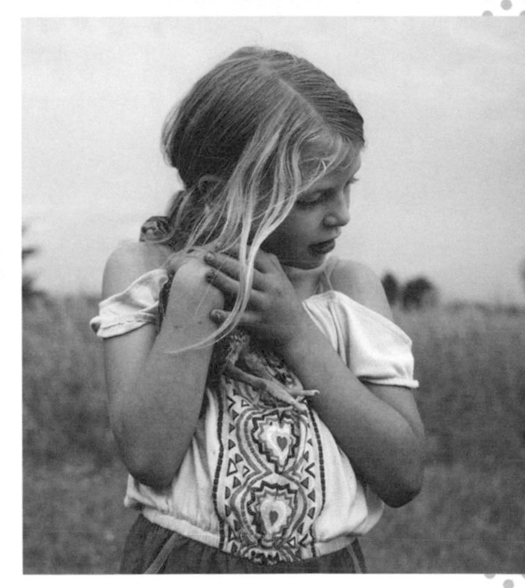

傳統上，養蜂人應該可以預期，黃豆等特定農作物能讓蜂蜜產量大增。我們剛開始養蜂時，將蜂窩設置於被黃豆農地環繞的小片樹林裡。第一年，蜜蜂們非常有活力，這些新的蜂窩也生產了豐富的蜂蜜。然而到了第二年，縱使附近有幾百畝的黃豆，蜜蜂卻難以生產蜂蜜。農地裡唯一的變因，就是改用了基因改造種籽。

蜜蜂是極聰明的昆蟲——有時候甚至比人類更敏銳！我們認爲，比起基因改造黃豆種籽所產生的花粉與花蜜，蜜蜂寧可飛過黃豆田，至更遠的地方尋找合適的食物。長途飛行耗盡牠們的體力，因此蜂蜜產量也隨之減少。若你關心蜜蜂的健康，可以支持使用未處理與無基因改造的種籽、無化學藥物農法、與努力拯救和保存原生種籽的組織和團體。

讓你的庭院變成蜜蜂天堂

多數的常見景觀植物，無法提供蜜蜂需要的花粉與花蜜。於加州柏克萊進行的一項調查發現，1000種景觀植物當中，只有128種獲得蜜蜂適量的關注。如今，許多商業園藝服務與零售商開始瞭解，需要選用對蜜蜂友善的植物，因此提供更多本地花卉與多年生植物。考慮看看要將什麼類型的植物種在自己的土地；以本地物種爲主，將會使蜜蜂健康又快樂。

雜草別拔了

爲了幫助蜜蜂，你能帶來的最大影響之一，或許就是保留草坪與花園裡的雜草。比起在家裡設置一個蜂窩，增加可貴的覓食區域，並減少殺蟲劑造成的污染，絕對更能幫助所有授粉者的健康。

打造你的蜂窩思想

另一個能幫助蜜蜂健全的方法，就是在購買相關產品時，當一個聰明的消費者。意即瞭解當地養蜂人如何照顧蜜蜂；以及蜜蜂要付出什麼代價，才能做出我們喜愛的健康產品。宣揚各種蜂窩產品其保健功效的文章，鮮少會提及生產過程對蜜蜂的影響。

許多幫助拯救蜜蜂的團體認為，我們必須全部停用蜂窩製產品，但我不同意。我認為自160年前朗氏蜂箱問世以來，蜜蜂便甘願與人類維持夥伴關係。然而，我們沒有對這項交易負責。儘管我們的確需要停止消費一些蜂窩相關產品，其他的產品則單純地減少使用即可。在養蜂的合作關係中，是時候將蜜蜂的健康置於自身之前了。

商用養蜂事業將蜂窩視為百寶庫，等待著為了人類益處而被採收。即使養蜂人立意良善，而且愛護其蜜蜂，仍然很容易忽略蜜蜂的需求。當我認知到蜜蜂也是由個體組成的群體，我的觀點就改變了。我們視為能促進人類健康的物質，在蜂窩裡都有其特定作用，並非能隨時奪取的好物。

人們常問我們：你們生產什麼樣的蜂蜜？在我們的農場裡，努力確保著蜂蜜中含有蜜蜂從春天到秋天，可能收集的所有產物。如此能使我們的顧客與蜜蜂共同受惠。這是截然不同於採收單品種的養蜂模式。單品種蜂蜜是由單一花蜜製成。例如，將養蜂箱設置在橘子園或開滿白三葉草的大草坪旁。此單一植物盛開時，蜜蜂每天飛出蜂窩，採集特定的花蜜。若只有一種花盛開，蜜蜂通常不會考慮太多。當花期結束，封存於蜂窩上層（又稱「蜜繼箱」，honey supers）的蜂蜜，會一次被採收。這就是養蜂人如何獲得蕎麥、三葉草、橙花、藍果樹或任何單一品種蜂蜜的方法。

將單一品種用於我們的養蜂模式會產生問題，因為我們不知道每個品種之於蜜蜂的意義。人類無法用肉眼甚至是味蕾，察覺不同種類的蜂蜜其特質。蜜蜂就不一樣了。對蜜蜂而言，蜂蜜不只是糖。

蜂窩裡的蜂巢儲存了複雜且程度不一的碳水化合物、抗氧化劑、蛋白質與有益的植物性化合物。蜜蜂從花朵採蜜時，是在替蜂窩儲備均衡飲食所需的物質。

我們曾親眼目睹證實，蜜蜂知道植物種類的差異。當我們將蜜繼箱保留至秋天，工蜂在挑選要放入育卵室過冬的蜂蜜，可是非常挑惕的。牠們從來不會只取一種蜂蜜，整個群體必須多方攝取，才能維持飲食均衡。在我們執行目前的養蜂模式前，經常於初秋採收蜂蜜，只保留紫苑花蜂蜜（aster honey）給蜜蜂過冬。整個蜂窩會因爲「小孢子病」（Nosema，由飲食不均導致的消化疾病）而削弱或死去。如今，我們會避免收成單一品種蜂蜜，因爲我們無從得知蜜蜂在不同時間所需要的營養。這種方式對人類也有益！由春天到秋天，所有採收物質製成的蜂蜜，含有最好的綜合維生素、礦物質與植物性化合物。

蜂蠟

蜂蠟的商業用途是一種凝固劑與保存劑。亦經常被用於身體與皮膚保養產品，如滋潤膏和乳霜。蜂蠟由工蜂製作，並雕塑成大家熟悉的蜂巢狀，用於儲存蜂蜜。蜂蠟是從工蜂腹部上的特殊蠟腺所分泌，需要食用大量花蜜才能做到。意味著，蜂蠟必須犧牲蜂蜜才能製成。製造0.45公斤的蜂蠟需要約3.6公斤的蜂蜜。若蜂蠟是在蜂蜜收成的過程，不經意採收；而且養蜂人能以無化學添加的方式保存，蜂蠟也能是永續的產物。但若是蜂蠟成爲商業農產品，便會造成蜜蜂不必要的負擔。

養蜂人爲了達到商業目的，會在蜂窩內放入空的蜜繼箱，以盡可能地收集蜂蠟。蜜蜂不喜歡空的地方，因此會收集更多花蜜與花粉，或是孵化更多幼蟲，努力將每一吋空間填滿。過程中除了需要許多力氣與資源，還花費了蜜蜂寶貴的時間與蜂蜜，才足以提供蜂窩生存所需。此外，傳統的養蜂方式，會定期使用有毒的殺蟎劑污染蜂窩內的蜂蠟。我們認爲，蜂蠟是蜂窩的「土壤」。如同人類的食物，若土壤不健康，種在裡面的東西也會不健康。唯有永續經營的養蜂方式，才能確保蜂窩內有健康與乾淨的蜂蠟，並維持蜜蜂的健康以生產健康的蜂蜜。

對蜜蜂友善且容易種植的植物

蜜蜂會被藍色、黃色或白色的植物吸引。許多其最喜愛的植物，都有「降落跑道」指引牠們進入花朵。以下是一些蜂蜜非常喜歡的常見樹種、灌木與植物：

- 椴樹（*Tilia species*）
- 黃金樹（*Catalpa speciosa*）
- 蒲公英（*Taraxacum officinale*）
- 白三葉草（*Trifolium repens*）
- 胡椒薄荷（*Mentha piperita*）
- 琉璃苣（*Borago officinalis*）
- 鼠尾草（*Salvia species*）
- 向日葵（*Helianthus species*）
- 百里香（*Thymus vulgaris*）
- 一枝黃花（*Solidago species*）
- 山楂（*Crataegus species*）
- 唐棣（*Amelanchier species*）

花粉

花粉是一種完全蛋白質來源，且富含維生素B群，因此是治療貧血、過敏、體力、情緒與其他症狀的重要元素。養蜂人通常會在蜂窩口放置一個花粉收集器，改變蜜蜂進入和離開蜂巢的方式。回到蜂窩的蜜蜂必須經過一個屏幕結構，才能抵達蜂窩內壁。通過屏幕時，蜜蜂腳上的花粉囊會被抖落，掉入養蜂人放置的收集盤。花粉經過清洗，可以乾燥或生的狀態使用。

人類若能與蜜蜂一起共享花粉，其便是永續的蜂窩產品。蜜蜂用儲存於蜂巢內的花粉餵養幼蟲；並在寒冬後，透過花粉為新春儲備能量。當你檢視蜂巢內儲藏花粉和花蜜的區域，會看到含有花粉的蜂室，形成美麗的色塊。每種顏色代表著蜜蜂由不同植物採集到的花粉種類，有些帶有甜味、苦味或草味。每一種對蜂窩而言，都是重要且獨特的食物來源。

透過花粉收集器，養蜂人能確保每一種花粉皆能與蜜蜂共享，卻也花費許多精力控管蜂巢入口與收集器開關。重要的是以尊重的態度使用花粉，並確保蜂窩內有足夠的花粉與種類，才能使蜜蜂保持飲食均衡。

我們可以很節制的使用花粉：偶爾食用½茶匙、或針對過敏，每日食用1次便足夠了。

蜂膠

因爲它具有抗菌與抗眞菌的特性，我的家人在喉嚨痛時，都很喜歡用蜂膠。每當感覺喉嚨稍有不適，就會像吃糖果一樣吸著蜂膠。蜂膠是一種具高韌性與黏性的樹脂，若想保住牙齒，千萬不要咀嚼蜂膠！許多養蜂書籍會將蜂膠比喻成「蜜蜂的膠水」，但這個說法過度簡化。蜂膠是一種樹脂混合物，通常來自於松樹或是楊樹種，被蜜蜂用於塡補蜂窩的小缺口，避免空氣與陽光滲入。蜂膠能接合整個蜂窩結構；若在炎熱的夏天，企圖打開蜂窩蓋，則像是剛被黏上去的口香糖。儘管質地確實很像膠水，但這是由人類觀點看到的特性。蜂膠眞正的功能，是蜜蜂個體與群體其外在免疫系統的一部分。包覆於育卵室、蜂窩內壁與廊道的蜂膠，能夠抗菌、抗微生物與抗眞菌。研究顯示，減少蜂窩內的蜂膠量，將大幅提升蟎害與疾病發生率。了解何謂蜂膠，幫助我們得到一個重要的認知：蜜蜂是一個具有形體的個體，並有權獲得全方位的健康。

少量使用蜂膠，才能成爲永續的產品。若經由養殖製成，便無法永續使用。因此，應該要限制蜂膠的採收。

在花園打造一個蜜蜂水池

材料：

- 一個茶杯、鳥浴池或其他裝飾容器
- 裝飾用石頭或鵝卵石

蜜蜂不會游泳，所以若想要在花園打造一個蜜蜂的休憩飲水處，必須先考量其安全。容器的深度不限，但開口必須夠寬，使蜜蜂能任意以飛行或爬行出入。用裝飾石頭將容器填至幾乎最滿的程度，注水但不要完全蓋過石頭。蜜蜂需要某種凸出物，才能停留在乾燥的位置，安全地靠向水面喝水。

水池必須定期加水，除非有辦法持續滴灌。你可能會發現，這個水池除了能帶來蜂蜜，還會吸引許多其它授粉者與蝴蝶上門。

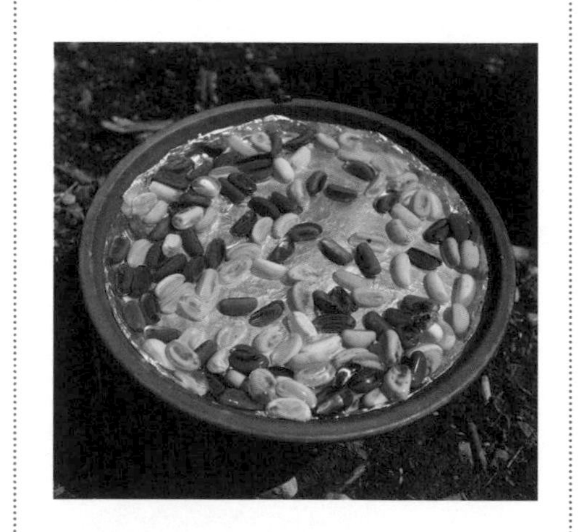

以商業方式採集蜂膠，會將蜂窩的頂部撬開，使陽光與空氣得以穿透，並在頂部插入一塊特製的橫條塑膠屏幕。蜜蜂會焦急地將力氣用於塡補裂縫，放棄採集食物，以保護自己免受入侵者襲擊。完成後，養蜂人會取下屏幕，放入冷凍庫一天，將蜂膠敲下，並重複這個步驟。這麼做不太好，就像我們不會想要一直刺激自己的免疫系統，以對抗外來病原體。對蜜蜂施壓，使其不斷收集與處理蜂膠以保護自己，是不健康的行爲。

當養蜂人在收集蜂蜜時，不經意取得蜂膠，才是永續的收成方式。採收蜂蜜的過程，可將附著於已採收框架上方的蜂膠塊移除。然而，過程很耗時，也需要養蜂人的照料。少數幾個蜂窩，就能產生足夠的蜂膠，供我們一家四口使用好幾年，但絕對不足以當作商業產品。

蜂王漿

不可否認，蜂王漿是一種神奇的物質。有許多臨床研究，針對蜂王漿能改善人體諸多退化性疾病的特性進行探討。據說能幫助延長壽命與體內外再生。可惜的是，蜜蜂無法永續替人類生產蜂王漿。蜂王漿是蜜蜂的超級食物。年輕蜜蜂於飲食中能攝取到的蜂王漿含量，決定了其日後將成爲工蜂或是蜂后。

身爲養蜂者，千萬不要浪費天然取得的蜂王漿——比如說，意外打開一個蜂后室。除此之外，我們顯然應該將這種超級食物留給蜜蜂，否則其要付出的代價實在太高。若要大規模採集蜂王漿，整個蜂窩就不會有蜂后，意味著蜜蜂將失去能帶來安全感的費洛蒙（pheromones）來源，並承受巨大的壓力。其實，若知道要注意聽什麼樣的聲音，在很遠的地方就可以聽到無蜂后的蜂窩。因爲壓力大的蜜蜂，會發出憂傷與悲痛的噪音。系統化採收蜂王漿時，會將一種能鼓勵餵養蜂后幼蟲的特製框架植入，然後工蜂就會進入生產蜂王漿的模式。幾天後，當框架裡的蜂王漿被收集起來，裡頭的蜂后幼蟲會被消滅，待框架再次植入蜂窩，一切又重新開始。我曾聽說在收集部分蜂王漿的同時，有辦法讓幼蟲存活。但非常耗費勞力，也不是常見的作法。

想當養蜂人，是吧？

第8章

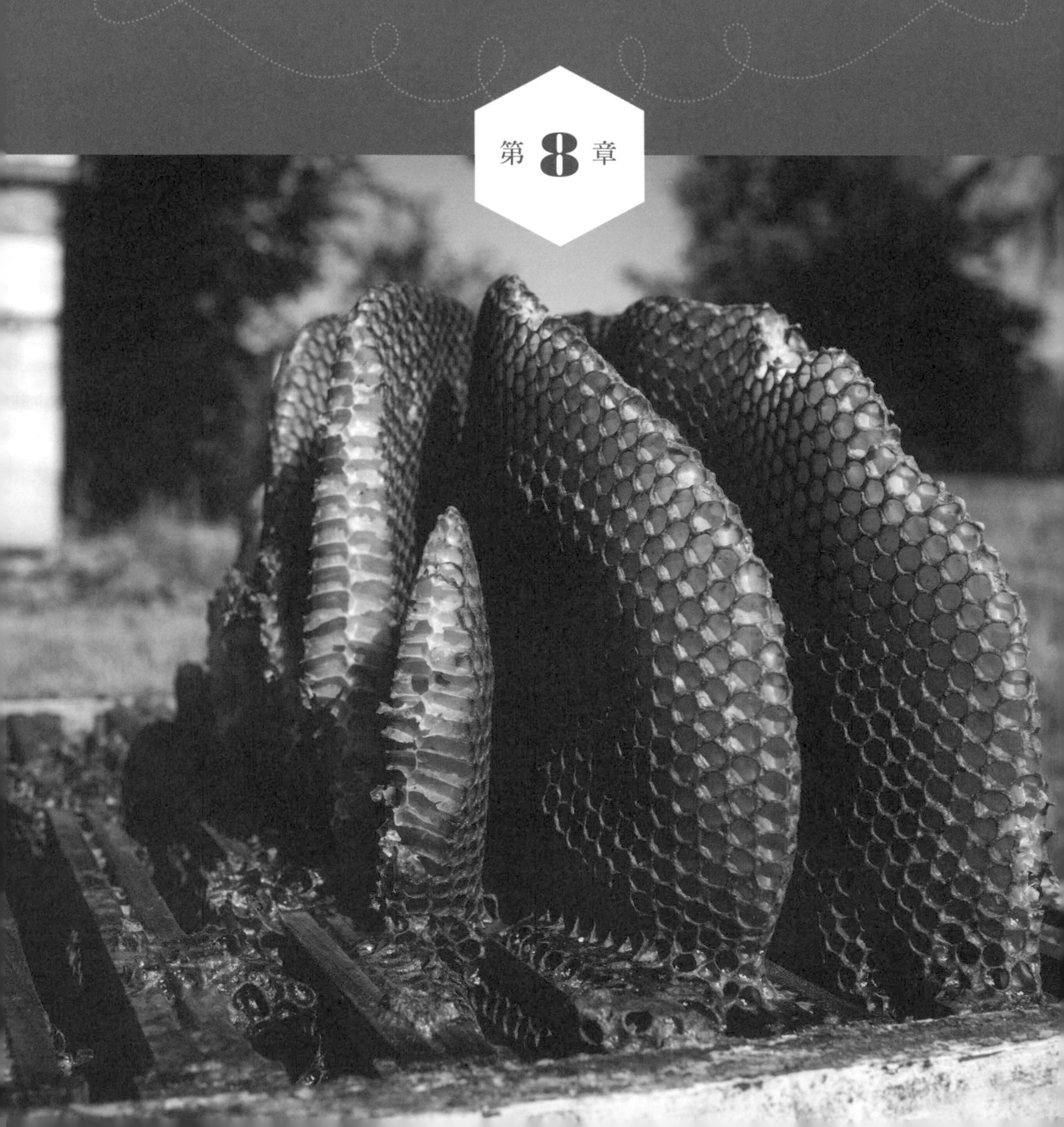

起初被蜜蜂吸引，是在我當植物學家時，著迷於蜜蜂與花朵之間的關係。研究植物如何利用陷阱、顏色花紋與形狀，引誘其鍾意的授粉者時，我開始想要了解這些授粉者本身。它們之間有著神奇的互助關係，花朵提供食物與醫藥，授粉者則幫助植物傳遞其遺傳物質。這種互相確保彼此生存的關係，讓我在尚未擁有蜂窩之時，便致力成為一名養蜂者。

2003年，我參加了當地的養蜂俱樂部，並上了一堂課。當時，我先生對於這個新嗜好完全不感興趣。我承諾只會養一個蜂窩，且絕對不會麻煩他。那時候的我可能就知道不太可能。當我鼓勵卡爾森參加一些課程，他懷疑是我在算計他。然而到了將蜜蜂放入我們第一個蜂窩的時候，他已經備好自己的防蜂服，並堅持要親自放入蜜蜂。

養蜂俱樂部教我們使用化學藥劑、糖水與其他業界常見的傳統方式養蜂。我們不知道還有別的方式，也尚未接觸到自己的蜜蜂，所以便這樣開始了。

大約是第一年，我們遵循一般的指示：每年從美國南方購入數箱的蜜蜂，並經常打開蜂窩檢查、幫蜜蜂清潔環境，與注意害蟲。

有一天，我們向別的養蜂人買到一些生病的蜂窩，並準備替蜜蜂治療蟹蟎（varroa mite）。我們選用較「天然」的方式：放置甲酸片。當我看著卡爾森在防蜂衣外戴上防毒面具與厚橡膠手套，我的內心很掙扎。儘管外包裝聲稱，人類在施放化學藥劑時必須全副武裝，與避免吸入燻煙，但不會對蜜蜂及蜂窩內的蜂蠟造成影響。似乎有些不對勁，自此我的腦海便響起不同的聲音。

無論養蜂新手想要如何養育蜜蜂，我還是會推薦加入俱樂部並向裡面的人學習。每個養蜂俱樂部都有可貴的知識，不應該視為理所當然，儘管某些細節具有爭議性。蜜蜂是半野生生物，就算同意住進人造的蜂窩結構，其生活仍有很大的部分並非人類所能掌控。若我們認為不必再向蜜蜂學習，便是非常愚蠢的行為。化石記錄顯示，現代人類出現於地球的時間僅有20萬年，相較之下，蜜蜂已生存了1億年。蜜蜂與植物基本上在地球是共同演化的關係，於確保某些品種生存之時，亦創造出新的品種。我們仍然有許多地方要向蜜蜂學習。

與蜜蜂共存的20萬年，人類始終扮演「盜賊」的角色。意思是，未曾有飼養蜜蜂的人造結構，而是人類找到了蜜蜂建造蜂窩的地方，並偷走蜂蜜。人類長期迷戀蜜蜂與蜂蜜，直到近2000-3000年前，才開始實驗如何「飼養」蜜蜂。過程中歷經成功與失敗，甚至達到高峰以為我們已全然了解，卻只是再次失敗並得到新的觀點。

養蜂的工業時代始於1852年左右，由現代養蜂之父——朗氏牧師（Reverend L. L. Langstroth）改革養蜂模式，並替可拆除式框架蜂窩申請專利。因此我們傳統的養蜂方式，也不過約160歲，這些運作模式也算是頗新穎。

當我在全國旅行與分享我們的養蜂方式之時，遇到眾多養蜂人表示：「我也總覺得這些方法似乎哪裡不對！」在與蜜蜂共存的歷史中，我們再次面臨一個重要的分水嶺。我們的生存環境有更多毒害，覓食地也變得更少。傳統養蜂法被建立於更乾淨與更多植物的世界，我認為我們的養蜂法是時候該演變了。

究竟何謂「永續的養蜂法」？

一位備受尊敬的蜜蜂專家曾向我提出這個問題，當時我們正要參加全國播送的廣播節目，替自己的觀點辯論。他認為我的方式沒有不妥，但這樣的想法無法「延展」，意味著無法拓展至商業層面。某種層度而言，他說得沒錯。如同傳統農業，目前生產蜂蜜的方法是因應高產量的需求而設計。養蜂產業不會一夕之間變調。然而，蜜蜂現在所遭遇的問題，足以證明此商業模式無法永續經營。除非能找到方法，改變人類與蜜蜂之間的關係，否則我們失去的，將遠超過因應大規模生產而飼養蜜蜂的能力。甚至可能危及自身糧食與醫藥的攝取。

永續的養蜂模式，必須瞭解蜜蜂的智慧，及參與其社會的自然系統。養蜂人必須轉換角色，扮演觀察家或照顧者，而不是主人。這是由蜜蜂主導的養蜂方式。

當我將農場裡的產品線，拓展至含有蜂蜜與香草的健康產品時，我開始以新的角度，看待自己的蜜蜂。我們的飼養方法，必須能確保生產蜂蜜的蜜蜂是健康的。若蜜蜂不健康，怎麼能期望其蜂蜜是健康的？畢竟，蜜蜂的健康，會直接影響牠能飛到多遠，以尋找最適合的花粉與花蜜。

將花蜜轉變成蜂蜜時，蜜蜂的健康會影響添加的轉化酶品質。若蜜蜂不健康，將生產品質低劣的蜂蜜，提供最少的益處。若蜂蜜不健康，我又如何能將其做成健康產品？

經過殺蟎劑事件後，我開始遠離熟知的養蜂方式。遵循標準作業流程很容易，學習坐下、觀察與傾聽反而更難。儘管具有風險，但我還是朝著此方向慢慢前進。我們的第一項重大決定，就是停止購買來自較溫暖地區的蜜蜂，因為牠們已經過度勞動，體質孱弱。我們開始在附近區域捕捉已適應當地環境的蜜蜂，自此，我們的蜂窩存活率便立即有了起色。

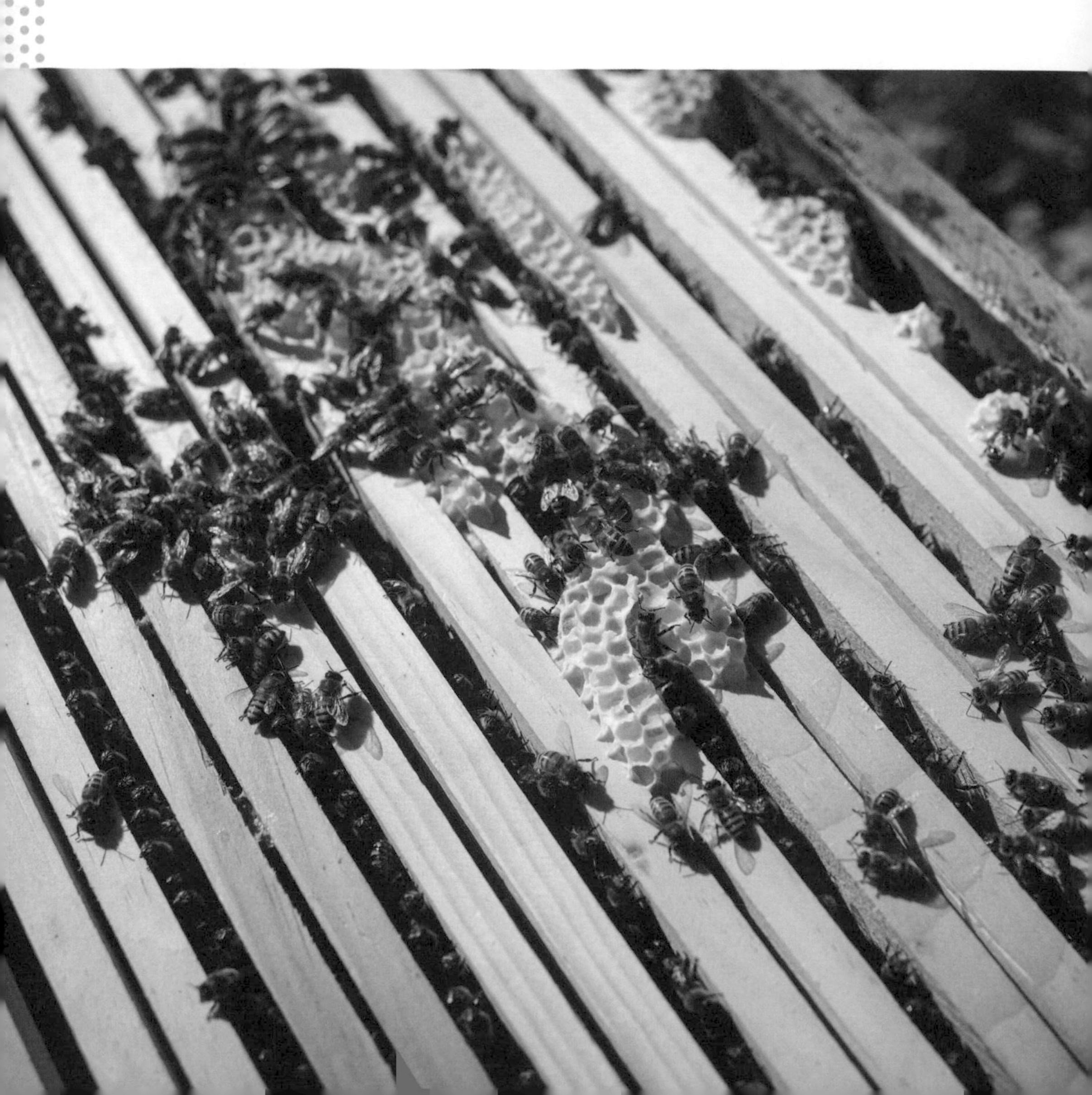

餵食蜂窩

我們的另一項重大決定，就是停止不自然地餵養蜂窩。傳統方式會使用煮過的糖水/高果糖玉米糖漿，餵食蜜蜂。有些運作方式爲了不將可獲利的蜂蜜「浪費」在餵養蜜蜂，因而想出此方法作爲食物替代來源。養蜂者用糖水/高果糖玉米糖漿餵養蜂蜜，通常是在冬天蜂群耗盡儲備的糧食之時；秋天與春天，若蜂窩找不到花蜜來源；或是協助將新的蜂群安置於新的養蜂箱。不意外地，若是將營養來源從任何生物體的飲食中抽離，並用糖水或高果糖玉米糖漿等空虛的熱量代替，該生物會變得虛弱，並遭受黴菌、寄生蟲與病毒襲擊。因此我們要找到方法，確保蜜蜂總是能食用生蜂蜜。

當時我們的農場規模還小，業績也在成長中，並沒有銷售據點或緩衝機制以維持冬天的銷售。儘管將採收的蜂蜜全部賣完，應該有助於我們的盈利，但我們還是決定將大部分的蜂蜜儲藏在蜂窩，供蜜蜂食用。我們將其視爲對未來的投資。不到一年，我們的投資開始奏效，蜜蜂們熬過了冬天。和前幾年相比，氣候變冷的季節讓我們失去了大部分的蜂窩。此作法讓我們免於添購新的蜜蜂，並等待其開始量產。春天來臨時，我們的健康蜂群，蓄勢待發地等待著花粉與花蜜的招喚，讓我們比往年早一個月開始作業。

世事難料！

要記得，飼養方法在汰舊換新的過程中無法盡善盡美，不能過於武斷。當我和全國各地的養蜂人分享飼養方法時，必會有人提問：若沒有生蜂蜜給蜜蜂食用怎麼辦？有時候煮過的糖水是唯一的選擇，就接受吧。和人類一樣，改善飲食不一定要力求完美。成功是在往理想前進的過程中，做出更好的選擇。

但是高果糖玉米糖漿（**HFCS**）就不一樣了。有太多證據顯示，為了蜜蜂的健康著想，應該要禁止此作法。在許多生產蜂蜜的工廠，被檢測出高果糖玉米糖漿中含有 **100-200** 毫克不等的致癌物「羥甲基糠醛」；有時候甚至高達 **30,000** 毫克。生產者與養蜂者其回報的數據差異，在於儲存方式的不同。高果糖玉米糖漿經常被儲存於蜂房中的木桶或是其它容器，以方便餵食。外部條件下的溫度與儲存時間，會使羥甲基糠醛數值大幅上升。

最佳養蜂法

每位養蜂人都有不同的做事方法——嘗試轉換至更能永續經營的養蜂者亦是如此。以下是「知更鳥草原」所遵循的核心技術與基礎方法。當我四處旅行分享這些作法時，也會聽到其他養蜂人提供的創新思想。未來將有一個地方與眾人分享，期待在這腦力激盪的對話中，所有人都能受惠。

基礎

我們讓蜜蜂自行打造育卵室的基礎結構——蜂窩底部2-3個箱子，此處的蜂蜜不會被採收。真正的生物動力養蜂法（biodynamic beekeeping），蜂窩內所有的蜂巢都是由蜜蜂建造；或是由生物動力的引導構造開始。儘管讓蜜蜂自行建構育卵室，我們對於箱子內沒有生產蜂蜜的結構仍感到不適應。卡爾森擔心採收蜂蜜時使用的萃取機，其離心力會讓蜂巢與框架分離，並破壞其它框架。因此我們選擇用混搭方式，繼續在蜂窩上半部的蜜繼箱，使用鐵絲網狀架構。

無塑膠

我們不會將塑膠等非天然物質放入蜂窩，因其會釋放有害氣體。我們曾經在與其他蜂房添購蜂窩時，買到塑膠蜂巢片。蜜蜂絕對不會在塑膠蜂巢片上築巢，身體狀況也很虛弱。如此導致蜂后產卵狀況不佳，我們也絕對無法採收到整個蜂巢片的蜂蜜。我們從未使用塑膠蜂巢片鼓勵蜜蜂建造雄蜂巢（drone comb）。企圖用天然方式處理蟎患的養蜂人，通常會將塑膠蜂巢片置入蜂窩，上頭帶有雄蜂大小的引導蜂巢。

這些蜂巢片會鼓勵蜂后產下未受精卵，不自然地增加雄蜂（drone）數量。傳統養蜂產業認爲雄蜂沒有用，因此會在幼蟲完全孵化前，將這些蜂巢片冷凍以殺死雄蜂與蟎。儘管這個做法較噴灑殺蟎劑天然，但也是另一種不自然的人爲侵略。

分蜂

我們不會阻止分蜂（Swarming，當蜜蜂族群成長到一定數目，會結隊飛離原蜂巢另建新巢），這點與傳統做法相悖。原先我們被教導管理蜂窩時，要盡可能避免分蜂。然而分蜂是蜜蜂健康的象徵，亦是創造更多蜂群的自然過程。除了確保蜜蜂有足夠的空間與良好水源，並不受臭鼬等有害生物騷擾，我們讓蜜蜂依照其需求擴張數量。

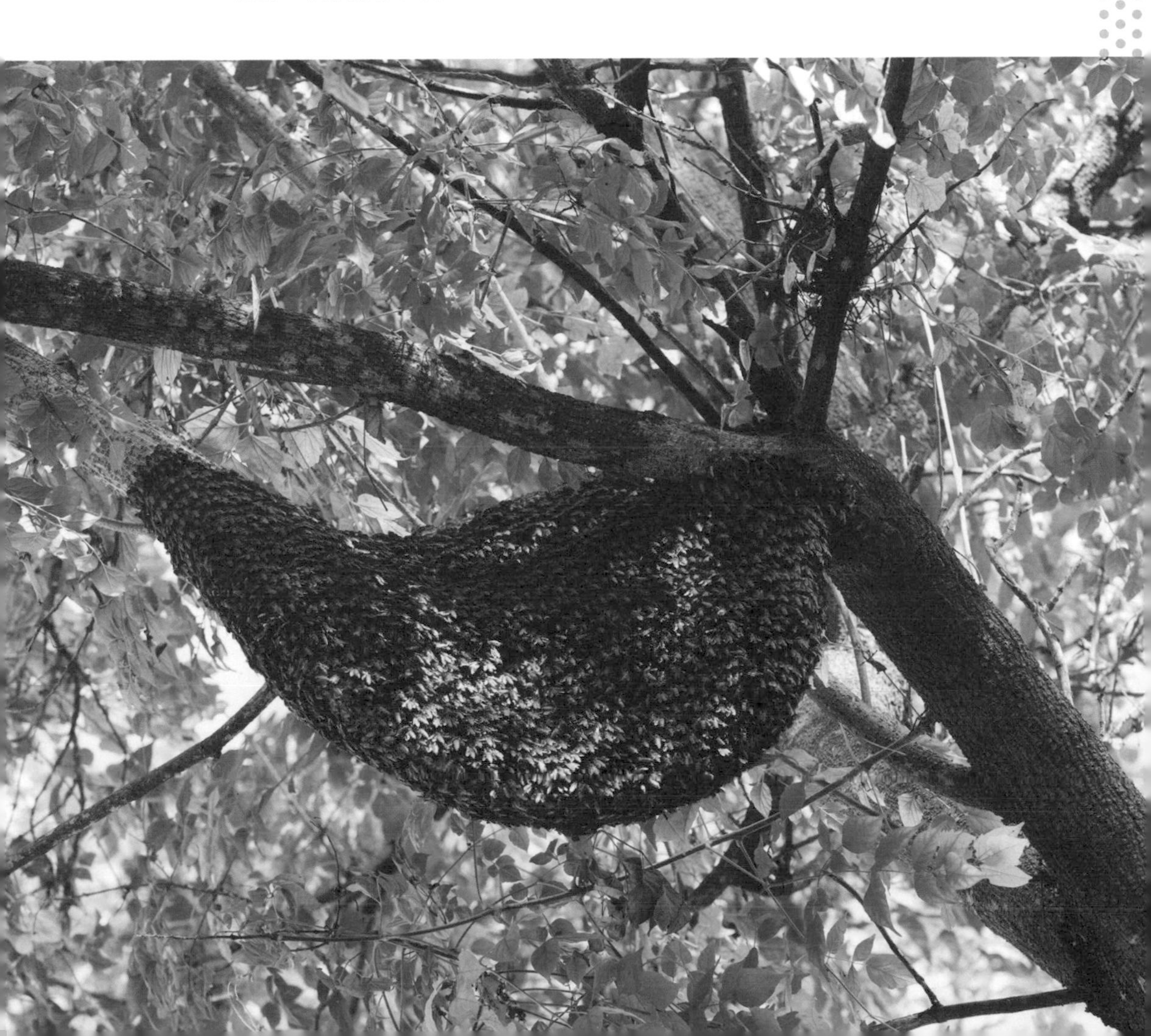

無化學物質

我們發現，無論出於什麼原因，一旦對蜂窩使用化學物質，你便已陷入困境。修補化學物質產生的問題，可能比問題本身更麻煩。若蜂窩內蟎蟲過剩或黴菌過度生長，我們要思考對整體蜂窩比較好的方式。這些生物也會少量存在於健康的蜂窩裡。唯有不健康的蜂群，才會使這類生物因成長失衡而產生問題。蜂窩需要移到比較好的地點嗎？少一點遮蔽，多一些水分？覓食地不夠，需要被餵食嗎？我們從這些考量出發，而不是直接使用化學藥劑，造成蜜蜂更虛弱並污染蜂窩內的蜂巢。

育卵室（Brood Chamber）

除了偶爾要移除老舊的蜂巢，我們幾乎不會打擾育卵室，如此能免除將底層蜜繼箱換至最上層的例行公事。因爲這樣的例行公事會擾亂育卵室的排列、干擾蜂后，也會破壞蜂膠——避免風、病毒與害蟲入侵的天然屏障。你不會看到野生蜜蜂把蜂巢換來換去，所以爲什麼要這樣對待蜂窩呢？

天然療方

我們用自製的方式幫蜜蜂補身。市面上有許多產品與食譜能讓蜜蜂更有活力，但都含有一些問題成分。我們會視情況使用自己調配的花草茶，或生蜂蜜與花粉。在蜂窩附近我們會刻意種植一些植物防止害蟲，並允許適量的蜘蛛與螞蟻在蜂窩內或是附近生存。螞蟻會分泌天然蟻酸，和某些化學藥劑裡的成分相同。

覓食地

我們爲了蜜蜂種植植物！我們小心地確保農場裡一年四季都有花粉與花蜜。包含多樣的食材與藥用植物，以及全年都有雜草共生。最重要的是，種植的時候我們會注意植物有哪些成分，能幫助維持蜂窩內的蟎、黴菌與病毒的平衡狀態。我最喜歡的植物有：胡椒薄荷、百里香、檸檬香蜂草、金盞花和紫花馬蘭菊。

蜂窩擺放的位置，對於覓食的成功率也很重要。我們的農場位於大達彼溪（Big Darby Creek）的俄亥俄流域附近。將蜜蜂飼養在大片的樹林與河道附近，能將傳統農法帶來的衝擊降至最低。蜜蜂隨時都在尋找最好的花粉與花蜜來源，可能的話，通常會避開基因改造作物。我們最擔心的是，蜜蜂在往返蜂窩的過程，若經由大量使用化學藥劑的農業區，將接觸到有害物質。天然的區域能幫助降低這樣的機會。

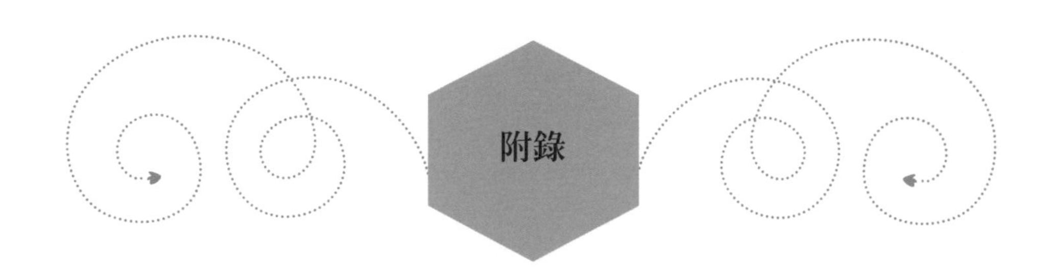

開創自己的事業

剛開始製作草本蜂蜜時，對我們和當地的監管單位來說都是新的體驗。雙方經歷了艱困的學習過程，但最終州政府與地方監管單位之間培養出強健的合作關係。我們農場的一大重點，在於香草蜂蜜療法的教學，如此大眾便更能自給自足。若想要販賣以蜂蜜爲基底的療方，我們可以針對如何開始，提供一些實際建議。

若對這個產業有興趣，你需要聯絡當地與州立管理單位。每個州、甚至是各管理單位的規定都不同。若要跨越一般社區醫學——單純替家人和受信任的朋友們製作療方，我相信要有好的規範，並做能力所及之事。若要製造一般大眾使用的健康保健產品，遵循消費者可安全依賴的規範是相當重要的。

你的蜂窩有註冊嗎？

在俄亥俄州，州立農業部鼓勵養蜂人登記註冊。每年的註冊費不高，包含了蜂窩檢驗費用。在美國其它州，可能是自願或義務註冊，所以要跟當地州政府確認。

你的蜂蜜免受州政府規範嗎？

俄亥俄州規定，純蜂蜜屬於「豁免」產品，意思是不必受到州政府監督。養蜂人在俄亥俄州販售純蜂蜜，除了蜂房以外，沒有其他檢驗要求。養蜂人必須遵守基本的標示法規，將要求的產品資訊提供給消費者。包含蜂蜜產地與地址、重量，與產品名稱。

你的蜂蜜生產屬於家庭工業嗎？

俄亥俄州的法規明定，哪些在自家生產的產品屬於「家庭工業」（cottage industry），並以此名義在州內販售。新鮮與乾燥香草和茶葉，亦被認定爲家庭工業。我們開始製作香草浸漬蜂蜜時，蜂蜜屬於豁免產品，而香草屬於家庭工業，所以我們遵循家庭工業規範，繼續經營生意。然而當我們的人氣水漲船高，一則全國性新聞報導美國的農夫市集都沒有受到規範。蜂蜜也被說成是未受規範的產品之一。因此，我們當地的食品安全檢驗員，開始檢驗所有蜂蜜販賣者與其產品。製作打發或乳狀蜂蜜（creamed honey）的商家，被要求需取得商業廚房執照。我們的產品因爲將豁免產品（生蜂蜜）與家庭工業產品（香草）結合，卻沒有商業廚房執照，亦被認定爲標示不清。最後，我們農場裡的生產廚房必須通過正式檢驗，並取得商業用途執照。

如今，隨著香草浸漬蜂蜜在俄亥俄州的盛行，家庭工業產品清單亦將其涵蓋在內。我們和食品安全檢驗人員討論，並解釋浸漬蜂蜜所有不同的製作方法，以及浸漬與添加風味的差異。認識並瞭解製造過程，能讓監管者問對問題，判斷產品是否屬於家庭工業的範疇。以我們爲例，家庭工業產品必須遵守特定標示規範，並告知消費者此產品是在家庭廚房生產。你應該檢查，居住的州有哪些產品屬於家庭工業類型，及其相關規定。

你需要商業廚房執照嗎？

即使你製作的是豁免或家庭工業的蜂蜜或香草產品，一旦販售至別州（無論是線上或實體通路），這些產品便被規定要在商業廚房製作。我們有些朋友會做超美味的果醬和果凍，這些屬於家庭工業範疇。可惜的是，有次大夥一起去肯德基州參加假日市集，他們無法一起去。在社群媒體、個人網站，或全國性零售平台販售任何商品，都被認定爲跨州商業行爲，必須要有商業廚房執照。

若被要求須具備商業廚房設備，有兩個選項：自行搭建，或是租用當地經過檢驗的廚房空間。商業廚房規定的設備，根據產品的種類與生產規模而異，但通常必須要有員工用的自動感應洗手槽、商業用三連水槽，與可清洗的衛生流理台供產品製作與儲放。檢驗頻率不一定，但檢驗單位約每6-12個月會來訪視我們的農場。檢驗人員會評斷設備與製程的乾淨與衛生程度、監控製作過程、檢查設備紀錄，並檢視商品標示符合法律規定。

我們居住地的食品安全檢驗，會遵循美國食品與藥物管理局（FDA）制定的良好作業規範（GMP）清單。我們被要求展示製作過程，並且保留紀錄，以追蹤我們的產品與食材安全。由於農場屬於偏遠設施，我們也被要求每年都要取得當地衛生局核發的水井測試合格證明。一旦進入商業廚房的領域，最好檢查清楚自己居住的州有哪些特定規範。好好研究！

需要準備其它執照嗎？

取決於製作的蜂蜜或香草產品種類，可能需要準備其他執照。若製造萃取產物，如香草酊劑、糖漿或醋蜜，就可能需要執照。例如，在俄亥俄州製作糖漿與萃取液必須有額外的執照。在想著要做康普茶嗎？可能也需要裝瓶執照。若使用蜂蜜與香草製酒，就有一長串規定得納入考量。記得各州對於每種產品的執照與要求皆不盡相同，所以請查清楚當地的法規，並且撥通電話給該州的農業或食品安全處。根據想要製作的甜蜜療方，考慮有哪些事需要注意。

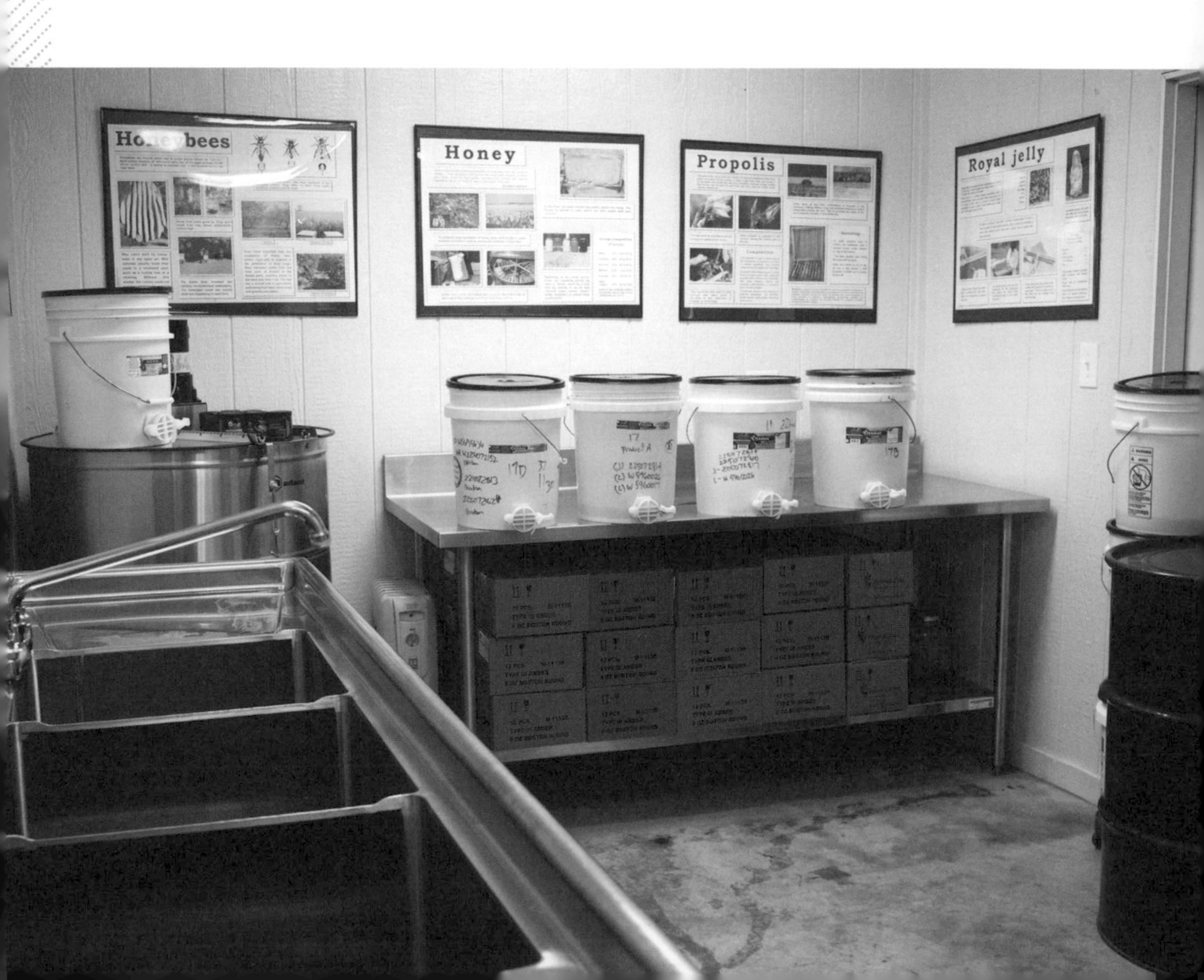

我遵循哪些聯邦政府法規？

除了完成俄亥俄州農業部的檢驗，我們的食品安全檢驗官，每幾年也會將一份美國食品藥物管理局的報告，送至地區辦公室。這份報告的問題，探討著我們事業的營運狀況與良好作業規範，以確保蜂蜜與香草產品的製程乾淨且安全無虞。同樣是聯邦政府的規定，我們必須在美國食品藥物管理局的全國資料庫裡註冊農場經營，意味著聯邦政府會隨時抽檢。開業12年來，我們去年第一次被抽檢。隨著事業成長，可以預期次數會變多。

產品的分類與標示方式，會影響其所屬法律規範；食物、飲食補給品與藥品都有不同的規定。若你做的蜂蜜與香草產品，是以食品方式行銷與販售，則必須遵守食品製造的良好作業規範。然而，若決定製造宣稱能治療某種疾病的產品，美國食品藥物管理局會將其視爲醫藥品。任何被歸類爲醫藥品的產品，都必須提出實驗室檢測與研究給美國食品藥物管理局審核，才能用於標籤與行銷用語。宣稱「此藥膏能治皮膚癌」或「此糖漿能治咳嗽」，產品將可能被歸類爲醫藥品。用字遣詞很重要！醫藥品的規範很複雜，若只是要做蜂蜜與香草的產品，可以避免這個類別。

我們的產品被歸類爲食品或飲食補給品。只要在產品標示上說明，此產品非醫藥品，但能幫助身體達到平衡，就有特定的規範必須遵守。最好的辦法就是想清楚蜂蜜香草產品，最適合哪一個分類，並好好地研究其對應的美國食品藥物管理局法規。

你的事業規模多大？

蜂蜜與香草看似甜蜜又單純，但若事業成長至一定程度，就會受到更多聯邦政府規範，如美國《食品安全現代化法》（Food Safety Modernization Act, FSMA）與自911事件新增的生物恐怖攻擊相關規定。這些法規會要求標示營養資訊、預防性控制措施、制定食品安全計畫、商品召回機制與相關監控程序。

地方法規又是如何？

看完這麼多令人懷疑人生的麻木法規，還有一串地方法規要考慮。向州政府註冊完公司行號，並取得州立企業/販售商執照後，有些城市或轄區亦要求需取得地方營業執照。

身爲一個小型農場，我們生產的農作物與產品需符合俄亥俄州的修訂準則。身爲小型農業企業，我們的土地必須達到最低英畝限制，或農場之農業活動營業的總收入必須高於最低營業額。

我們的農業活動亦不受當地分區法規規範。若你居住的城鎮、縣市或城市，未被認定爲農業用地，地方分區法規極有可能影響你能否於個人房地產，製作蜂蜜與香草相關產品。每個地區的地方分區法規都不同，可能需要不同類型的認證。(幸好，我嫁給了城市規劃師，在分區法規上有些經驗，能協助釐清規定用語。）若你居住的是住宅區，無法於房地產製作產品，你有幾個選擇：

(1) 重新分區，改變房地產的分類。(2) 取得附條件許可，在特定條件之下，讓你能進行所提出的活動。(3) 取得城市規劃的產權特殊許可，准許你製作特定產品。(4) 取得家庭經營許可，讓你能於房地產製作產品。同樣的，每個轄區規定都不同，所以要做足功課，處理好這些執照和許可。

投保了嗎？

在地方農夫市集販售，通常必須投保100萬美元的業務責任保險。更大型的活動與商展通常也會有一樣的要求；然而，如今越來越多超市等連鎖通路，會要求投保附加責任險（balloon policy），用於賠償金額超出200萬美元的情況。小型農場適用的合約越來越難尋，所以找個好的地方保險經紀人，替你規劃並緩和保險業界的變數。

還可能有什麼事？

在某個時期，你可能會決定要通過有機、無麩質、公平交易、猶太認證、天然飼養、生物動力等食品與補品相關認證。每個認證機構都有一套要求、書面資料與程序需要遵守。這些認證需要費心了解，並注意許多細節。許多企業會雇用全職人員管理所有的檔案、每日的登錄紀錄、檢驗與召回過程，所以可能要提撥預算聘請員工，或想辦法從一天24小時內硬擠出更多時間！我們花在文書工作的時間，似乎與商品生產的時間差不多。以前，卡爾森總是在農夫市集擺攤前連續熬夜數日，才能將所有東西裝瓶、紀錄，並準備好。經過多年練習，效率也提升了，他進步到活動前晚能睡上4-6小時。

儘管耗費時間、壓力又大，花力氣處理這部分絕對值得。畢竟，你不會想將次等產品拿出來，也不會想讓突然查訪的檢驗官，將昂貴又無法取代的蜂蜜與香草都被銷毀，或丟入掩埋場。所以要謹慎盡職地調查，並享受得來的報酬。

敬你甜蜜的美夢！

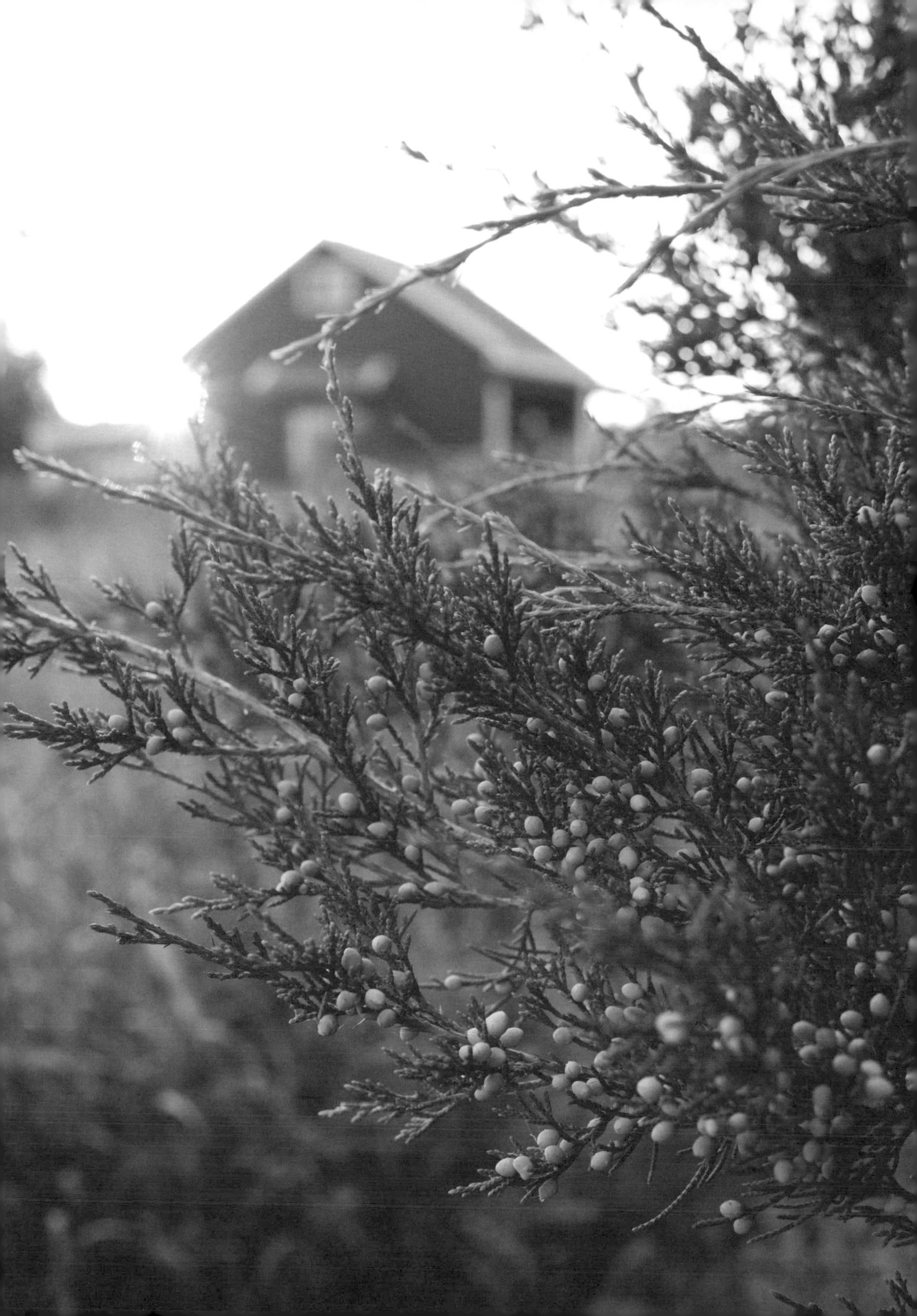

致謝辭

每位作家都會告訴你，寫一本書需要有龐大的團隊支持。首先，感謝我的母親擔任我的共鳴板，陪伴我在廚房研發食譜，還願意試吃所有產品！謝謝您給予孩子們需要的關愛以及外出的時間。謝謝爸爸，願意嘗試我讓媽媽帶回家給您的特製品。

我的孩子們似乎漸漸習慣這樣的生活，但還是謝謝Aidan與Jacy，在爸媽被這本書搞得焦頭爛額時，展現超人般的耐心。在我們忙錄之時，有你們挺身相助，讓我感到非常驕傲。

所有願意分享家庭故事、食譜、時間與專業的朋友們，我欠你們太多的感謝。特別是Nitisha Dabholkar；Ben、Kemi、Naomi與Beatrix Bunsold；Rebecca Jinadu；Rosemary Gladstar；Hannah Crum；Melissa、Todd與Tosh Camp；Kirsten與Christopher Shockey；Annie Booth；以及Cris Dehlavi。特別感謝我們的社區朋友們，協助整理農場，讓它在書裡看起來如此上相：Heather與 Logan Colyer，Tisa Watts，Alexis Little，Leslie Glenn，Sharon Garman，與Lillian Andersen——本書有你們的參與而更豐富。

謝謝我們的攝影師，Angelo Merendino，還有Storey工作室的大家，讓我們如此出色！

最後，無盡地感謝Storey的成員讓這個過程充滿快樂！儘管幾度因爲經營事業、家庭與寫作，讓我壓力大到想扯頭髮。特別感謝Carleen Madigan與Deborah Balmuth，帶我加入並同意進行這個對我而言意義重大且私人的計畫。謝謝我的責任編輯，Liz Bevilacqua，陪我思索如何呈現這些故事。謝謝你們努力去理解我的使命，並幫助它美好地出現在這些篇章，與你們共事是我的榮幸！

參考文獻

關於蜂蜜的歷史與療效、藥用蜂蜜，與加熱蜂蜜的相關科學研究資訊，皆於第二章討論。

Ahmed, Moussa, et al. "Potent Synergism of the Combination of Natural Honey and *Peganum harmala* Seeds against *Candida albicans ATCC 10231*." *Scientific Reports* 2, no. 4 (2013): 736.

Ali-Waili, Noori S. "Topical Applications of Natural Honey, Beeswax and Olive Oil Mixture for Atopic Dermatitis or Psoriasis: Partially Controlled, Single-Blinded Study." *Complementary Therapies in Medicine* 11, no. 4 (December 2003): 226–34.

Arribas-Lorenzo, G., and F. J. Morales. "Estimation of Dietary Intake of 5-hydroxymethylfurfural and Related Substances from Coffee to Spanish Population." *Food and Chemical Toxicology* 48, no. 2 (February 2010): 644–49.

Bogdanov, S., et al. "Honey Quality and International Regulatory Standards: Review by the International Honey Commission." *Bee World* 80, no. 2 (April 2015): 61–69.

Buhner, Stephen. *Herbal Antibiotics: Natural Alternatives for Treating Drug-Resistant Bacteria*. Storey Publishing, 2012.

Cheng, Y. B., et al. "Limonoids from the Seeds of *Swietenia macrophylla* with Inhibitory Activity against Dengue Virus 2." *Journal of Natural Products* 77, no. 11 (November 26, 2014): 2367–74.

Frey, Kate, and Gretchen LeBuhn. *The Bee Friendly Garden: Design an Abundant, Flower-Filled Yard That Nurtures Bees and Supports Biodiversity*. Ten Speed Press, 2016.

Hannan, Abdul, et al. "Inhibitory Effect of Aqueous Garlic (*Allium sativum*) Extract against Clinical Isolates of *Salmonella typhi*." *African Journal of Microbiology Research* 6, no. 21 (June 2012): 4475–80.

Hegazi, Ahmed, et al. "Synergistic Antibacterial Activity of Egyptian Honey and Common Antibiotics Against Clostridium Reference Strains." *International Journal of Current Microbiology and Applied Sciences* 3, no. 8 (2014): 312–25.

Karabournioti, Sophia, and P. Zervalaki. "The Effect of Heating on Honey HMF and Invertase." *Apiacta* 36 (January 2001): 177–181.

Khalil, A. T., et al. "Synergistic Antibacterial Effect of Honey and Herba Ocimi Basilici against Some Bacterial Pathogens." *Journal of Traditional Chinese Medicine* 33, no. 6 (December 2013): 810–14.

Kujawska, Monika, Fernando Zamudio, and Norma Hilgert. "Honey-Based Mixtures Used in Home Medicine by Nonindigenous Population of Misiones, Argentina." *Evidence-Based Complementary and Alternative Medicine* 2012 (2012).

Muller et al. "Synergism between Medihoney and Rifampicin against Methicillin-Resistant *Staphylococcus aureus* (MRSA)." *PLoS One* 8, no. 2 (2013).

Muradian, Ligia Bicudo Almeida. "Comparison between *Apis mellifera* Bee and Stingless Bee (*Tetragonisca angustula*) Honey." Presentation. Accessed 12/5/2017, http://www.ihc-platform.net/ligia2honeys.pdf.

Ogbole, Omonike, and Edith Ajaiyeoba. "Traditional Management of Tuberculosis in Ogun State of Nigeria: The Practice and Ethnobotanical Survey." *African Journal of Traditional, Complementary, and Alternative Medicines* 7, no. 1 (2010): 79–84.

Onasanwo, S. A., B. O. Emikpe, A. A. Ajah, and T. O. Elufioye. "Anti-Ulcer and Ulcer Healing Potentials of *Musa sapientum* Peel Extract in the Laboratory Rodents." *Pharmacognosy Research* 5, no. 3 (July–September 2013): 173–78.

Padilla-Camberos, Eduardo, et al. "Acute Toxicity and Genotoxic Activity of Avocado Seed Extract (*Persea americana* Mill., c.v. *Hass*)." *Scientific World Journal* 2013 (2013).

Pereira, C., et al. "Is Honey Able to Potentiate the Antioxidant and Cytotoxic Properties of Medicinal Plants Consumed as Infusions for Hepatoprotective Effects?" *Food and Function* 6, no. 5 (May 2015): 1435–42.

Readicker-Henderson, E. *A Short History of the Honeybee: Humans, Flowers and Bees in the Eternal Chase for Honey*. Timber Press, 2009.

Rezvani, Mohammad Bagher, et al. "The Synergistic Effect of Honey and Cinnamon against *Streptococcus mutans* bacteria." *Asian Pacific Journal of Tropical Biomedicine* 7, no. 4 (April 2017): 314–320.

Sachse, B., et al. "Bioactivation of Food Genotoxicants 5-hydroxymethylfurfural and Furfuryl Alcohol by Sulfotransferases from Human, Mouse and Rat: A Comparative Study." *Archives of Toxicology* 90, no. 1 (January 2016): 137–48.

Tahir, A. A., et al. "Combined Ginger Extract and Gelam Honey Modulate Ras/ERK and PI3K/AKT Pathway Genes in Colon Cancer HT29 Cells." *Nutrition Journal* 14 (April 1, 2015): 31.

Webber, Joanna. "Honey—Ayurvedic Nectar but Does Heating Make It Toxic?" September 26, 2013. Accessed 12/5/2017, http://www.ayurvedicyogi.com/honey-ayurvedic-nectar-or-poisin/.

資源

批發香草

山脈玫瑰香草
（MOUNTAIN ROSE HERBS）
www.mountainroseherbs.com

發酵物

康普茶媽媽
（KOMBUCHA MAMA）
www.kombuchakamp.com

有趣點心

可可貓
（COCO CAT）
www.cococatbakery.com

傳統農業

生物動力學協會
（BIODYNAMICS ASSOCIATION）
www.biodynamics.com

香草研究

新英格蘭草藥學院
（THE HERBAL ACADEMY OF NEW ENGLAND）
www.theherbalacademy.com

知更鳥草原
（MOCKINGBIRD MEADOWS）
www.mockingbirdmeadows.com

蘿絲瑪莉・格拉德斯塔
（ROSEMARY GLADSTAR）
www.sagemountain.com

蜂蜜抹醬與粉末

知更鳥草原
www.mockingbirdmeadows.com

事務管理與保育

美國保種交流會
（SEED SAVERS EXCHANGE）
www.seedsavers.org

慢食
（SLOW FOOD）
www.slowfoodusa.org

聯合植物保育者
（UNITED PLANT SAVERS）
www.unitedplantsavers.org

永續經營養蜂業

史派克納德蜜蜂庇護所
（SPIKENARD FARM HONEYBEE SANCTUARY）
www.spikenardfarm.org

索引 圖片頁數以*斜體*標示

蜂蜜療癒研究室：草藥學家的草本蜂蜜自療法

90⁺款香草入蜜獨家配方，提振免疫系統、舒緩憂鬱與焦慮、對抗發炎反應及改善日常生活不適症狀的天然居家保健指南

Sweet Remedies: Healing Herbal Honeys

作　　者／道恩・庫姆斯（DAWN COMBS）
譯　　者／王心宇
責任編輯／趙芷渟
封面設計／黃舒曼

發 行 人／許彩雪
總 編 輯／林志恆
行銷企畫／李惠瑜
出 版 者／常常生活文創股份有限公司
地　　址／106 台北市大安區信義路二段 130 號

讀者服務專線／(02) 2325-2332
讀者服務傳真／(02) 2325-2252
讀者服務信箱／goodfood@taster.com.tw
讀者服務專頁／http://www.goodfoodlife.com.tw/

法律顧問／浩宇法律事務所
總 經 銷／大和圖書有限公司
電　　話／(02) 8990-2588
傳　　真／(02) 2290-1628

製版印刷／龍岡數位文化股份有限公司
初版一刷／2021 年 02 月
定　　價／新台幣 450 元
ISBN／978-986-99071-7-0

FB｜常常好食　網站｜食醫行市集

國家圖書館出版品預行編目 (CIP) 資料

蜂蜜療癒研究室：草藥學家的草本蜂蜜自療法：90⁺ 款香草入蜜獨家配方，提振免疫系統、舒緩憂鬱與焦慮、對抗發炎反應及改善日常生活不適症狀的天然居家保健指南 / 道恩・庫姆斯（Dawn Combs）著；王心宇譯 . -- 初版 . -- 臺北市：常常生活文創股份有限公司 , 2021.02
面；　公分
譯自：Sweet remedies : healing herbal honeys
ISBN 978-986-99071-7-0 (平裝)
1. 食療 2. 蜂蜜 3. 香料作物 4. 食譜
418.91　　110000401

Cover photography by © Joe St.Pierre except author's photo, © Angelo Merendino Photography, LLC
Recipe photography by © Joe St.Pierre
Food and prop styling by Catrine Kelty
Location photography by © Angelo Merendino Photography, LLC

Additional photographs by © dadalia/iStock.com, 37; © Eileen Kumpf/iStock.com, 41; © EnlightenedMedia/iStock.com, 85; © Geoff Smith/Alamy Stock Photo, 19; © hrabar/iStock.com, 39; © LOVE_LIFE/iStock.com, 84; © Mars Vilaubi, 8; © Matthew O' Shea/Getty Images, 108; © Phil Degginger/Alamy Stock Photo, 40 (bottom); © subodhsathe/iStock.com, 14; © The Picture Pantry/Alamy Stock Photo, 111; © Tim Gainey/Alamy Stock Photo, 195; © Westend61/Getty Images, 137; © white_caty/iStock.com, 17